中医药补脾养胃

沈元良　编著

中医药补脾养胃／沈元良编著．—北京：金盾出版社，

金盾出版社

内 容 提 要

　　脾为后天之本，气血生化之源，脾胃是维持人体生命活动的能量来源。本书根据中医学理论，简单介绍了脾胃的生理功能、脾胃与各脏腑的关系，以及脾胃病的病因病机、证候机制、辨证治则等，详细叙述了中药补脾胃的古典名方、药膳、药粥、药茶、药膏、药酒，同时介绍了保健针刺、灸疗、按摩、足疗、脐疗及运动锻炼等强身健体的方法。其内容丰富，通俗易懂，科学实用，适合广大读者，尤其脾胃病患者阅读参考。

图书在版编目(CIP)数据

　　中医药补脾养胃/沈元良编著.— 北京 ：金盾出版社，2017.10(2019.3 重印)
　　ISBN 978-7-5186-1320-5

　　Ⅰ.①中… 　Ⅱ.①沈… 　Ⅲ.①健脾②益胃 　Ⅳ.①R256.3

　　中国版本图书馆 CIP 数据核字(2017)第 114918 号

金盾出版社出版、总发行

北京太平路 5 号(地铁万寿路站往南)
邮政编码：100036 　电话：68214039 　83219215
传真：68276683 　网址：www.jdcbs.cn
双峰印刷装订有限公司印刷、装订
各地新华书店经销

开本：850×1168 1/32 　印张：11 　字数：285 千字
2019 年 3 月第 1 版第 2 次印刷
印数：5 001～8 000 册 　定价：33.00 元

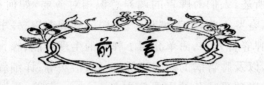

前　言

　　养生以人为本,养生又是一个永恒而说不完的话题。脾胃是维护人体生命活动的能量来源。《素问·灵兰秘典论》说:"脾胃者,仓廪之官,五味出焉。"将脾胃的受纳运化功能比作仓廪,仓廪者,储藏米谷之所,可以摄入食物,并输出精微营养物质以供全身之用。人以水谷为本。补脾,脾为后天之本,气血生化之源,可见脾胃在人体占有极为重要的位置。人出生后,所有的生命活动都有赖于后天脾胃摄入的营养物质。先天不足的,可以通过后天调养补足,同样可以延年益寿;先天非常好,如不重视后天脾胃的调养,日久也会多病减寿。故李东垣有"内伤脾胃,百病由生"之说。脾胃不分家,补好脾的同时也要养好胃。

　　脾胃的调养旨在安五脏。明代医学家张景岳说:"善治脾者,能调五脏,即所以治脾胃也。能治脾胃,而使食进胃强即所以安五脏也。"明末医家孙文胤也说:"脾胃一伤,则五脏皆无生气。"意思是说五脏必资于气,谷入于胃,和调五脏而血生,脾胃运化功能健旺,则气血充盈,营养五脏;脾胃受损,则气血生化之源亏乏,导致五脏失养,气机失调,则疾病变生。由此可见,"百病皆由脾胃衰而生",而"治脾胃即可以安五脏",所以养脾胃就是调五脏。

　　由于现代高压力的生存状态,紧张而无规律的工作和生活,使很多人出现精力不足,面色无华,气短乏力,头晕,工作效率低下,时有嗳气,呃逆,胃胀,胃痛,食少,饭后胀满,便秘或溏泻;或虚火上炎,口干,消谷善饥,胃酸,隐痛不适,口舌生疮等;或因不良情绪导致食欲下降、腹部胀满、消化不良等。

综上所述，人们对脾胃的调养意识相对薄弱，如何补养脾胃，管好仓廪，有鉴于此，笔者编写了《中医药补脾养胃》一书。书中从中医药补脾养胃入手，简单介绍了脾胃的生理功能、脾胃与其他脏腑的关系，以及脾胃病的病因病机、证候、治法等；详细叙述了中药补脾养胃，以独具特色的古典经方名方（丸）、药膳、药粥、药茶、膏滋、药酒、保健针刺、灸疗、按摩、足疗、脐疗、运动疗法等绿色疗法来进行内外同治，表里兼施的调养。其内容丰富，通俗易懂，切实可用。许多方药、药膳、药粥等取材方便；外治方法，简单易行，安全有效；有的可在中医师指导下使用，有些可根据自身情况，信手拈来，取调补脾胃之效。

本书以中医基础理论为指导，阐述中医药补脾胃以养生，在编写中参考引用了部分公开发表的相关资料，在此谨向原作者致谢！养生的最高境界是"治未病"，也是关键。愿本书为您送上补脾养胃的养生知识，做到未雨绸缪，健后天之脾胃，补先天之肾，摄养于无疾之先。

沈元良

目 录

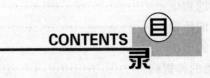

CONTENTS

第一章　概述

第二章　脾胃病

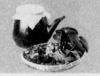

第三章 补脾养胃的中药

3

第四章 补脾养胃古今名方（丸）

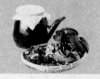

第五章　脾胃病药食调摄

目　录

中医药补脾养胃

目 录

9

第六章　脾胃病的绿色疗法

13

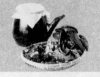

第七章 补脾养胃运动疗法

第一章　概　述

中医学认为,脾胃为气血生化之源,后天之本,能滋养五脏六腑,四肢百骸,润养肌肤,荣泽颜面。《灵枢·决气篇》记载:"五脏六腑皆禀气于胃,胃者五脏之本也。"所以,金代脾胃内伤学创始人李东垣在《脾胃论》中指出:"历观诸篇而参考之,则元气之充足,皆由脾胃之气无所伤,而后能滋养元气。"提出了"内伤脾胃,百病由生"和"百病皆由脾胃而生也"。强调"欲实元气,当调脾胃",以清阳不升立论,治法以升阳益气为主,创设补中益气汤。

胃为水谷之腑,以通为用,以降为顺。降则和,不降则滞,反升则逆,通降是胃的生理特点的集中体现。叶天士认为:"脾宜升则健,胃宜降则和。"已故董建华教授认为,胃和的关键就在于胃气润降。降则生化有源,出入有序;不降则传化无由,壅滞成病。"降",是胃的生理功能特征。只有保持舒畅通降之性,才能奏其纳食传导之功。再说肠胃为囊,无物不受,易被邪气侵犯而盘踞其中。邪气犯胃,胃失和降,脾亦从而不运。一旦气机壅滞,则水反为湿,谷反为滞,即可形成气滞、血瘀、湿阻、食积、痰结、火郁等种种胃痛,此乃邪正交击,气道闭塞,郁于中焦所致实滞;若脾胃虚弱,传化失司,升降失调,清浊相干,郁滞自从中生,则属于虚而夹滞。就胃脘痛来说,不论寒热虚实,内有郁滞是共同的特征。寒则凝而不通,热则壅而失降,伤阳者滞而不运,伤阴者涩而不行。故胃的病理特点表现在一个滞字。

胃主纳,就是摄纳食物。但纳入之后,又必须吸取精微,输出糟粕。出与入,既是互相对立和互相排斥的,又是相互依存的。有入有出,出而复入,吐故纳新,是人体维持生命活动的基本过程。

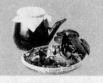

有入无出，只出不入，均无生命。胃主纳，喜通利而恶壅滞，一旦得病，机枢不运，只入不出或少出，就无法再纳，因而临床治疗，着重疏通气机，使上下畅通无阻，当升则升，当降则降，应入则入，该出则出，则寒热自除，阴阳调和。所以，胃痛虽有寒热虚实之别，治疗也有温清补泻之分，但总以开其郁滞，调其升降为目的，都要着眼一个"通"字。所谓通，就是调畅气血，疏其壅塞，消其郁滞，并承胃腑下降之性推陈出新，导引浊瘀滞下降，给邪以出路。胃腑实者，宜消积导滞，专祛其邪，不可误补；胃气虚者，气机不运，虚中有滞，宜补虚行滞，又不可壅补，但对溃疡病，经云：治病必求其本，则宜补不宜通。本书秉承中医基础、辨证施治，阐述、介绍中医药对脾胃的补养与调护。

第一节　中医对脾胃的认识

脾胃由脾脏、胃腑、所属经络、肌肉、四肢、口、唇等组成，是人体重要的生理系统之一。

一、足太阴脾经

足太阴脾经，循行部位起于足大趾内侧端（隐白穴），沿内侧赤白肉际，上行过内踝的前缘，沿小腿内侧正中线上行，在内踝上8寸处，交出足厥阴肝经之前，上行沿大腿内侧前缘，进入腹部，向上穿过膈肌，沿食管两旁，连舌本，散舌下。本经脉分支从胃别出，上行通过膈肌，注入心中，交于手少阴心经。属脾，络胃，与心、肺等有直接联系。

二、足阳明胃经

足阳明胃经，循行部位起于鼻翼旁（迎香穴），夹鼻上行，左右侧交会于鼻根部，旁行入目内眦，与足太阳经相交，向下沿鼻柱外侧,入上齿中,还出,夹口两旁,环绕嘴唇,在颏唇沟承浆穴处左右相交,退回沿下颌骨后下缘到大迎穴处,沿下颌角上行过耳前,经过上关穴,沿发际,到额前。属胃,络脾,并与心和小肠有直接联系。

　　因此,脾胃二经是脾胃系统的重要组成部分。脾胃为气血生化之源,濡溉五脏六腑和周身内外,而使肌肉丰盈,四肢健壮,为后天之本。《素问·痿论》记载:"脾主身之肌肉。"脾胃纳运的水谷自口而入,脏腑的精气又上通于口,荣泽唇口四白。《素问·六节脏象论》记载:"脾、胃、大肠、小肠、三焦、膀胱者,荣之居也,其华在唇口四白。"脾脉上连舌本,脾运正常则舌能辨味。《素问·金匮真言论》记载:"脾气通于口,脾和则能知五味矣。"所以说,肌肉、四肢、口、唇也是脾胃系统不可分割的部分。脾胃属土。脾胃纳运化生的水谷精气,行于脉中的称为营气,是血的组成部分;行于脉外的称为卫气,有温煦保卫的功能。血液之能约制于脉道之内而不外溢,又赖于脾气的裹护。脾胃纳运正常则谷气自旺,而气、血、津、精的生化之源不乏,四肢百骸、肌肉组织、五官九窍乃得温养。因此,脾的统血、主肌肉、主四肢、开窍于口、其华在唇等皆与脾的纳运功能有关。可见,注重脾胃调护是养生的重要方法。

第二节　脾的生理功能与特性

　　脾在五脏中是一个重要的脏器,这取决于脾的主运化的生理功能。由于脾主运化水谷精微,是人体摄取营养物质的主要器官,而这些营养物质是化生气血津液的物质原料,故脾为后天之本。由于脾主运化的生理活动是在胃主受纳腐熟的基础上进行的,脾与胃都参与了人体的消化吸收,把脾与胃合论,亦称脾胃同为后天之本,强调脾胃对人体生命活动的重要性。

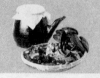

一、脾的解剖位置与形态

脾的解剖位置及形态，一般多以"脾位于腹中"。其原因在于，心主血、肺主气、肝主藏血、肾主水等，都与现代解剖学上的同名器官的功能相符，而唯独脾则不然。中医藏象学认为，脾主运化，即主管消化吸收，而现代解剖学上的"脾"只是一个淋巴器官，主消化吸收的器官乃是胃肠。而脾的解剖也确实存在的，脾不仅有其具体的位置，还有重量、大小、色泽等描述。

《难经·四十二难》记载："脾重二斤三两，扁广三寸，长五寸，有散膏半斤，主裹血，温五脏，主藏意。"亦有人从"散膏"猜想此即胰。现代解剖发现，脾位于腹腔上部，膈膜下面，在左季胁的深部，附于胃的背侧左上方，与《素问·太阴阳明论》所说的"脾与胃以膜相连"相符。《图书编》说："脾者，土官也，掩太仓，在脐上三寸。"《类经图翼》认为，脾"形如刀镰，与胃同膜而附其左"。"刀镰"的描绘与"胰"极相近似。

二、脾的现代医学学说

现代医学的"胰"是一个具有分泌功能的腺体，故称为"胰腺"。其外分泌功能主要是产生多种消化酶，通过管道排入小肠，参与消化，与脾主运化功能相一致。存在于胰腺组织中的一些内分泌小岛，即是"胰岛"，分泌胰岛素等物质，参与人体能量代谢，与《难经》所说"温五脏"相似。认为脾的运化功能是在小肠内进行的，这与胰产生各种消化酶排入小肠中参与消化吸收相符合。

脾在解剖上与现代医学所称之"胰腺"是相关的，但两者不能完全等同，脾的概念应比"胰腺"更大，中医学的脾还包括现代解剖学的"脾"，解剖上的脾和胰都属于中医藏象之脾。因此，中医的脾应该是现代医学的胰。

三、脾的生理功能

脾主运化不是单纯的"消化吸收",其实运化中有消化吸收的含义,但运化并不等同于消化吸收,现将脾的具体生理功能阐述如下。

(一)脾主运化

"运化"是"运"和"化"相合并而成的概念。"运"即运输、转输之义,《内经》中也用"散"和"传"等字。《素问·经脉别论》记载:"饮入于胃,游溢精气,上输于脾,脾气散精,上归于肺,通调水道,下输膀胱,水精四布,五经并行。"《灵枢·营卫生会》认为:"人受气于谷,谷入于胃,以传于肺,五脏六腑皆以受气,其清者为营,浊者为卫,营在脉中,卫在脉外。""化",是变化之义,包括对饮食物的直接消化,使之变成便于"运"的精微物质,以及将这些精微物质逐渐地转化为人体的气血津液。可见,脾主运化就其对饮食物的作用来讲,包括对饮食物的消化吸收、精微物质的转运输布及其向气血津液的转化等一系列生命过程。

有人指出,脾主运化并不包括消化吸收,认为消化吸收完全是胃肠等六腑的功能,脾主运化的"化"主要指脾气摄取水谷精微,将其进一步转化,以利于其他脏腑共同利用,化生精、气、血、津液,营养全身。这种观点完全排除了脾对饮食的消化吸收,是走了另一个极端。事实上,六腑传化物,重点在"传"有形之水谷,它们在"传"的过程中进行着对水谷饮食的消化吸收。脾的生理作用主要是"运",转运水谷精微,它在此转运过程中实现了对饮食的消化吸收。"消化吸收"实际上概括了脾胃的部分功能,包括胃的腐熟、脾的运化等,但"消化吸收"并不能概括脾胃的全部功能。也就是说,消化吸收主要是在小肠内进行的,而实际的作用却离不开脾的运化。只有脾能将水谷精微转运而离开小肠,小肠的消化吸收才能真正实现。

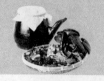

（二）脾主升清

《素问·经脉别论》记载："饮入于胃，游溢精气，上输于脾，脾气散精，上归于肺。"升，指上升和输布；清，指精微物质。脾主升清，是指脾具有将水谷精微等营养物质吸收并上输于心、肺、头目，再通过心肺的作用化生气血，以营养全身，并维持人体内脏位置相对恒定的作用。

（三）脾主统血

统血，即统摄血液之说。统是统管，摄即固摄。往往只从固摄的意义上来理解统血，其实是不完善的。在脾的统血作用中，既包括了脾气固摄血液，令其在脉管内运行，而不逸出脉外，也包括了脾通过运化水谷精微化生血液的功能。因为血液能否正常地运行，既取决于脾气的固摄作用，也与血液本身是否健全有关。脾气健旺，生血充盈，则血液健全，否则血不健全，将失其静守之性，而逸出脉外。因此，临床上，脾不统血所见出血者，既有脾气不足之证，也有生血不旺之机，出血与血虚并见。现代中医学认为，脾统血，似与造血功能有关。如营养缺乏，随着程度的加深，贫血亦逐渐加重，说明脾胃虚弱而导致了气血生成障碍。李聪甫教授从现代解剖学的"脾"来探讨中医脾的实质，他认为"中医所指脾脏是包括脾、胰而言的"，"脾是网状内皮细胞的一部分，是破坏血液的，为了调整循环系统的血细胞数，脾在平时储存大量没有毁灭的红细胞，在血液缺氧时，脾收缩放出红细胞到血液内供给其需要，这就是'脾统血'的真实含义"。脾统血可分为两个含义：一是摄血；二是生血。摄血是脾气有统摄和控制血液在脉道中正常运行，而不溢于脉外的功能。若气不摄血，使血液妄行、溢于脉外，则出现贫血、便血、崩漏、皮下出血等。生血是脾有生化血液的功能。《灵枢·决气》有"中焦受气取汁，变化而赤是谓血"意即指此。脾健则运化的精微充足，化生之血液亦多，故有"脾为气血生化之源"之说。若脾虚，则气血生化乏源，可致血虚。

现代中医学认为,脾的统血功能是脾的气化作用对血液运行状态的影响,认识到脾统管血液和心主血、脾固摄血液和肝藏血有所区别。心主血,是由心气推动血液运行,是从动力的方面来说的;脾统管血液,是由脾气以气化方式影响血液的质态,从而使血液保持被脉道管约的状态。肝藏血是因肝为血海,血液归之,如物事入库一般,既能归藏,又能复运行于外,随人体生理活动之需要,如潮汐般往来;脾固摄血液是由无形之脾气,渗灌周身脉道,固护血液,维护于血液与脉道之间,令无所失,而这样的功能只有通过特殊的气化活动才能实现,且脾气之固摄,不应有一刻松懈,否则立致血逸脉外之患。所以,《难经》提出"脾裹血"的概念,"裹"字是对脾气作用方式的形容,表达的是脾气对血液进行包藏的含义。

四、脾的在志、在液、在体和在窍

(一)在志为思

在志为思,思,即思考、思虑,是人的精神意识思维活动的一种状态。正常的思考问题,对机体的生理活动并无不良的影响,但在思虑过度、所思不遂等情况下,就能影响机体的正常生理活动。脾气健运,化源充足,气血旺盛,则思虑、思考等心理活动正常。若脾虚则易不耐思虑,思虑太过又易伤脾。所以,脾的生理功能与情志活动的"思"有关。

(二)在液为涎

中医藏象学认为,脾"在液为涎",而现代医学则认识到涎产生的基础是存在于口腔组织中的"涎腺"。从组织学上看,这些腺体虽小,却与分泌各种消化酶的胰腺组织很相似,而且这些"涎腺"所分泌的"涎"中也存在着以淀粉酶为主的消化酶。据对脾虚患者唾液淀粉酶活性的测定,普遍发现在无负荷下,唾液淀粉酶活性偏高,而在酸的有效负荷下,唾液淀粉酶活性反而降低,表明其储备力不足。另外,"涎"中还存在着一种称为"唾液腺素"的物质。涎

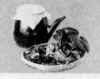

为口津，即唾液中较清稀的部分，由脾精、脾气化生并转输布散，故"脾在液为涎"。涎具有保护口腔黏膜、润泽口腔的作用，在进食时分泌旺盛，以助谷食的咀嚼和消化。在正常情况下，脾精、脾气充足，涎液化生适量，上行于口而不溢于口外。

（三）在体合肌肉、主四肢

脾主肌肉是由脾运化水谷精微的功能所决定的。脾胃为气血生化之源，全身的肌肉依靠脾所运化的水谷精微来营养。营养充足则肌肉发达丰满。因此，人体肌肉壮实与否，与脾的运化功能有关。如脾气虚弱，营养亏乏，必致肌肉瘦削，软弱无力，甚至痿废不用。四肢，又称四末，是肌肉比较集中的部位，《体仁汇编》认为"四肢为脾之外候"。所谓"脾主四肢"，是说人体的四肢需要脾气输送营养才能维持其正常的功能活动。脾气健运，营养充足，则四肢轻劲，灵活有力。

（四）在窍为口，其华在唇

脾开窍于口，饮食、口味等与脾之运化功能有关。脾主运化，脾气健旺则津液上注口腔，唇红而润泽，舌下金津、玉液二穴得以泌津液助消化，则食欲旺盛，口味正常。口唇与脾在生理功能上互相配合，才能完成腐熟水谷、输布精微的功能。唇指口唇，位于口之前端，有上唇、下唇之分。唇四周的白肉称为唇四白。口唇的肌肉由脾所主。口唇为脾之外候，故脾的生理、病理常常从口唇的色泽形态反映脾的功能正常与否。脾气健运，气血充足，营养良好，则口唇红润而有光泽。

五、脾的生理特性

脾气主升。表现在升清（精）与升阳举陷两个方面。所谓升清，就是通过脾的运化功能，将吸收来的水谷精微上输到心、肺、经脉道输布到全身。所谓升阳举陷，是指脾阳旺盛，中气充足，能固摄筋络、升举内脏，维持脏腑正常功能活动。

第一章 概述

（一）脾为后天之本，气血之源

脾为后天之本，气血生化之源。后天之本，则与先天之本相对而言。先天之本在肾，后天之本在脾。在肾者，因其所藏之精气，禀受于父母，形成于出生之前，而此精气乃是生命生长发育之基源，故称先天之本。在脾者，因其运化水谷精微，灌溉营养一身，而此功能只有在既生之后才能发挥，故称后天之本。其实后天之本不只在脾，它应把以胃为代表的六腑参与消化吸收的功能包括在内，故历来说后天之本，包含着胃，而合称脾胃为后天之本。同时，脾胃为气血生化之源，这是脾胃为后天之本的主要理论根据。说是"气血"，应包含"精、津液"等在内，"气血"也是一种简略称法。但"精"与"液"又可隐含于"血"之中，通常认为血的组成即是营气和津液，而血与精是相互化生的，如"精血同源"，都是相通的。

气血对于人体生命，是极端重要的。气血之所以以经脉为通道，营运周身，无处不到，正是因为一身上下、五脏六腑、四肢百骸，无一处不需要气血滋养。凡机体有荣枯者，皆因气血之盛衰也。分而言之，气属阳，血属阴；气主煦之，血主濡之，从对立互根的两个侧面平衡着所有的生命功能。因此，中医学认为气血是构成人体和维持人体生命活动的最基本的物质。作为人体生命的最高形式——神的产生，正是气血共同作用的结果。所以《内经》指出："血气者，人之神。"然而如此重要的气血，亦常有盛衰之变，它是因何而生、因何而竭的呢？回答是，一切皆因于脾胃。因为唯有脾胃，乃是气血生化之源泉。《灵枢·营卫生会》指出："中焦亦并胃中，出上焦之后，此所受气者，泌糟粕，蒸津液，化其精微，上注于肺脉，乃化而为血，以奉生身，莫贵于此，故独得行于经隧，命曰营气。"现代中医学认为，脾胃从饮食中摄取的精微物质，是化生血液的材料，所以皆知血之源在脾胃。可见脾胃作为后天的重要性。

（二）脾性静兼

脾居中央而守气血，守气血的目的是为了运行于四旁。这就

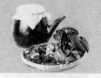

是脾不但能静，而且能"兼"的意义所在。静主内守，兼主外营，内守外营，相辅相成。脾静而内守，则留气以自养，脾兼而外营，则行气而灌溉四脏。五脏皆得气血充养，整体的生命活动才能健旺。脾性能兼，人体还应有适当的外形活动，以助脾运。外形之活动，是对"静"的一种制约，可以令气血周流，水谷速化，而生机能旺。

（三）脾喜燥恶湿

脾喜燥恶湿，胃喜润恶燥，这相对而论之说，借以说明脾与胃的阴阳互济关系。一般来说，燥湿二字指气候特征。四时六气之中，春主风，夏主暑热，长夏主湿，秋主燥，冬主寒。按五行分类，湿属土，与脾相应，故湿气通脾。既然湿气通脾，脾何以反恶之其实，脾所恶者，是六淫之湿，而非六气之湿。六淫之湿，是为"邪湿"，而非"正湿"。邪湿伤脾，令脾气困重，运化不及，故恶之。气至长夏，霖霪雾露，连绵不解，脾运不及，疾病辄起。若气转爽燥，脾气忽醒，斯疾自除。脾气虚者运化不及，内湿乃生，反困其脾，令脾更不能运。此时医家用药，当以温燥，化其阴湿，脾乃得救，故言脾喜燥恶湿。其实六气之湿也好，药物之润也好，都必须以脾能运化为前提。脾能运，则湿助土气；脾不能运，则湿困脾阳而成邪。只是脾的运化功能，以阳气为主要动力，以阴湿为其承载。阴湿既来，得阳始运；阴湿太过，运化不及则反累及脾阳。因此，临床治疗为了时时顾及脾运，当视脾阳是否健运，而后考虑能否接受滋腻之品及其用量多少。用滋腻补益之品，又当避开长夏多湿季节，也是为顾护脾运。脾虽恶湿，但不恶正湿。正湿者，土之气也。《素问·阴阳应象大论》记载："中央生湿，湿生土，土生甘，甘生脾，脾生肉，肉生肺，脾主口。"土得湿气，始可生化；脾得湿气，才能消谷。

（四）脾为护卫

脾为护卫，是指脾有保护机体，防卫外来伤害的作用。《灵枢·师传》记载："脾者主为卫，使之迎粮，视唇舌好恶，以知吉凶。"《灵枢·五癃津液别》记载："五脏六腑，心为之主……脾为之卫，肾为之主外。"脾的护卫功能是通过脾统四脏、脾生化卫气、脾为气机调节之枢、脾主肌肉之生成共同来实现的。人体抵御疾病能力的强弱，依赖于五脏功能的正常发挥，而脾在保证心、肝、肺、肾四脏功能正常运作的过程中，起着重要作用；卫气承担着人体的防卫功能，而卫气的生成则依赖于脾的化生功能；人体防卫机制之所以能正常发挥功能，全赖于中焦脾土升降有序，正常枢转五脏之气；脾充养肌肉，形成物理屏障而保护人的五脏六腑并防御外邪的入侵。现代医学的许多试验研究也证明了脾脏的功能与人体免疫系统的密切联系，认识到"脾"护卫功能的临床意义在于：未病护脾可防发病，已病健脾可促病愈，病愈补脾可防复发。

（五）脾旺四时

人体五脏之气的衰旺，与四时季节的变换有关。以五行为理论根据，如肝属木，春亦属木，则肝气通于春，肝气旺于春；心属火，夏亦属火，则心气通于夏，心气旺于夏；肺属金，秋亦属金，则肺气通于秋，肺气旺于秋；肾属水，冬亦属水，则肾气通于冬，肾气旺于冬。但脾是一个特殊的内脏，它在四季中没有对应的独立季节。故有脾旺四时。脾在五行属土，而土居中央，能兼木火金水之气，故土不专主于时，而气透于四时之中。脾气的作用却是贯通于四时，心肺肝肾诸脏，都依赖于脾胃运化的水谷之气的充养，所以四脏之中皆有脾胃之气。《内经》有四时之脉中皆当有"胃气"，并认为有胃气则生，无胃气则死，其实就是对脾旺四时的一种特殊应用。《难经》与《金匮要略》提出"四季脾旺不受邪"的概念，则是从正气抗邪来说。脾主四时强调脾气的重要性，也说明"脾为后天之本"这一特性。亦有脾旺长夏："长夏"一词，出于《素问》金匮真言论、脏气法时论等篇。脏气法时论云："脾主长夏，足太阴阳明主治。"提出"长夏"后，即由一年四时而变为五时，五时对应五行。长夏与其他四季的排列顺序是：春、夏、长夏、秋、冬。这样木火土金水的对应关系，肝、心、脾、肺、肾五脏，正好分主春、夏、长夏、秋、冬五时。

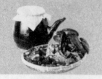

长夏的气候特征是主湿。湿在五行属土,故对应于长夏。从夏秋之交来看,确实是湿气弥漫的特殊季节。天阳下迫,地气上蒸,湿为热蒸,则蕴酿生化。故春生夏长,秋收冬藏,皆以长夏之化为中心。四时若无长夏为之化,则草木虽繁茂而果实不成,秋既无收,冬亦无藏。人体若无脾土生化之功,则虽饮食日进,而气血不化,四脏皆失滋养。但长夏之湿虽主生化,而湿之太过,反困其脾,而成六淫之邪湿。故至夏秋之交,脾弱者易为湿伤,诸多湿病亦由此而起。又因时逢炎夏,湿与热兼,往往湿热交争而为病。有"暑必夹湿",其原因就是暑热季节(夏秋)正与湿盛季节(长夏)重叠所致。

六、脾的气血阴阳

气和血是构成人体和维持人体生命活动的两大物质。气血理论源于《内经》,《素问·调经论》记载:"人之所有者,血与气耳。气为血之帅,血为气之母。"《不居集》说:"气即无形之血,血即有形之气。"《医宗必读》说:"气血者,人之所赖以生者也。"《内经》也说:"血气不和,百病乃变化而生。阴平阳秘,精神乃治。"也就是说,当人体气血充足,阴阳平衡时,机体就不会受到破坏。而疾病的产生也因这二因失去平衡所导致。所以,中医治病的原则是以扶正固本,调气补血,平衡阴阳。在治疗期间,让机体的免疫功能逐步提高,才能达到祛除病邪。

气与血:气为血之帅,血为气之母,两者有如母子关系般,气推动血运行,血倒回来濡养气。而气血失调时即为疾病的产生之源。所以,要养足气血,让气血运行畅通,则身体各脏腑才能得到充足的营养而使正气足,方能抵抗外邪。因此,气血通畅,则百病不生,才能永葆健康。

阴与阳:阴阳是对立统一的关系,是自然界一切事物的发生、发展、变化及消长的根本因素。《素问阴阳应象大论》记载:"阴阳者，天地之道也，万物之纲纪，变化之父母，生杀之本始。"在阴阳学说里包含：阴阳对立，阴阳互根，阴阳消长及阴阳转化。而中医则以阴阳来说明机体的组织结构、生理功能及病理变化。所以，当机体阴阳失去平衡时，疾病就产生了。故《内经》里强调：阴平阳秘，精神乃治的重要性。

（一）脾气、脾血

1. 脾气 脾气与脾血、脾阴、脾阳一样，是维持脾的生理功能所必需的一种精微物质。脾气是人体气的一种，是元气在脾的特有表现形式，它与元气一样，也是以肾所藏的先天之元气为根基，以脾自身运化水谷精微化生元气为补充的。凡脾的各种生理功能，如运化水谷、统摄血液、主升清等，都是脾气作用的表现。但同时，脾运化水谷精微化生元气，此气是脾的功能活动的产物，与脾气的概念是不同的，在脾气虚时，运化功能受到影响，化生气血即告减少，此时的临床表现，脾气虚与脾虚一致。但在更广的范围内看，脾虚不仅有脾气虚，还有脾血虚、脾阴虚、脾阳虚，都能使运化不健，气血衰少。"气血衰少"中的"气虚"是全身性的，不限于脾，所以不能见脾虚而气血衰少则谓脾气虚。

13

2. 脾血 脾血是指营养脾的血，而非脾运化水谷化生之血。脾阴是构成和滋养脾脏本身的一切阴液，包括营血、津液、脂膏等，把脾血放到脾阴的概念之中。有人往往将脾运化水谷精微化生气血之"血"理解成脾血，认为脾血致血少为脾血虚，或者将营养脾脏的血与营养周身的血混为一谈。脾血，是指脾脏本身（包括脾经）的血液，是构成和滋养本脏的物质基础。脾血，有濡养脏腑组织、四肢百骸等作用。脾气不足，或脾阴不足，或脾阳不足，运化无力，皆可致全身血虚，而非单纯的脾血虚。血与气，脾气是脾功能活动的动力，脾血则是通过血液滋养脾的特殊营养物质。脾血与全身之血的不同点在于，它直接参与脾运化水谷等功能，是脾完成各项生理功能的重要物质条件。

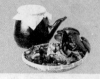

（二）脾阴、脾阳

1. 脾阴　脾阴与脾的气、血、阳一样,都是构成脾并维持脾的生理功能的基本物质。脾胃运化水谷精微所化生的营血、津液、脂膏之类,只是脾的功能活动的产物,而不是脾的功能活动的前提。脾阴是只营养于脾的一类特殊物质,而脾胃运化水谷精微所化生的那些物质却要运行于周身,充养于五脏六腑,不独在脾,故也不能统称其为脾阴。它包括脾胃运化水谷精微所化生的营血、津液、脂膏之类,在营养周身、灌注五脏六腑的同时,也充养脾自身,以化生脾阴。脾阴是协助脾气、脾阳等运化水谷精微的重要前提因素。脾阴的产生,与其他脏腑之阴一样,也有先天和后天两个来源。先天来源在肾,肾中之阴称为元阴,此阴为五脏之阴的基础,从元阴到脾阴,必须经过一个转化过程。在此转化过程中,脾胃运化水谷精微来充养,形成脾阴的后天来源。

2. 脾阳　五脏之阴阳并不是对五脏之气血属性的概括,而是与气血相并列的一类基本的生命物质。阳与气有着密切的连带关系,气中具有温养作用的部分即是阳,气虚证可以发展为阳虚,阳虚基本上都是气虚在严重阶段的必然反应。脾阳与脾气的关系也是这样,脾气所具有的功能作用,脾阳亦具有。脾气主运化水谷,主统血,脾阳是运化水谷和统摄血液所不可缺少的因素。如脾阳对水谷的消化吸收的作用,不仅表现在脾主运化方面,而且体现在胃主受纳方面。也就是说,脾阳的温暖作用,渗透脾胃中焦,无所不至。在阳热之气的作用下,水谷入胃而能腐熟,清浊于是相分。其清者随脾阳之升而上输于心肺,浊者自然下行。

脾阴与脾阳相并列而存在,两者相互对立、相互依存。所以,脾阴的作用,一方面是直接滋润脾脏,助化水谷,另一方面是通过与脾阳的相互作用来影响脾的生理活动。阴阳互根,故脾阴能滋生脾阳。同时由于阴阳相互制约,故脾阴有制约脾阳,勿使阳用太过的作用。

第三节　胃的生理功能与特性

胃位于膈下，腹腔上部，上接食管，下通小肠。中医将其分为上、中、下三部。胃的上部称上脘，包括贲门；中部称中脘，即胃体部位；下部称下脘，包括幽门。胃的主要生理功能是受纳与腐熟水谷，胃以降为和，与脾相表里。

一、胃的生理功能

（一）主受纳、腐熟水谷

1. 主受纳　胃主受纳是指胃在消化道中具有接受和容纳饮食物的作用。饮食的摄入，先经口腔，由牙齿的咀嚼和舌的搅拌，会厌的吞咽，从食管进入胃中。受纳，即接受和容纳。水谷，即饮食。胃的纳，不仅是容纳，它还有主动摄入的意思，亦称为"摄纳"。胃之所以能主动摄纳，是依赖于胃气的作用，胃气主通降，使饮食下行，食下则胃空，胃空则能受饮食，故使人产生食欲。饮食入口，经过食管，容纳于胃，故称胃为"水谷之海、太仓、仓廪之官"。

2. 腐熟　腐熟是指胃对饮食物进行初步消化，形成"食糜"的作用过程。《灵枢·营卫生会》说"中焦如沤"，更形象地描绘了胃中腐熟水谷之状，犹如浸泡沤肥之状。胃接受水谷后，依靠胃的腐熟作用，进行初步消化，将水谷变成食糜，成为更易于转运吸收的状态。食糜传入小肠后，在脾的运化作用下，精微物质被吸收，化生气血，营养全身。故称胃为"水谷气血之海"。

胃的受纳腐熟功能，是消化过程的开始，因为胃的受纳腐熟，是小肠的受盛化物和脾主运化的前提条件。人体精、气、血、津液的产生，直接源于饮食，而作为水谷之海的胃，也就成了气血生化之源。胃主受纳腐熟水谷的功能，必须与脾的运化功能相配合，才能使水谷化为精微，以化生气血津液，供养全身，维持机体的生命

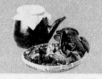

活动。《景岳全书·饮食门》记载："胃司受纳，脾司运化，一纳一运，化生精气。"故脾胃合称为"后天之本、气血生化之源"。

(二)主通降，降以为和

通，就是通畅。降，就是下降。饮食经食管进入胃中，受纳腐熟后，必须下行而再传入小肠，在这一过程中，胃必须保持畅通状态，才能使饮食物的运行畅通无阻。保持"通"的状态，有赖于胃气的推动作用。胃气的运动特点是"降"，才能使饮食物经腐熟后，向下传送到小肠。"通"与"降"的含义虽然不同，但两者关系非常密切。通，才能降；降，才能保持通。通与降是互为条件、互为因果的。所以，胃的功能正常，常用"以降为顺、以通为和"来说明，简称为"胃主通降"。胃主通降，相对于脾的升清而言，则是降浊。浊，此指饮食水谷，如《灵枢·阴阳清浊》记载："受谷者浊、浊者下走于胃"。胃主降浊，主要是指胃中初步消化的食糜，在胃气的推动下而下降肠道。

脾升胃降概括了整个消化系统的功能活动。胃气的通降作用，不仅作用于胃本身，而且对整个六腑系统的消化功能状态都有重要影响，从而使六腑表现为通降的特性。胃与其他的腑，一通则皆通，一降则皆降。如小肠将食物残渣下传于大肠，以及大肠传化糟粕的功能活动，也用胃的通降来概括，将大便秘结也列入胃失通降之症。因此，胃之通降，概括了胃气使食糜及残渣向下输送至小肠、大肠和促使粪便排泄等的生理过程。

(三)喜润恶燥

《临证指南医案·脾胃》记载："太阴湿土，得阳始运；阳明阳（燥）土，得阴自安。以脾喜刚燥，胃喜柔润也。"指出"胃喜润恶燥"的特性。胃主受纳腐熟水谷的生理功能，除胃气的推动、温煦作用外，还需要胃液（阴）的濡润滋养，其功能才能正常。胃属阳，为燥土。所以，胃的阴津易为燥热之邪所伤。从胃受纳腐熟功能失常的临床表现来看，因胃阴虚而致者，胃属燥土，无水不涸。导致胃阴虚的有外感、内伤两个方面。在外感方面,以暑、热、燥邪为主要。暑热伤人,汗出过多,可劫夺胃阴;温热病邪侵袭,可直接熏灼胃阴;燥热耗灼,则胃津枯涸。在内伤方面,或因素体阴虚,津液不足;或因阳明热盛,灼伤胃津;或因肝郁化火,犯胃伤阴;或因久病、产后、高年之人,阴气大亏;以及误施汗、吐、下法,损伤胃阴。

二、胃的生理特性

(一)人以胃气为本

胃气在人体生命活动中有着重要的作用。金代李东垣提出"人以胃气为本",说胃气之含义,一是指胃的生理功能和生理特性。胃有受纳腐熟水谷的功能,又有以降为顺、以通为用的特性。这些功能和特性的统称,谓之胃气。二是指脾胃的消化功能。《景岳全书·论脾胃》记载:"人之胃气,即土气也。"脾胃共居中焦属土,在食物的受纳、消化、吸收、输布的生理过程中起主要作用,这个作用便是胃气的作用。因此说,"胃气"是脾胃共同生理功能的概括。三是指脾胃功能。在脉象上的反映,即脉有从容和缓之象。《素问·玉机真脏论》认为,"脉弱以滑是有胃气";《素问·平人气象论》也说:"所谓无胃气者,但得真藏脉,不得胃气也。"四是指胃中阳气。《医学溯源·脏腑》记载:"胃之有阳气,又何气也?曰:阳气之与胃气,一而二,二而一者也……阳气即胃中所禀之性,犹夫火之云热也。"五是指"元气、谷气、荣气、清气、卫气、生发诸阳之气"。如李东垣在《内外伤辨惑论·卷中·饮食劳倦论》中说:"悉言人以胃气为本,盖人受水谷之气以生,所谓清气、荣气、卫气、春生之气,皆胃气之别称。元气、谷气、荣气、清气、卫气、生发诸阳之气,此六者,皆饮食入胃,谷气上行,胃气之异名,其实一也。"

众多的"胃气"说,强调脾胃消化吸收水谷精微作用的重要性。《中国医学大辞典·胃》记载:"胃气,胃中运化水谷之精气也。"脾与胃相为表里,一脏一腑,一运一纳,一升一降,相互协调,共同完

17

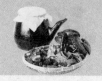

成对饮食物的消化、精微物质的吸收过程。《素问·灵兰秘典论》认为:"脾胃者,仓廪之官,五味出焉。"脾运胃纳,是相互协作的,两者缺一不可,无胃之受纳,则就无脾之运化;若无脾之健运,则胃就难以受纳。因此,"人以胃气为本"之"胃气",是指脾胃之气,以及脾胃消化吸收的水谷之精气,这是脾胃同为后天之本的生理基础。胃气在生理的重要性,如《素问·平人气象论》所说:"人以水谷为本。"胃主受纳腐熟水谷,脾主运化水谷,脾胃密切合作,才能使水谷化为精微,化生气血,充养全身。故称"胃为水谷气血之海""脾为气血生化之源""脾胃为后天之本"。

(二)胃气的基本概念

胃气为生命活动的主要标志。中医有"有胃气则生,无胃气则死"之说。所谓"胃气",是指胃的消化与化生水谷精微的功能。若胃气强,精微足,则全身脏腑和调,经脉运行正常;若胃气衰少或无,则脏腑衰败,生命垂危。中医学认为,在脉诊中,若脉势和缓,往来从容,节律一致,按之有根,为有胃气,虽病亦易愈;若脉势刚劲或衰微,往来急促,结代不齐,按之无根,为无胃气,虽轻亦危。在舌诊中,若舌质红润,苔薄白,润泽,为有胃气,虽病易愈;若舌质红绛,光剥无苔,有如镜面,为无胃气,预后不良。

第三节 脾胃与其他脏腑的关系

一、脾胃与脏的关系

脾胃与其他脏的关系,按五行生克制化的规律,五脏之间均有互相影响。互相制约的关系。

1. 脾胃与肾 从五行学说来看,脾胃与肾脏的关系是土克水的关系。肾阳是人体生命活动的原动力,所以脾之运化功能必须有肾阳的推动,肾主水、藏精,又必须有脾运化之精微不断的滋养。

18

若肾阳不足，不能温煦脾阳，则脾阳不振，临床上则出现腹胀、纳呆、形寒肢冷、水肿、便溏等脾肾阳虚之病症。当脾虚时则中阳不足，生化无权，致水谷精微难以化生人体之阴精，以致肾精不足，髓海空虚，出现未老先衰，齿摇发枯，腰膝酸软，不育不孕等。小儿则以发育不良为主要表现。再说脾属土，肾属水，因此说土克水。但是土有湿燥之分，脾属湿土而胃属燥土。湿土是不能制水的，因为水湿不仅不能制水，相反更能助水。只有燥土才能制水。因此，要肾水不致泛滥成灾，必须有充足的胃阳，如果胃阳不足则土不能制水，而水为病，溢于肌肤发生水肿。

2. 脾胃与肝 ①肝藏血，脾统血，主运化，以生化血液。若脾虚则运化失司，必然影响生血功能，则肝无血藏致肝血不足，出现眩晕眼花，目力减退，爪甲不荣，肢体麻木，耳鸣失眠，妇女月经不调，经少色淡或闭经等。②脾主运化，肝主疏泄。脾气的运化功能必须由肝气来协助输布。若郁怒伤肝，肝气郁结，气机失常横逆犯脾，临床称肝气犯脾。轻者称肝脾不和或肝旺脾弱，可出现胁下和上腹闷痛，嗳气纳呆，腹痛泄泻等，所以有"见肝之病，知肝传脾，当先实脾"之说。

3. 脾胃与肺 脾胃为肺之母脏，肺主气而脾益气，肺所主之气来源于脾。何梦瑶说："饮食入胃，脾为运行精英之气，每日周布诸腑，实先上输于肺，肺先受其益，是为脾土生肺金，肺受脾之益，则气愈旺化水下降，泽及百脉。"这说明了脾胃水谷所化的精气，首先是充养了肺。因此，脾胃虚大多首先影响到肺。肺气不足也大多与脾有关，如脾胃虚的人较易引起感冒。表面上看较易感冒是由于卫气不足，而实际是与脾气不足有关，脾不能益气则肺气虚，肺气虚则卫气不足。由于脾为肺之母，因此脾虚可影响到肺，另一方面肺虚者也可影响到脾。临床上肺虚以后，则更易引起脾虚。如肺痨其致病初期往往与营养不良有关，而既病以后，则脾气更虚，不但少气懒言，而且肌肉消瘦。脾是肺之母脏，但脾胃的运化，

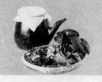
又有赖于肺气之宣发。饮食入胃之后将精气游溢于脾,脾又将津液输布于肺,肺赖其宣发之性,再将津液散布于全身,清者上行而浊者下达。这样脾胃中的水湿才不致停留。也就是说,肺气虽然来源于脾,而脾胃的运化功能,还是与肺分不开的。故有"脾为生痰之源,肺为贮痰之器"之说,痰之所以生,则由于脾阳不足,而痰之所以贮,实与肺气不宣有关。一个停痰积饮之症,大多与肺脾二脏有关,但必须分清其偏肺偏脾。由肺气不宣而影响及脾者,法当治肺为主而理脾次之;由脾气不足而影响肺者,法当以理脾为主而治肺次之。

4. 脾胃与心　从五行学说来看,心与脾胃是相生关系,即所谓火生土。脾胃的运化,有赖于心阳的温运,脾胃的运化精微,如果没有心火的温煦,是不能彻底完成任务的。何梦瑶说:"脾之所以能运化水谷者,气也,气虚则凝滞而不行,得心火以温化之,乃健运而不息,是为心火生脾土。"心阳不振可影响脾胃的运化,而痰饮留中,发生心悸短气、中脘恶寒或脘痛、腹泄等,这多由于脾阳不足而发生。其实,脾阳之不足与心阳不振不能生脾土有关。

二、脾与腑的关系

脾为脏属阴,胃为腑属阳,以膜相连,故互为表里,是脾胃系统的核心。脾胃在五行中属土,脾为湿土,胃为燥土,在生理上,胃纳脾运,胃降脾升,两者相反相成,而为气血生化之源,后天之本,《素问·五脏生成论》云:"脾胃者仓廪之官,五味出焉,人之五脏六腑,四肢百骸,无不本之于脾胃,故有万物之母之称。"

1. 脾与胃的关系　脾位于腹中,与胃以膜相连。两者经络上互为络属,构成表里;生理上互相联系,互相依赖,互相协调,分工合作,共同完成消化功能,所以说脾与胃的关系极为密切。但是,两者又各有其特点,脾的主要特点是运化水谷精微及水湿。因此,脾虚失运则有湿困于脾,中气下陷病理改变;胃的主要特点是受纳水谷及水液,若胃气虚弱则出现胃纳不佳,胃气上逆等病理改变。

　　脾与胃通过经络相互络属而构成表里关系。胃主受纳,脾主运化,共同完成饮食物的消化吸收及其精微的输布,滋养全身,故脾胃共为"后天之本"。脾主升,胃主降,"脾宜升则健,胃宜降则和"。脾喜燥而恶湿,胃喜湿而恶燥,两者相反相成,共同完成饮食物的转化过程。如果脾气不升,则胃气就会失降,会出现纳差、恶心、腹胀、便秘等病症;如果饮食不节,使胃失和降,则会影响脾的升清,使运化失司,出现腹胀、腹泻等病症。

　　2. 脾与胆的关系　肝胆属木,脾胃属土,关系密切。吴东赐说:"肝木不升则克脾,胆木不降则克胃,何也?肝木赖脾土之升,胆木赖胃土之降也。"说明脾胃与肝胆,生理相关,病理相累。然肝为多事之脏,又为五脏之贼,故脾胃所受其害尤多。再者脾与大肠、小肠、膀胱、三焦四腑,按其功能,同司运化之职,故关系致密,不可分割,为病每多互累而并见。

　　3. 脾与大肠的关系　脾与大肠共同构成了消化、吸收、排泄系统,关系十分密切,主要表现在大便的形成与排泄方面。饮食物由胃受纳腐熟后,经过脾的运化和小肠的泌别清浊,在胃气的通降作用下,传入大肠的浊物,经大肠吸收多余的水分和养料后,变为粪便,由肛门排出体外。故大肠的传导作用,是胃的降浊作用的延伸,在病理上互相影响,如胃有实热,灼伤津液,或脾阴不足,均可使大肠传导不利,致大便秘结;若大便燥结,也可影响脾胃气机升降,清气不升,胃浊不降,出现呕吐、恶心、嗳气等;若脾气下陷,不能升举,可致滑泄脱肛等。因此,大肠与脾的关系甚为密切。

　　4. 脾与小肠的关系　小肠位于腹中,上接幽门,与胃相通;下接阑门,与大肠相接。小肠的主要生理功能是受盛化物和泌别清浊。小肠的吸收功能不好,可导致消化、吸收障碍,表现为腹胀、腹泻、便溏等,与脾脏也有点儿不好的症状。有人说小肠是负责消化吸收的,脾是负责运化营养的。小肠可将胃初步消化的食物在接

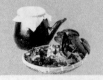

受停留的过程中进一步消化吸收,充分将水谷精微输于脾脏并转化为气血以营养周身,而水谷糟粕则排出体外,以利于泌别清浊功能的正常发挥。如果小肠失去正常消化、吸收,则脾脏也失去正常运化营养功能。

5. 脾与膀胱的关系 膀胱位于下腹腔内,为囊性器官,居肾之下,大肠之前。膀胱的主要功能是储存和排泄尿液。人体饮入的水液通过肺、脾、肾等脏腑的综合作用,化为津液,分布于周身,发挥润泽营养作用。津液代谢后剩余之液,经三焦之道路,下达于肾和膀胱,变成尿液,储存于膀胱内,当膀胱内尿液达到一定量时,在肾的气化作用下,膀胱开启,及时自主地排出体外。如果膀胱出现了功能障碍,导致脾脏功能发挥不了正常作用,从而膀胱的病变,主要表现为尿频、尿急、尿痛;或是小便不利,尿有余沥,甚至尿闭;或是遗尿,甚则小便失禁等。

第二章　脾胃病

脾胃同居中焦，互为表里，既密不可分，又功能各异。脾的运化功能障碍，也主要是由于脾的阳气虚损，失于升清，失于运化所致。而脾的阴血不足，对于运化功能的影响，则远逊于脾的阳气。此即脾阴阳失调病机的特点。脾的统血功能，实际上是脾的阳气固摄作用的体现。

1．脾阳、脾气的失调　脾的阳气失调多为脾的阳气虚损，健运无权，气血生化无源，或为水湿内生，损及肾阳，而致脾肾阳虚；脾之阳气不足，升举无力，中气下陷，而致内陷下脱；或气虚统血无权，而致失血。故脾的阳气失调主要表现在脾气虚损、脾阳虚衰及水湿中阻等。①脾气虚损。脾气虚，即中气不足。多由饮食所伤、脾失健运，或因禀赋素虚，或久病耗伤，或劳倦过度损伤所致。脾气虚弱则运化无权，可见纳食不化、口淡无味；脾之升清作用减弱，影响胃的降浊，而致升清降浊失司，上可见头目眩晕，中可见脘腹胀闷，下可见便溏泄泻等病理表现；脾失健运，水谷精微不足，生化气血无源，导致全身性的气血不足；脾气虚则统摄血液无权，脾不统血而失血；脾气虚，升举无力，甚至下陷，则中气下陷，可见久泄脱肛、内脏下垂等病理表现。②脾阳虚衰。脾阳虚衰，多由脾气虚损发展而来，亦可由于命门火衰，脾失温煦所致。脾阳虚则寒从中生，可见脘腹冷痛、下利清谷、五更泄泻等虚寒征象。脾阳虚，则温化水湿无权，水湿内聚，或生痰成饮，或水泛肌腠为肿。③水湿中阻。水湿中阻，是由于脾的阳气不足，运化无权，水谷不化精微，或津液代谢障碍，气化失司，水湿停滞于内所致。脾虚湿滞，或成痰饮，或为水肿。由于脾阳虚，运化水湿能力下降，又易于感受外湿，

23

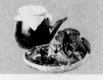
内外合邪,交阻中焦,形成虚实夹杂之症。水湿中阻,从寒化更伤脾阳,以致湿盛而阳微;从热化而酿成湿热。中焦湿热,熏蒸肝胆,胆热液泄,可见面目俱黄的黄疸。

2. 脾阴的失调 脾阴失调是指脾的气阴两虚,多由于脾气虚,不能运化津液,津液亏乏而形成。脾气虚,脾失健运可见腹胀、便溏、纳食不化等。津液不足可见口舌干燥,舌红少苔等病症。脾阴不足,则胃阴亦虚,胃失脾助,和降失职,其气上逆,又可见干呕、呃逆之症。

第一节 脾胃病症

脾、胃、大肠、小肠是人体消化、吸收的主要脏器。机体的消化运动,主要依赖于胃的受纳、熟腐水谷,脾的运化水谷精微,小肠的受盛化物,泌别清浊,大肠的传化糟粕等生理功能互相密切配合而完成,才能将饮食中的营养成分加以吸收、输布、化生气血、充养脏腑、四肢百骸,维持生命活动正常进行,同时将饮食中的废物(糟粕和尿液)下行,排出体外。若这一正常生理功能失常,则出现胃的腐熟、受纳异常与气失和降,小肠泌别失职,大肠传导异常等,从而出现相应病变。

一、脾胃病病因病理

1. 脾胃病的病因 脾胃病症的病因,多因饮食失宜、情志所伤、劳逸太过、六淫侵袭和他脏病变引起的气机失常、痰饮内生、瘀血累及而发病。

2. 脾胃病的病理 脾、胃、肠道的生理功能失常,导致气机阻滞,升降失常,形成湿阻、食积、火郁、痰结、瘀血等病理产物,引起胃肠病变并可累及他脏。包括如下脾、胃、小肠、大肠病机:脾的病变,为脾气虚(脾运不健、气血亏虚、中气下陷、脾不统血)、脾阳虚

（中焦虚寒、水湿潴留），脾为湿困。胃功能失调，主要是受纳和腐熟功能异常或胃失和降而致胃气上逆等病理变化，主要为胃热内盛，寒邪犯胃，食滞中阻，胃气虚，胃阴虚。小肠受盛失司，则上为呕吐，下为泄泻；化物无权则粪便中常见不消化食物，甚则完谷不化，泌别清浊失司则有腹痛、泄泻之疾。大肠传导太快，津液来不及吸收，则为腹泻；传导太慢，津液吸收过多，则便秘。

二、脾胃病症状与特征

脾胃病的症状是食欲缺乏，脘腹疼痛，大便异常。一般病变发展较缓慢，病程长，病情易反复发作，时好时坏。但是，也有急症如急性胃脘痛、急性腹痛、急性泄泻等，起病急骤，传变迅速，病程较短。

胃主受纳和腐熟水谷，脾主运化而输布营养精微；脾主升清，胃主降浊，一纳一化，一升一降，共同完成水谷的消化、吸收、输布及生化气血之功能。大小肠为腑，以通降为顺。小肠司受盛、化物和泌别清浊之职，大肠则有传导之能，两者又皆隶属于脾的运化升清和胃的降浊。实则阳明，虚则太阴。胃病多实，常有寒客热积，饮食停滞之患；脾病多虚，易现气虚、阳虚之疾。胃为阳土，喜润恶燥，因此胃病多热，多燥（津伤）；脾为阴土，喜燥恶湿，故脾病多寒，多湿。小肠之疾多表现为脾胃病变，大肠之病则为传导功能失常。若因饮食所伤，情志不遂，寒温不适，诸虫感染，药物损伤，痰饮，瘀血内停，劳逸失度，素禀脾胃虚弱和肝、胆、肾诸病干及，可致脾胃纳运失司，升降失调，大肠传导功能失常而罹患脾胃虚弱，脾阳虚衰，胃阴不足，寒邪客胃，脾胃湿热，胃肠积热，食滞胃肠，湿邪困脾，肝气犯胃，瘀血内停等诸多脾胃肠证候。

1. 脾胃虚弱　食少便溏，体倦乏力，少气懒言，脘腹胀满，食后尤甚，面色无华，舌质淡，苔薄白，脉缓弱。本证以脾胃对水谷吸收、运化、输布的功能障碍并兼一般气虚的证候为特征。中气下陷

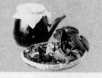
与本证有别,中气下陷是在脾胃气虚基础上兼有下坠感或胃下垂、脱肛等脏器组织下垂的证候。

2. 脾阳虚衰 脘腹隐痛或不适,喜温喜按,腹胀肠鸣,食少,泛吐清水,大便溏薄,面色㿠白,肢冷畏寒,神倦乏力,舌质淡,苔薄白,脉细弱。以脾气虚的表现,以及脘腹隐痛,喜温喜按,肢冷畏寒等阳虚生内寒的证候为特征。

3. 胃阴不足 胃脘不舒或隐痛,饥不欲食,口干唇燥,干呕呃逆,大便干燥,舌红少苔,脉细数。以见有舌红少苔,脉细数等一般阴虚的临床表现,以及饥不欲食,干呕便干等胃纳减少,胃失和降的证候为特征。

4. 寒邪客胃 胃脘冷痛,重则拘急作痛,遇寒加剧,得温痛减,口淡不渴,呃逆呕吐,舌淡,苔白滑,脉弦或迟。以寒邪袭胃的病史和胃脘冷痛拘急,喜热恶冷等证候为特征。

5. 脾胃湿热 胸脘痞闷,脘腹胀痛,终日不解,脘中嘈杂灼热,口黏口苦,渴不欲饮,纳呆,食甜则泛酸,大便黏滞不爽,尿黄短少,舌苔白厚腻或黄厚腻,脉濡数或滑数。以兼有胸脘痞闷,脘中灼热,口黏口苦;渴不欲饮,舌苔黄腻等脾湿胃热的证候为特征。

6. 胃肠积热 脘腹灼痛,吞酸嘈杂,渴喜冷饮,消谷善饥,或食入即吐,口干口臭,大便秘结,舌质红绛,苔黄燥,脉滑数。以具有脘腹灼痛,渴饮,便干等胃肠积热伤津,胃失和降的证候为特征。

7. 食滞胃肠 脘腹胀满疼痛,拒按,得食更甚,吐泻后则舒,嗳腐吞酸,厌食,恶心呕吐,吐出物臭秽,泄泻或大便不爽,泻出物臭如败卵,舌苔厚腻,脉滑实。以具有暴饮暴食病史和脘腹胀满疼痛,得食更甚,嗳腐吞酸,厌食等食积的证候为特征。

8. 湿邪困脾 脘闷纳呆,口中黏腻,肢体困重,口淡不渴,大便稀溏,小便不利,苔白腻,脉濡缓。以具有脘闷纳呆,肢体困重,苔白腻等湿邪困脾的证候为特征。

9. 肝气犯胃 胃脘胀满,攻撑作痛,脘痛连胁,胸闷嗳气,喜长叹息,恶心呕吐,吞酸嘈杂,忧思恼怒则痛甚,苔薄白,脉弦。以具有情志所伤病史及胸胁胀痛,急躁易怒,嗳气叹息等肝胃气滞的证候为特征。

10. 瘀血内停 脘腹刺痛,痛处不移,按之痛甚,食后加剧,入夜尤甚,或胃肠有包块,舌质紫暗,脉涩。以具有刺痛有定处,舌质紫暗等瘀血的证候为特征。

三、脾胃病症候机制

1. 脾胃虚弱 素体脾虚,或久病伤脾,或劳倦过度,或饮食所伤,均可损伤脾胃,导致脾胃虚弱,中气不足,纳运失司,升降失调,而成胃痛、痞满、呕吐、呃逆等病症。

2. 脾阳虚衰 素体阳虚,或脾病日久伤阳,或过服寒凉伤中,或肾阳不足,失于温煦,均可致脾阳虚,中焦虚寒,脾失健运,而成腹痛、呕吐等病症。

27

3. 胃阴不足 素体阴虚,或年老津亏,或热病日久,损伤津液,或久泻久痢,或吐下太过,伤及阴津,或过食辛辣,或过服辛香燥热之药品,损伤胃阴,以致胃阴不足,胃失濡润,受纳与和降失司,而成胃痛、呕吐、噎膈等病症。

4. 寒邪伤胃 外感寒邪,或脘腹受凉,寒邪内客于胃,或过服寒凉药物,或恣食生冷,导致寒邪伤中,胃腑受寒,胃气失和,而成胃痛、呃逆等病症。

5. 脾胃湿热 素体阳盛,感受湿邪,湿从热化,或嗜食肥甘厚味,或感受湿热之邪,以致脾失健运,胃肠湿热,脾胃纳运失司,升降失调,而成胃痛、腹痛、泄泻等病症。

6. 肠胃积热 素体热盛,或寒郁化热,或过食辛热,或感受热邪,阳明热盛,以致肠胃积热,胃失和降,大肠传导功能失常,而成胃痛、腹痛、便秘等病症。

7. 食滞胃肠 暴饮暴食,或嗜食黏腻,食而不消,食滞胃肠,

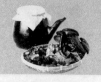

损伤脾胃，胃失受纳与和降之职，大小肠失传化与分清别浊之功，而成呕吐、泄泻等病症。

8.湿邪困脾 冒雨涉水，或久卧湿地，或恣食生冷肥甘，以致湿邪内停，困脾碍胃，脾失健运升清，胃失和降，脾胃升降失调，而成痞满、泄泻等病症。

9.肝气犯胃 忧思恼怒，情志不遂，致肝失疏泄，气机郁滞，肝气犯胃，胃失和降，而成胃痛、呕吐、泄泻等病症。

10.瘀血内停 肝胃气滞，气滞血瘀，或久病入络，或离经之血留滞，以致血络受阻，瘀血内停，而成胃痛、腹痛、噎膈等病症。

四、脾胃病的辨证

脾胃病的辨证，首先应抓住主症，胃肠病症有其特殊的临床特征，如恶心、呕吐、排便异常等。结合现代医学的胃肠内镜、组织细胞病理检查等，为辨证提供了直观依据。其次，要了解次症和病史，详问诱发原因，特别是询问发病与饮食的关系和与冷热的关系。第三，要辨是虚是实，是寒是热，在气在血，在脏在腑。

总之，脾胃病症的治疗原则是：保护好胃气，即在治病时不仅不可克伐胃气，且要时刻注意顾护胃气；同时在治疗各种慢性胃肠病症时，不论攻泻或补益，若要长期服用中药，须加入和胃之品。调理升降，是指若升降不及当补益，升降反常当纠止。调整阴阳平衡，是指通过寒温相适，升降并用，补虚泻实，以达到阴阳相对平衡。同时，要注意对急症的处理，对急症应治以"急则治其标"，待急症改善后，调整胃肠治其本。

五、脾胃病的治则

（1）太阴湿土，得阳始运；阳明燥土，得阴自安。所以，在治疗脾病时，应酌用健脾祛湿之剂，脾湿盛者，少用甘润滋腻之品；在治疗胃病时，宜酌用甘凉润降之剂，燥热伤阴者，慎用辛香燥热之药，以防伤阴。

(2)脾以升为健,胃以降为和。故在治疗脾病时,常用健脾、升提之品;在治疗胃病时,习用和中、降逆之药。

(3)脾病多虚、多寒;胃病多实、多热。故疗脾之虚常用健脾、益气、温中之品;疗胃之实多用消导、和胃、泻热之药。

(4)胃以通为补,六腑以通为用,以降为顺。故治疗胃、大肠病症时,常施通降之法。

(5)有胃气则生,无胃气则死。治疗脾胃病时,尤应时时顾护胃气,尽量避免大苦大寒伤脾,大辛大热伤胃。

(6)五脏之邪,皆通脾胃。脾胃肠病症可由他脏病变所致,如肝克脾土,肾阳不温脾土等,所以在治疗本类病症时,应兼治相关脏腑,综合治疗。

六、脾胃病的调护

脾胃病患者的调护,应重饮食调理、生理调摄和精神调护等方面,以饮食调理为首要。生活调摄包括顺应四时,起居有常,适当锻炼,劳逸结合。精神调护主要指调畅情志,保持心情舒畅,少思虑,少恼怒。

第二节 常见的脾胃病

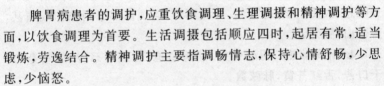

脾胃病是指在感受外邪,饮食内伤,情志不遂,脏腑失调等多病因的作用下,发生在食管、脾胃、肠道的一类内科病症。如胃脘痛、胃痞、腹痛、痢疾、呕吐、呃逆、噎膈、泄泻、便秘等病症。

一、胃脘痛

(一)定义

胃脘痛系指以上腹部近心窝处经常发生疼痛为主症的病症。

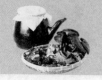

胃脘痛又称胃痛,有胀痛、刺痛、隐痛、剧痛等不同表现。中医学认为,胃气以下降为顺,若胃失和降,不通则痛,常伴随有打嗝、胀气、胸闷、恶心、呕吐等症状。多因外邪袭侵,恼怒过劳,饮食不节,起居失宜致气机阻滞,胃失和降而成。西医学中急性单纯性胃炎、急性糜烂性胃炎、慢性浅表性胃炎、胃痉挛、胃黏膜脱垂症、十二指肠炎相当于中医胃脘痛。胃、十二指肠其他疾病若临床上以胃脘部疼痛为主症者,均可参照论治。

(二)证候

1. 寒邪客胃 胃痛暴作,恶寒喜暖,得温痛减,遇寒加得,口淡不渴,或热饮,苔薄白,脉弦紧。

2. 饮食停滞 胃脘疼痛,胀满拒按,嗳腐吞酸,或呕吐不消化食物,其味腐臭,吐后痛减,不思饮食,大便不爽,得矢气及便后稍舒,苔厚腻,脉滑。

3. 肝气犯胃 胃脘胀满,攻撑作痛,脘痛连胁,胸闷嗳气,喜长叹息,大便不畅,得嗳气、矢气则舒,遇烦恼郁怒则痛作或痛甚,苔薄白,脉弦。

4. 肝胃郁热 胃脘灼痛,痛势急迫,心烦易怒,泛酸嘈杂,口干口苦,舌红苔黄,脉弦数。

5. 瘀血停滞 胃脘疼痛,如针刺、似刀割,痛有定处,按之痛甚,痛时持久,食后加剧,入夜尤甚,或见吐血、黑粪,舌质紫暗或有瘀斑,脉涩。

6. 湿热中阻 胃脘疼痛,嘈杂灼热,口干口苦,渴不欲饮,头得如裹,身重肢倦,纳呆恶心,小溲色黄,大便不畅,舌苔黄腻,脉象滑数。

7. 胃阴亏虚 胃脘隐隐灼痛,似饥而不欲食,口燥咽干,五心烦热,消瘦乏力,口渴思饮,大便干结,舌红少津,脉细数。

8. 脾胃虚寒 胃痛隐隐,绵绵不休,喜暖喜按,空腹痛甚,得食则缓,劳累或受凉后发作或加重,泛吐清水,神疲纳呆,四肢倦息,手足不温,大便溏薄,舌淡苔白,脉虚弱。

二、痞满

(一)定义

痞满是以胃脘部痞闷满胀不舒无痛,触之无形,按之柔软为临床表现的病症。多因情志所伤、饮食失节、劳逸失调、痰瘀内阻、脾胃虚弱及外邪侵袭等导致脾失健运,胃失和降而成。西医学中慢性萎缩性胃炎相当于痞满。消化系统其他胃部疾病若出现以胃脘部痞闷胀满不舒为主要症状者,均可参照论治。

(二)证候

1. 肝胃不和 胃脘痞闷,两胁胀满,心烦易怒,嗳气噫臭,善太息,时有吞酸或吐苦水,呕哕,舌质淡红,苔薄白,脉弦。

2. 食积停滞 胃脘痞满而胀,食后尤甚,饥可稍缓,嗳腐吞酸,厌食恶心,口中异味,或噫气频出,矢气多,味腐臭,舌质淡红,苔厚腻,脉滑或实或弦滑。

3.湿热滞胃 胃脘痞满,胀闷不舒,按之濡软,兼见纳差食减,口干黏腻而臭,口渴喜冷,头身沉重,肢软乏力,大便溏薄,或排便不爽,舌质红赤,苔白黄而腻,脉濡数。

4. 痰湿中阻 胃脘痞塞,满闷不舒,不思饮食,口淡无味,恶心欲呕,痰多,头晕目眩,体重困倦,舌质淡红,苔白厚腻,脉滑或弦滑。

5.寒热错杂 胃脘痞满,有灼热感,口苦心烦,口渴,欲冷饮,或见呕恶欲吐,泛酸,肠鸣,腹中冷痛,便溏或饮冷即泻,舌苔黄,脉沉弦、沉细或弦滑。

6. 脾气虚弱 胃脘痞痛,气短纳呆,自汗乏力,便溏,舌质淡红,苔薄白,脉虚细或沉弦。

7.胃阴虚 胃脘痞满,灼热嘈杂,似饥不纳,口干咽燥,消瘦,大便干燥,舌质红或深红少津,苔少或花剥甚无苔,脉细数或弦细

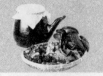

兼数。

8.气阴两虚 胃脘部痞闷不舒,纳后加重,不饥少纳,神疲乏力,消瘦,舌淡红,苔薄白,或花剥或少苔,脉沉细或濡缓。

9.脾胃虚寒 胃脘痞痛,或冷痛、隐痛,遇冷则重,得温则缓,喜热饮食,纳少,食后脘胀,手足欠温,神疲乏力,舌质淡体胖,舌苔白,脉沉细弱或沉迟。

三、腹痛

(一)定义

腹痛是指胃脘以下,耻骨毛际以上部位发生的疼痛。凡外邪侵袭、劳倦内伤、饮食积滞、痰瘀内停等均可导致气血运行不畅而发生腹痛。腹痛是临床常见病症,西医学中肠痉挛、神经官能性腹痛、消化不良性腹痛、急性肠系膜淋巴结炎、结核性腹膜炎、术后肠粘连等均可参照论治。

(二)证候

1.寒凝腹痛 腹痛腹胀,痛势急暴,遇冷则重,得温则痛减,口淡不渴,怕冷蜷卧,小便清利,大便溏,苔白或白腻,脉沉紧或沉弦。

2.热结腹痛 腹痛腹胀,硬满拒按,身热,口干渴,小便黄赤,大便秘结,舌苔黄干或黄腻或焦黄起刺,脉洪数或弦数或沉实有力。

3.虚寒腹痛 腹痛绵绵,时作时止,得温则舒,按之痛减,气短怯寒,神疲乏力,大便溏薄,舌淡苔白,脉沉细。

4.气滞腹痛 腹胀闷痛,痛无定处,痛引两胁或少腹,嗳气、矢气则舒,情绪变动而发作,舌苔薄白或白,脉弦。

5.血瘀腹痛 腹痛拒按,呈刺痛,痛处固定,经久不愈,舌质紫黯或有瘀斑,脉沉细或涩。

6.食积腹痛 腹胀痛拒按,恶食嗳腐,大便或秘或痛而欲泻,泻后痛减,舌苔厚腻,脉滑实。

四、湿阻

(一)定义

湿阻是指湿邪滞于脾胃引起的以全身困重乏力,胸闷腹胀,口淡纳呆,苔腻为主症的病症。西医学中消化系统胃和十二指肠疾病及其他内科杂病,出现以本证为主要临床表现者,均可参照论治。

(二)证候

1.湿困脾胃 四肢困重,头重如裹,脘腹痞胀,纳食不香,口淡无味或有甜味,苔白腻,脉濡滑。

2.湿热中阻 口苦黏腻,胸闷腹胀纳呆,渴不欲饮,尿短赤,大便不爽,或有低热,苔黄腻,脉濡数。

3.脾虚湿困 面色萎黄,四肢乏力,神疲倦怠,肢体困重,脘腹不舒,纳食不香,厌油腻,大便溏薄或泄泻,舌质淡,体胖,苔薄腻,脉濡缓。

33

五、痢疾

(一)定义

痢疾系因感受湿热病毒,或内伤饮食,积滞肠腑,肠道传导失司,脂膜血络受伤,以腹痛腹泻,里急后重,大便呈赤白黏冻或脓血为主要临床表现的传染性疾病。西医学中细菌性痢疾、阿米巴痢疾相当于本病。某些食物中毒或药物中毒、溃疡性结肠炎等,若主要临床表现与本病相似者,均可参照论治。

(二)证候

1.湿热蕴结 腹痛,里急后重,下痢赤白脓血,每日数次到数十次不等,肛门灼热,伴发热,舌质红绛,苔黄腻,脉滑数。

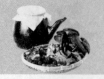

2.热毒炽盛 发病急骤,腹痛剧烈,下痢鲜紫脓血,气味腐臭,或恶心呕吐,噤口不食,或下痢前即见高热,腹满胀痛,烦躁不安,面色苍白,四肢发冷,甚则昏迷,舌质红绛,苔黄燥,脉滑数。

3.寒湿困脾 腹痛,下痢赤白黏冻,伴头身困重,脘痞纳少,口黏不渴,苔白腻,脉濡缓。

4.脾阳亏虚 病久迁延不已,下痢白黏冻状,排便不畅,腹部冷痛时作,畏寒肢冷,舌淡,苔白滑,脉弱。

5.正虚邪恋 下痢时发时止,发作时粪便呈赤白黏冻或果酱样,腹痛后重,不发时疲劳乏力,食少,腹胀或隐痛,舌质淡,苔薄白,脉细。

六、呕吐

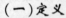

(一)定义

呕吐是指因胃失和降,胃气上逆而致胃内容物由口中吐出的病症。对呕吐的释名,前人有两说:一说认为有物有声谓之呕,有物无声谓之吐,无物有声谓之干呕;另一说认为呕以声响名,吐以吐物言,有声无物曰呕,有物无声曰吐,有声有物曰呕吐。呕吐为临床所常见,可单独发生,也可伴见于多种西医学急慢性疾病过程中,如急慢性胃炎、急性胆囊炎、胃黏膜脱垂、胃肠神经官能症、阑尾炎、胰腺炎、不完全性幽门梗阻、肠梗阻、药物反应及妊娠反应等,以呕吐为主要临床表现者,均可参照论治。

(二)证候

1.饮食停积 呕吐酸腐食物,吐后反快,胃脘胀满,嗳气厌食,大便秘结或臭秽不爽,舌苔厚腻或垢,脉滑实。

2.肝气犯胃 呕吐泛酸,恶心,口苦,嗳气频作,脘胁烦闷不适,嘈杂,每因情志过激而证情加剧,舌边红,苔薄腻或微黄,脉弦。

3.寒邪犯胃 突发呕吐,脘腹满闷,泛恶,伴恶寒发热、头痛、周身酸楚等,舌苔薄白或白腻,脉浮紧。

4.痰饮停胃 呕吐清水痰涎,脘腹满闷,口干不欲饮,饮水则吐,胃中水声漉漉,头眩心悸,苔白滑或腻,脉弦滑。

5.脾胃虚寒 呕吐反复迁延不愈,劳累或饮食不慎即发,伴神疲倦怠,胃脘隐痛,喜暖喜按,畏寒肢冷,面色㿠白,舌质淡或胖,苔薄白,脉弱。

6.胃阴亏虚 时时干呕恶心,呕吐少量食物黏液,饥不欲食,口燥咽干,大便干结,舌红少津,脉细数。

七、呃逆

(一)定义

呃逆即打嗝,指气从胃中上逆,喉间频频作声,声音急而短促,是一个生理上常见的现象,由横膈膜痉挛收缩引起的。呃逆是指胃失和降,气逆动膈,上冲喉间,呃呃连声,声短而频,不能自止的疾病。西医学中膈肌痉挛、胃炎、胃扩张、胃肠神经官能症及胃肠手术后出现以呃逆为主要症状者,均可参照论治。

35

(二)证候

1.胃中寒冷 呃声沉缓有力,得热则减,遇寒愈甚,胃脘不适,口不渴,舌质淡红,苔薄白而润,脉迟缓。

2.胃火上逆 呃声洪亮有力,冲逆而出,口臭烦渴,喜冷饮,尿黄便秘,舌红,苔黄,脉滑数。

3.饮食停滞 呃声壮实有力,酸腐之味随呃而出,嗳腐吞酸,脘腹胀满,苔厚腻,脉滑。

4.肝气犯胃 呃逆连作,多因抑郁恼怒而发,脘胁胀满,嗳气频频,苔薄,脉弦。

5.痰饮内阻 呃逆连作,多因饮冷而发,脘闷恶心,痰多,头晕,苔白腻,脉弦滑。

6.瘀血阻滞 呃逆久而不止,胸腹刺痛有定处,口渴漱水不欲咽,舌有瘀斑,脉弦或弦涩。

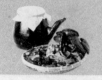

7. 脾胃虚寒 呃声低沉无力,气不得续,脘腹不适,喜暖喜按,体倦肢冷,食少便溏,舌淡苔白,脉沉细。

8. 胃阴不足 呃声急促而不连续,口干舌燥,烦渴,大便干结,舌红少苔,脉细数。

八、噎膈

(一)定义

噎膈是以吞咽困难,饮食受阻于食管,饮食不下,或食入即吐为主症的病症。噎即噎塞,指吞咽不畅或困难;膈即格拒,指饮食难下,或食入即吐。噎可单独为病出现,亦可为膈之前驱,但临床多噎膈并见。多因情志失和,饮食所伤,年老体弱,脏腑失调,以致津血枯槁,气血痰瘀互结填塞胸膈,阻于食管而成。西医学中食管癌、贲门癌、食管良性狭窄、食管炎、食管贲门弛缓症等相当于噎膈病,消化系统食管的其他疾病在临床上若出现以本病为主要临床表现者,均可参照论治。

(二)证候

1. 痰气阻膈 吞咽梗塞,胸膈痞满,泛吐痰涎,舌质淡红,苔薄腻,脉弦滑。

2. 瘀血阻膈 饮食难下,食入即吐,吐出物如赤豆汁,胸膈疼痛,肌肤枯燥,形体消瘦,舌质暗红,有紫点、紫斑,脉细涩。

3. 津亏热结 食入格拒不下,入而复出,形体消瘦,口干咽燥,大便干结,五心烦热,舌质光红,有裂纹,少津而干,脉弦细数。

4. 气虚阳微 水饮不下,泛吐多量黏液白沫,形瘦神衰,畏寒肢冷,面浮足肿,舌淡胖,舌质紫,苔白滑,脉弱。

九、泄泻

(一)定义

泄泻系因感受外邪,或饮食内伤,致脾失健运,大肠传导失司,湿盛内阻,以大便次数增多,质稀溏或完谷不化,甚如水样为主要表现的病症。西医学中急慢性肠炎、肠吸收功能紊乱、胃肠型感冒、食物中毒、过敏性结肠炎、肠结核等以泄泻为主要表现者,均可参照论治。

(二)证候

1. 寒湿困脾 大便清稀或如水样,腹痛肠鸣,食少畏寒,或可兼见头痛,恶寒,肢体疼痛,舌苔白滑,脉濡缓。

2.肠道湿热 腹痛即泻,泻下急迫,粪色黄褐秽臭,肛门灼热,发热,小便短赤,舌红,苔黄腻,脉濡数。

3.食滞胃肠 腹满胀痛,大便臭如败卵,伴不消化食物,泻后痛减,纳呆,嗳腐吞酸,舌苔垢或厚腻,脉滑。

4.肝气郁滞 腹痛,肠鸣,泄泻,每因情志不畅而发,泻后痛减,胸闷胁胀,嗳气食少,舌质红,苔薄白,脉弦。

5.脾气亏虚 大便溏薄,夹有不消化食物,稍进油腻则便次增多,迁延反复,伴神疲乏力,纳差食少,食后不舒,舌质淡,苔薄白,脉细。

6.肾阳亏虚 晨起腹痛,肠鸣泄泻,大便夹有不消化食物,脐腹冷痛喜暖,形寒肢冷,舌质淡,体胖,苔白,脉沉细。

十、便秘

(一)定义

便秘系因气阴不足,阳虚寒凝,或燥热内结,痰湿阻滞,使大肠传导功能失常所致的,以排便间隔时间延长,大便干结难解,或虽有便意而排出困难为主要临床表现的病症。便秘可以作为独立存在的疾病,也可以见于西医学中许多疾病病变因肠动力减弱、肠道刺激不足引起的便秘,肠神经功能紊乱引起的便秘,直肠肛门病变如肛裂、痔疮等引起的便秘,以及药物作用引起的便秘,热病伤阴后的便秘等,均可参照论治。

37

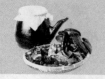

（二）证候

1. 肠道实热　大便干结，腹胀满，按之痛，口干或口臭，舌苔黄燥，脉滑实。

2. 肠道气滞　大便不畅，欲解不得，甚则少腹作胀，嗳气频作，舌苔白，脉弦细。

3. 脾虚气弱　大便干结如栗，临厕无力努挣，挣则汗出气短，面色萎黄无华，神疲气怯，舌淡，苔薄白，脉弱。

4. 脾肾阳虚　大便秘结，面色㿠白，时眩晕心悸，甚则少腹冷痛，小便清长，畏寒肢冷，舌质淡，体胖大，苔白润，脉沉迟。

5. 阴虚肠燥　大便干结，状如羊屎，口干少津，纳呆，舌红少苔，脉细数。

第三章 补脾养胃的中药

任何疾病的发生和发展过程都是致病因素邪气作用于人体，引起正邪斗争，从而导致阴阳气血偏盛偏衰或脏腑经络功能活动失常的结果。因此，药物治病的基本作用不外是祛除病邪，消除病因；恢复脏腑功能的协调，纠正阴阳偏盛偏衰的病理现象，使之在最大限度地恢复到正常状态。而药物之所以能够针对病情，发挥上述基本的治疗作用，就是因为各种药物各自具有若干特性和作用，也就是说以药物的偏性，来纠正疾病所表现的阴阳偏盛或偏衰，消除病因，恢复脏腑经络的正常生理状态，达到治愈疾病和恢复健康的目的。

《中药药性论》记载："凡与疗效（医疗、保健）有关的药物性质或属性或者决定一种物质成为中药的性质或属性统称药性。"所以说，药性是指药物与治疗有关的性质和效能。本章节介绍常用补脾养胃的中药，用以掌握药物自身所具有各种性能和作用，即包括四气、五味、归经、升降浮沉及有毒、无毒等特性，来达到疗疾治病的目的。

在介绍常用补脾养胃中药之前，先来了解一下国家卫生与计划生育委员会公布的既是食品又是药品的中药名单、可用于保健食品的中药名单、保健食品禁用的中药名单（不良反应大的中药）。2014 年 11 月，卫计委发布了关于征求《按照传统既是食品又是中药材物质目录管理办法》（征求意见稿）意见函。而 2015 年 7 月相关修改名单也得到公布。名单显示，此前，共有 86 种药品被列入了药食同源名单。此次新增加的 15 种药食同源品种包括姜黄、人参、金银花、芫荽、玫瑰花、松花粉（包括马尾松和油松）、粉葛、布渣

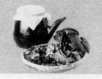

叶、夏枯草、当归、山柰、西红花、草果、荜茇。按照传统既是食品又是中药材的物质，是指具有传统食用习惯，且列入国家中药材标准（包括《中华人民共和国药典》及相关中药材标准）中的动物和植物可使用部分（包括食品原料、香辛料和调味品）。

1. 既是食品又是药品的中药 丁香、八角、茴香、刀豆、小茴香、小蓟、山药、山楂、马齿苋、乌梢蛇、乌梅、木瓜、火麻仁、代代花、玉竹、甘草、白芷、白果、白扁豆、白扁豆花、龙眼肉（桂圆肉）、决明子、百合、肉豆蔻、肉桂、余甘子、佛手、杏仁、沙棘、芡实、花椒、红小豆、阿胶、鸡内金、麦芽、昆布、大枣、罗汉果、郁李仁、金银花、青果、鱼腥草、生姜、枳椇子、枸杞子、栀子、砂仁、胖大海、茯苓、香橼、香薷、桃仁、桑叶、桑葚、橘红、桔梗、益智仁、荷叶、莱菔子、莲子、高良姜、淡竹叶、淡豆豉、菊花、菊苣、黄芥子、黄精、紫苏、紫苏子、葛根、黑芝麻、黑胡椒、槐米、槐花、蒲公英、蜂蜜、榧子、酸枣仁、鲜白茅根、鲜芦根、蝮蛇、橘皮、薄荷、薏苡仁、薤白、覆盆子、藿香。

2. 可用于保健食品的中药 人参、人参叶、人参果、三七、土茯苓、大蓟、女贞子、山茱萸、川牛膝、川贝母、川芎、马鹿胎、马鹿茸、马鹿骨、丹参、五加皮、五味子、升麻、天冬、天麻、太子参、巴戟天、木香、木贼、牛蒡子、牛蒡根、车前子、车前草、北沙参、平贝母、玄参、生地黄、生何首乌、白及、白术、白芍、白豆蔻、石决明、石斛、地骨皮、当归、竹茹、红花、红景天、西洋参、吴茱萸、怀牛膝、杜仲、杜仲叶、沙苑子、牡丹皮、芦荟、苍术、补骨脂、诃子、赤芍、远志、麦冬、龟甲、佩兰、侧柏叶、制大黄、制何首乌、刺五加、刺玫果、泽兰、泽泻、玫瑰花、玫瑰茄、知母、罗布麻、苦丁茶、金荞麦、金樱子、青皮、厚朴花、姜黄、枳壳、枳实、柏子仁、珍珠、绞股蓝、胡芦巴、茜草、荜茇、韭菜子、首乌藤、香附、骨碎补、党参、桑白皮、桑枝、浙贝母、益母草、积雪草、淫羊藿、菟丝子、野菊花、银杏叶、黄芪、湖北贝母、番泻叶、蛤蚧、越橘、槐实、蒲黄、蒺藜、蜂胶、酸角、墨旱莲、熟大黄、熟地黄、鳖甲。

3. 保健食品禁用的中药 八角莲、八里麻、千金子、土青木香、山茛菪、川乌、广防己、马桑叶、马钱子、六角莲、天仙子、巴豆、水银、长春花、甘遂、生天南星、生半夏、生白附子、生狼毒、白降丹、石蒜、关木通、农吉痢、夹竹桃、朱砂、米壳（罂粟壳）、红升丹、红豆杉、红茴香、红粉、羊角拗、羊踯躅、丽江山慈姑、京大戟、昆明山海棠、河豚、闹羊花、青娘虫、鱼藤、洋地黄、洋金花、牵牛子、砒石（白砒、红砒、砒霜）、草乌、香加皮（杠柳皮）、骆驼蓬、鬼臼、莽草、铁棒槌、铃兰、雪上一枝蒿、黄花夹竹桃、斑蝥、硫黄、雄黄、雷公藤、颠茄、藜芦、蟾酥。

第一节　芳香化湿药

凡是气味芳香，具有化湿运脾作用的药物，称为芳香化湿药。脾喜燥恶湿，土喜暖而爱芳香。湿浊内阻中焦，则脾胃运化失常。芳香化湿药辛香温燥，能疏畅气机，宣化湿浊，健脾醒胃，适用于脾为湿困及运化失职而致的脘腹痞满、呕吐泛酸、大便溏薄、食少体倦、口甘多涎和舌苔白腻等证。对于湿温和暑湿等证，亦可适当选用。

湿有寒湿、湿热之分，使用化湿药时应根据湿的不同性质进行配伍：寒湿者，配温里药；湿热者，配清热燥湿药。又湿性黏滞，湿阻则气滞，行气有助于化湿，故使用化湿药时，常配伍行气的药物。脾弱则生湿，脾虚而生湿者，须配补脾的药物，以培其本。芳香化湿药偏于温燥，易致伤阴，阴虚者应慎用。本类药又因其芳香，含挥发油，入汤剂不宜久煎，以免降低药效。

一、砂仁

【来　源】 砂仁为姜科多年生草本植物阳春砂、海南砂，或缩砂的干燥成熟果实。

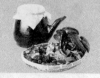

【药　　性】　辛，温；归脾、胃经。

【功　　效】　化湿开胃，温中止泻，理气安胎。

【应　　用】

（1）砂仁辛散温通，善于化湿行气，为醒脾和胃的良药。用于湿阻中焦及脾胃气滞之证。凡脾胃湿阻及气滞所致的脘腹胀痛，不思饮食，呕吐泄泻等均可应用。①湿阻者，配厚朴、苍术、白豆蔻。②气滞食积者，配木香、枳实、白术。③脾虚气滞者，配党参、白术等，如香砂六君子丸。

（2）砂仁有温中作用，故对脾寒泄泻颇为适宜。可单用为末吞服，或配干姜、附子等温里药。

（3）砂仁能行气和中而达止呕、安胎之效。常与白术、紫苏梗等配伍，用于妊娠恶阻、胎动不安。妊娠中虚气滞而致呕吐、胎动不安者。

（4）砂仁辛香走窜，善和五脏，能下气归元，故用于肾气内动，冲逆于上的奔豚证和真元亏耗，虚火上炎而致的口舌生疮。

【用法用量】　煎服，3～6克；宜后下。

【注意事项】　阴虚有热者忌用。

二、白豆蔻

【来　　源】　白豆蔻为姜科多年生草本植物白豆蔻的干燥成熟果实。

【药　　性】　辛，温；归肺、脾、胃经。

【功　　效】　化湿，行气，温中，止呕。

【应　　用】

（1）白豆蔻辛温芳香，能运湿浊、健脾胃而行气化湿，常用于湿阻中焦，脾胃气滞诸证。

（2）白豆蔻温中化湿，和畅中焦。适当配伍可用于湿温初起，或暑温挟湿证。

（3）白豆蔻汤，治疗呕吐、胃寒、气逆。与陈皮配伍以治呕吐哕证。如胃寒呕吐者，单用即效。亦有白豆蔻为末后酒调服，也可与木香、砂仁、白术、香附等同用，如香砂养胃丸。

（4）白豆蔻用于噎膈、酒毒、寒疟。伍用木香、人参、白术、泽泻、砂仁等，用治酒毒伤胃，湿热内蕴，脾胃失和。

【用法用量】 煎服，3～6克；入汤剂宜后下；宜入丸、散剂。

【注意事项】 阴虚血燥、肺胃火盛、无寒湿者忌用。

三、茯苓

【来　源】 茯苓为多孔菌科真菌茯苓的干燥菌核，多寄生于松科植物赤松或马尾松等树根上。

【药　性】 甘、淡，平；归心、脾、肾经。

【功　效】 利水渗湿，健脾，安神。

【应　用】

（1）茯苓利水而不伤气，药性平和，为利水渗湿要药。凡水湿、停饮均适用。常与猪苓、泽泻同用以加强利水渗湿作用，并随湿热、寒湿等不同性质，配伍有关药物。

（2）茯苓与白术同用，其健脾利湿之功益彰，如五苓散、苓桂术甘汤等均配伍有茯苓、白术。

（3）茯苓每与党参、白术、甘草等补脾药同用，用于脾虚证。茯苓能健脾，主治脾虚体倦，食少便溏者。

（4）茯苓能宁心安神。常与朱砂、酸枣仁、远志等安神药同用，用于心悸、失眠。

（5）茯苓能渗湿止带，利水通淋。可与黄柏、车前子、泽泻等同用，用于带下；与萆薢、石韦、黄柏同用，清利湿热，分清别浊，用于湿盛所致的淋浊。

【用法用量】 煎服，10～15克。用于安神，可以朱砂拌用。

【注意事项】 虚寒精滑或气虚下陷者忌用。

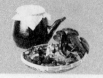

四、薏苡仁

【来　源】　薏苡仁为禾本科多年生草本植物薏苡的干燥成熟种仁。

【药　性】　甘、淡，微寒；归脾、胃、肺经。

【功　效】　利水渗湿，健脾止泻，除痹，清热排脓。

【应　用】

（1）薏苡仁淡渗利湿，兼能健脾，功似茯苓。凡水湿滞留，尤以脾虚湿胜者，用于小便不利、水肿、脚气及脾虚泄泻等。

（2）薏苡仁既能渗湿，又能舒筋脉，缓和挛急。

【用法用量】　煎服，10～30克。薏苡仁力缓，用量须大，宜久服。健脾炒用，其余生用。除入汤剂、丸散外，亦可作羹或与粳米煮粥、饭食用，为食疗佳品。

【注意事项】　津液不足者和孕妇慎用。

第二节　清热凉血药

清热凉血药，多为苦甘咸寒之品。具有清解营分、血分热邪的作用。主要用于血分实热证，温热病热入营血，血热妄行，症见斑疹和各种出血（如鼻出血、牙龈出血、吐血、便血等），以及舌绛，烦躁，甚至神昏谵语等证。

热邪入于营分，往往伤阴耗液，本类药物中的天花粉、生地黄、玄参等，既能清热凉血，又能养阴增液。因此，不仅血分实热证常用，热病伤阴亦常选用。清热凉血药，一般适用于热在血分的病症，如果气血两燔，可配合清热泻火药同用。

一、天花粉

【来　源】　天花粉为葫芦科多年生宿根草质藤本植物瓜蒌，

或日本瓜蒌的干燥块根。

【药　　性】　苦、微甘，寒；归肺、胃经。

【功　　效】　清热泻火，生津止渴，消肿排脓。

【应　用】

（1）天花粉甘寒，善清胃热而养胃阴，而有生津上渴之效。用于热病热邪伤津，口干舌燥，烦渴，以及消渴证口渴多饮。①天花粉能清胃热，降心火，生津止渴。配伍芦根、茅根、麦冬等，用于热病烦渴。②与葛根、五味子、知母等配伍，可用于消渴证。

（2）天花粉能清泄肺热，降膈上热痰并润肺燥。常与贝母、桑白皮、桔梗等同用，用于肺热咳嗽或燥咳痰稠，以及咯血等证。

（3）天花粉内服、外用，均有清热泻火、排脓散肿之功效。用于痈肿疮疡，热毒炽盛，赤肿掀痛之证。内服多与金银花、贝母、皂角刺等配伍以内消肿毒。

（4）天花粉具有滋养津液、舒缓筋脉的功能。常与桂枝、芍药等配伍，用于津液不足，风邪化燥，筋脉失养，而成太阳痉病，身体强几几然，脉反沉迟者。

（5）天花粉用于中期妊娠引产。以天花粉针剂肌内注射，能使胎盘绒毛膜滋养细胞变性坏死而引起流产。试用于恶性葡萄胎及绒毛膜上皮癌。

【用法用量】　煎服，10～15克；或入丸、散；外用研末，水或醋调敷。

【注意事项】　孕妇及脾胃虚寒、大便滑泄者忌用；天花粉反乌头。

二、芦根

【来　　源】　芦根为禾本科多年生草本植物芦苇的新鲜或干燥根茎。

【药　　性】　甘，寒；归肺、胃经。

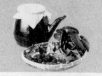

【功　效】　清热生津，止呕，除烦。

【应　用】

（1）芦根具有清热除烦、生津止渴之效。常与石膏、麦冬、天花粉等配伍。用于热病伤津，烦热口渴，或舌燥少津之证。

（2）芦根具有清热止呕之效。单用芦根，煎浓汁频饮，治呕逆；亦可与姜汁、竹茹合用，用于治疗胃热呕逆。

（3）芦根能清泄肺热，润燥缓咳。常与桔梗、桑叶、杏仁等同用。用于肺热咳嗽、痰稠、口干，以及外感风热的咳嗽之证。

（4）芦根有类似苇茎的功用，可配伍薏苡仁、金银花、冬瓜仁等共奏消热排脓之效。用于肺痈咳吐脓痰。

（5）芦根具有清热利尿作用，多配伍白茅根、车前草等清热利尿药以增强疗效。亦用于小便短赤、热淋涩痛。

（6）芦根既能清泄肺热，又能透发麻疹，清中有透。可单独煎汤服用，亦可与薄荷、蝉蜕同用，用于麻疹初起，透发不畅。

【用法用量】　煎服，15～30克；鲜品可用加倍或更高剂量，也可捣汁服。

【注意事项】　脾胃虚寒者忌用。

三、生地黄

【来　源】　生地黄为玄参科多年生草本植物怀庆地黄，或地黄的干燥根。

【药　性】　甘、苦，寒；归心、肝、肾经。

【功　效】　清热凉血，养阴生津。

【应　用】

（1）生地黄具有清热凉血和养阴的作用。①常与犀角（代）、玄参等配伍，以增强清营养阴功效，用于温热病热入营血，身热口干，舌绛或红等证。②常与知母、青蒿、鳖甲等配伍，用于温热病后期，余热未尽，阴津已伤，而致发热、夜热早凉，以及慢性病由于阴虚内热所致的潮热证。

（2）生地黄又有凉血、止血之效。①常与侧柏叶、生荷叶、艾叶等同用,用于热在血分,迫血妄行的吐血、衄血、尿血、崩漏下血等证,如四生丸。②亦常与犀角、牡丹皮、赤芍等配伍以凉血消斑,用于血热毒盛,发疹发斑而斑疹紫黑之证。

（3）生地黄能养阴生津。用于热病伤阴,舌红口干,或口渴多饮,以及消渴证烦渴多饮等证。①与麦冬、沙参、玉竹等配伍以养胃阴,生津液。②与葛根、天花粉、五味子等配伍,治消渴证。

（4）生地黄用于热甚伤阴劫液而致肠燥便秘,多与麦冬、玄参同用。

【用法用量】 煎服,10～30克;或以鲜品捣汁入药。

【注意事项】 生地黄性寒而滞,脾虚湿滞、腹满便溏、胸膈多痰者不宜用。

47

四、玄参

【来　　源】 玄参为玄参科多年生草本植物玄参的干燥根。

【药　　性】 苦、甘、咸,寒;归肺、胃、肾经。

【功　　效】 清热凉血,解毒散结,滋阴降火。

【应　　用】

（1）玄参咸寒,入血分,功能清热凉血。①与生地黄、黄连、连翘等配伍以泻火解毒,凉血养阴,用于温热病热入营分,伤阴劫液,身热,口干,舌绛等证,如清营汤。②配伍犀角(代)、连翘心、麦冬等,共奏清心解毒、凉血养阴之效,用于温热病邪陷心包、神昏谵语之证。

（2）玄参能滋阴降火以解毒消斑。常与犀角(代)、石膏、知母等配伍,用于温热病血热壅盛,发斑,或咽喉肿痛,甚则烦躁谵语之证。

（3）玄参具有清热解毒、散结消痈之效。用于咽喉肿痛、痈肿

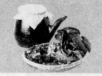

疮毒、瘰疬痰核等证。

【用法用量】 煎服,10～15克;或入丸、散。

【注意事项】 脾胃虚寒、胸闷少食、血虚腹痛、便溏者不宜用;玄参反藜芦。

五、牡丹皮

【来　源】 牡丹皮为毛茛科多年生落叶小灌木植物牡丹的干根皮。

【药　性】 苦、辛,微寒;归心、肝、肾经。

【功　效】 清热凉血,活血散瘀。

【应　用】

(1)牡丹皮能清热凉血,以去血分郁热而收化斑、止血之效。用于温热病热入血分而发斑疹,以及血热妄行所致的吐血、鼻出血等证。

(2)牡丹皮能退虚热。常与知母、鳖甲、生地黄等同用,用于温热病后期,阴分伏热发热,或夜热早凉,以及阴虚内热等证。

(3)牡丹皮有凉血退热之效,常与白芍、黄芩、柴胡等配伍,适用于妇女月经先期,经前发热之证。

(4)牡丹皮能活血行瘀以通经散瘕。常与桂枝、桃仁等同用,用于血滞经闭、痛经,或瘕痕等证。

(5)牡丹皮活血行瘀,常与乳香、没药等配伍,用于跌扑损伤、瘀滞疼痛之证。

(6)牡丹皮在方剂中发挥其清热凉血与活血行瘀的综合作用,能凉血消痈。用于痈肿疮毒及内痈。

【用法用量】 煎服,6～12克;或入丸、散。清热凉血生用,活血散瘀酒炒用,止血炒炭用。

【注意事项】 血虚有寒、孕妇及月经过多者不宜用。

六、金银花

【来　　源】 金银花为忍冬科多年生半常绿缠绕性木质藤本植物忍冬、红腺忍冬、山银花或毛花柱忍冬的干燥花蕾或带初开的花。

【药　　性】 甘,寒;归肺、胃、大肠经。

【功　　效】 清热解毒,疏散风热。

【应　　用】

(1)金银花能清热解毒,且有轻宣疏散之效。常与荆芥穗、连翘配伍,以增强其疏散清热之力,用于外感风热或温热病初起,发热而微恶风寒者。①与石膏、知母、连翘等同用,则泻火解毒作用尤为显著,用于热入气分,以及壮热、烦渴、脉洪大者。②与牡丹皮、生地黄合用,共奏清营护阴、凉血解毒之效,用于热入营血,症见斑疹隐隐,舌绛而干,神烦少寐者。

(2)金银花为外科常用的清热解毒药。用于疮、痈、疖肿。可单用,亦可配合蒲公英、野菊花、紫花地丁等,以加强解毒消肿作用,如五味消毒饮;或以鲜品捣烂外敷亦良。①金银花又适用于肠痈证,常配伍薏苡仁、黄芩、当归等。②金银花的挥发性成分,制成银花露,可清热解暑,并清头目。

(3)金银花用于热毒泻痢,下痢脓血之证。单用生品浓煎频服,有解毒、凉血、止痢作用。重证配伍黄连、白头翁、赤芍等同用。

【用法用量】 煎服,10～15克;外用适量。

【注意事项】 脾胃虚寒及气虚疮疡脓清者忌用。

七、蒲公英

【来　　源】 蒲公英为菊科多年生草本植物蒲公英、碱地蒲公英及其多种同属植物的带根干燥全草。

【药　　性】 苦、甘,寒;归肝、胃经。

49

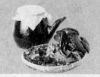

【功　效】　清热解毒,消痈散结,利湿通淋。

【应　用】

(1)蒲公英清热解毒,消痈散结作用与紫花地丁相似,且常同用。用于热毒痈肿疮疡及内痈等证。①常配伍金银花、紫花地丁、野菊花等,治痈肿疔毒。②鲜品内服或捣敷,治乳痈可单用;亦可配伍金银花藤,捣汁服,用于火毒较盛之证。③配伍鱼腥草、芦根、冬瓜仁,用于肺痈咳吐脓痰及胸痛等证。④配伍赤芍、牡丹皮、大黄等,用于肠痈热毒壅盛之证。⑤与板蓝根、玄参同用,治咽喉肿痛。⑥单用蒲公英或配伍菊花、龙胆草、黄芩等,能治目赤肿痛。

(2)蒲公英能清热利湿和解毒。前者多与茵陈配伍,后者常与金钱草、茅根同用,用于湿热黄疸及小便淋沥涩痛。

【用法用量】　煎服,10~30克;外用适量。

【注意事项】　蒲公英用量过大,可致缓泻。

八、青蒿

【来　源】　青蒿为菊科一年生草本植物青蒿和黄花蒿的干燥地上部分。

【药　性】　苦、辛,寒;归肝、胆、肾经。

【功　效】　清透虚热,凉血除蒸,解暑截疟。

【应　用】

(1)青蒿有截疟和解热作用,用于疟疾寒热。因青蒿又能清暑热,故历来对于疟疾兼感暑邪者尤为常用,但用于抗疟的剂量应比一般用量为大。①单用较大量的鲜品,加水捣汁服,治疟疾寒热。②在复方中也有配伍桂心作散剂服的,如止疟方。③可配伍黄芩、半夏之类,兼暑湿而有恶心、脘闷、发热甚之证。

(2)青蒿有良好的清热凉血作用。常与鳖甲、牡丹皮、生地黄等配伍,用于温热病后期和温热之邪入阴分、夜热早凉、热退无汗之证,或温热病后低热不退等证。

（3）青蒿有显著的退虚热作用。常与秦艽、鳖甲、知母等配伍，用于阴虚发热，而见骨蒸劳瘵、日晡潮热、手足心热等证。

（4）青蒿有清解暑热功效。①多用鲜青蒿同绿豆、西瓜翠衣、荷叶等配伍，用于暑热外感，发热无汗或有汗、头昏头痛、脉洪数等证。②鲜青蒿同鲜车前草配伍，可用于小儿受暑热发热，小便不利等证。

【用法用量】 煎服，3～10克；或鲜用绞汁。

【注意事项】 青蒿品不宜久煎，脾胃虚弱、肠滑泄泻者忌用。

第三节　温里药

凡能温散里寒，治疗里寒证的药物，称为温里药。其药性辛热，能温暖中焦，健运脾胃，散寒止痛；有的药物并有助阳、回阳的作用。适用于里寒证。里寒证包括两方面：一为寒邪内侵，脾胃阳气被困，症见脘腹冷痛、呕吐泻痢。二为阳气衰弱，阴寒内盛，症见畏寒肢冷，面色苍白，小便清长，舌淡苔白，脉沉细；或大汗亡阳，症见四肢逆冷、脉微欲绝。以上证候，均可选用本类药物。此即为《内经》所说"寒者温之"的意义。使用温里药，可根据不同情况作相应的配伍。例如，外寒内侵兼有表证者，配解表药；寒凝气滞者，配行气药；寒湿内蕴者，配健脾化湿药；脾肾阳虚者，配温补脾肾药；亡阳气脱者，配大补元气药。

本类药物辛热而燥，应用不当易耗伤津液，凡属热证、阴虚证及孕妇忌用或慎用。

一、肉桂

【来　源】 肉桂为樟科常绿乔木植物肉桂的干皮或粗枝皮。干皮去表皮者称肉桂心；采自粗枝条或幼树干皮者称官桂。

【药　性】 辛、甘，热，归肾、脾、心、肝经。

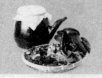

【功　效】　补火助阳,散寒止痛,温通经脉。

【应　用】

(1)肉桂辛热纯阳,能温补命门之火,益阳消阴,为治下元虚冷之要药。①常与附子、熟地黄、山茱萸等温补肝肾药同用,用于肾阳不足,命门火衰,症见畏寒肢冷、腰膝软弱、阳痿、尿频,以及脾肾阳衰,症见脘腹冷痛、食少便溏者。②配附子、干姜、白术等以温补脾肾,用于脾肾阳衰者。③可取以引火归原,下元虚冷,虚阳上浮,症见上热下寒者。

(2)肉桂既能散沉寒,又能通血脉,无论寒凝气滞,或寒凝血瘀所致的脘腹冷痛、寒湿痹痛、腰痛,以及血分有寒之瘀滞经闭、痛经等。可单味研末冲服,或配伍其他散寒镇痛药;亦可配伍当归、川芎等活血通经的药物血分有寒,血行不畅者。

(3)肉桂配熟地黄、鹿角胶、麻黄等;气血虚者,配黄芪、当归等,用于阴疽及气血虚寒,痈肿脓成不溃,或溃后久不收敛等外科疾病。用之能散寒温阳,通畅气血。

(4)常以少量肉桂配入补气养血药中,有温运阳气,鼓舞气血生长的功效,治疗气衰血少之证。

【用法用量】　2～5克研末冲服,每次1.2克;或入丸、散;入汤剂应后下。官桂作用较弱,用量可适当增加。

【注意事项】　阴虚火旺、里有实热、血热妄行者及孕妇忌用;肉桂畏赤石脂。

二、干姜

【来　源】　干姜为姜科多年生草本植物姜的干燥根茎。

【药　性】　辛,热,归脾、胃、心、肺经。

【功　效】　温中散寒,回阳通脉,温肺化饮。

【应　用】

(1)干姜辛热烈燥,能祛脾胃寒邪,助脾胃阳气。用于脾胃寒证,症见脘腹冷痛、呕吐泄泻等。

（2）干姜凡脾胃寒证,无论是外寒内侵之实证,或阳气不足之虚证均适用。①单用,以干姜为末,水饮调服治中寒水泻、脘腹胀痛;复方应用,一般可配伍其他温中药。②配伍降逆止呕的半夏治胃寒呕吐,即半夏干姜散。③与补脾益气的人参、白术、甘草配伍,用于脾胃虚寒者。

（3）干姜辛热,通心助阳,祛除里寒,与附子同用,能辅助附子以增强回阳救逆功效,并可减低附子的毒性,用于亡阳证。

（4）干姜能温散肺寒而化痰饮。常与麻黄、细辛、五味子等配伍,用于寒饮伏肺,症见咳嗽气喘、形寒背冷、痰多清稀者。

【用法用量】 煎服,3～10 克。

【注意事项】 干姜辛热燥烈,阴虚内热、血热妄行者忌用;孕妇慎用。

53

三、丁香

【来　源】 丁香为桃金娘科常绿乔木植物丁香的花蕾,称公丁香。

【药　性】 辛,温;归脾、胃、肾经。

【功　效】 温中降逆,散寒止痛,温肾助阳。

【应　用】

（1）丁香温中散寒,善于降逆,为治疗胃寒呕吐、呃逆之要药。用于胃寒呕吐、呃逆,以及少食、腹泻等。①常与人参、生姜配伍,用治虚寒呃逆。②与半夏同用治胃寒呕吐及脾胃虚寒。③与砂仁、白术配伍,用于吐泻食少。

（2）丁香能温肾助阳。常与附子、肉桂、巴戟天等配伍,用于肾阳不足所致的阳痿、宫冷、脚弱。

（3）丁香能温中散寒止痛。常与延胡索、五灵脂、橘红等配伍,用于胃寒脘腹冷痛。

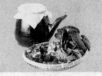

【用法用量】 煎服，2～5克；外用适量。

【注意事项】 热证及阴虚内热者忌用；丁香畏郁金。

四、小茴香

【来　源】 小茴香为伞形科多年生草本植物茴香的干燥成熟果实。

【药　性】 辛，温；归肝、肾、脾、胃经。

【功　效】 散寒止痛，理气和胃。

【应　用】

(1)小茴香疏肝理气，温肾祛寒，而能止痛。用于寒疝疼痛、睾丸偏坠等证。临床应用时多与暖肝温肾、行气镇痛药配伍。多与肉桂、沉香、乌药等同用；如暖肝煎。小茴香治寒疝少腹作痛，以小茴香配合橘核、山楂，共炒研末，温酒调服，治睾丸偏坠胀痛。

(2)小茴香有理气和胃、开胃进食之效。常与干姜、木香等配用，用于胃寒呕吐食少、脘腹胀痛等证。

(3)以小茴香炒热，布包温熨下腹部，治寒证腹痛，有良好的止痛效果。

(4)小茴香能温肾暖腰膝。常与杜仲、胡芦巴、补骨脂等同用，用于肾虚腰痛；亦可以小茴香炒研细末，掺入猪腰内煨熟食用。

【用法用量】 煎服，3～8克；外用适量。

【注意事项】 阴虚火旺者慎用。

五、高良姜

【来　源】 高良姜为姜科多年生草本植物高良姜的干燥根茎。

【药　性】 辛，热；归脾、胃经。

【功　效】 散寒止痛，温胃止呕。

【应　用】

(1)高良姜善于温散脾胃寒邪，止痛，止呕。用于脘腹冷痛、呕吐、泄泻等。

(2)高良姜与炮姜同用;寒凝肝气郁滞者,配香附,即良附丸。①胃寒呕吐者,配半夏、生姜。②脾胃气虚者,再配益气和胃药。

(3)高良姜辛散温通,能温散寒邪。与干姜、猪胆汁同用,可治诸寒疟疾。

(4)高良姜有散寒止痛之效。可与全蝎共研末,擦患处,用于风牙疼痛,不拘新久,亦治腮腺肿痛。

【用法用量】 煎服,3~10克;研末服,每次3克。

【注意事项】 体虚者不宜单用。

六、吴茱萸

【来　源】 吴茱萸为芸香科落叶灌木或小乔木植物吴茱萸、石虎,或疏毛吴茱萸的将近成熟的果实。

【药　性】 辛、苦,热,有小毒;归肝、脾、胃、肾经。

【功　效】 散寒止痛,温中止呕,疏肝下气,燥湿止泻。

【应　用】

(1)吴茱萸能温中散寒,又善解肝经之郁滞,有良好的止痛作用。用于脘腹冷痛、疝痛、头痛及虚寒泄泻。①配干姜、木香,治脘腹冷痛。②配乌药、小茴香,治寒疝腹痛。③配人参、生姜等,治中焦虚寒、肝气上逆所致的头痛、吐涎沫,如吴茱萸汤。④吴茱萸与补骨脂、白豆蔻、五味子同用,治脾肾虚寒之久泻、五更泻。

(2)吴茱萸既能散寒燥湿,又能下降逆气。用于寒湿脚气疼痛;或上冲入腹。常与木瓜同用,治疗脚气入腹,困闷欲死,腹胀;亦有鸡鸣散,治脚气疼痛。

(3)吴茱萸疏肝下气之功以止呕逆。用于呕吐吞酸。①配生姜、半夏,治胃寒者。②配黄连为主药,少量吴茱萸,能共奏辛开苦降之效,治肝郁化火者,即左金丸。

(4)吴茱萸研末醋调敷足心,可引火下行,治疗口舌生疮。

55

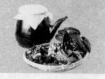

【用法用量】 煎服,1.5～6克;外用适量。

【注意事项】 吴茱萸辛热燥烈,易损气动火,不宜多用、久服,阴虚有热者忌用。

第四节 理气药

凡用以调理气分疾病,能疏畅气机,可使气行通顺的药物,称为理气药,又叫行气药。

理气药大多气香性温,其味辛、苦,善于行散或泄降,具有调气健脾,行气止痛,顺气降逆,疏肝解郁或破气散结等功效,适用于气机不畅所致的气滞、气逆等证。气机不畅,主要与肺、肝、脾、胃等脏腑功能失调有关。因肺主气,肝主疏泄,脾主运化,胃主受纳。诸如寒暖失调,忧思郁怒,痰饮、湿浊、瘀阻,外伤,以及饮食不节等因素,都能影响上述脏腑气机的运行,导致肺失宣降,肝失疏泄,脾胃升降失司。气滞者常表现为闷、胀、痛;气逆者常表现为呕恶、呃逆或喘息。但因发病部位及病情轻重的不同,其具体证候亦有差别。如肺失宣降,则见胸闷不畅、咳嗽气喘;肝气郁滞,则见胁肋疼痛、胸闷不舒、疝气疼痛、乳房胀痛或结块,以及月经不调;脾胃气滞,升降失司,则见脘腹胀满疼痛、嗳气泛酸、恶心呕吐、便秘或腹泻。又因脏腑之间有着密切的关系,如肝失疏泄,每易导致脾胃气滞;脾失健运,聚湿生痰,也会影响肺气的宣降。

因此,使用理气药时,必须针对病情,选择相应的药物,并采用适宜的配伍。肺气壅滞如因外邪袭肺者,当配合宣肺化痰止咳之品;如痰热郁肺,咳嗽气喘者,当配合清热、化痰药;脾胃气滞而兼有湿热之证者,宜配清利湿热药;兼有寒湿困脾者须并用温中燥湿药;食积不化者酌加消食导滞药,兼脾胃虚弱者又当与益气健脾药合用。至于肝郁气滞之证,兼夹证候较多,可视具体病情,酌配养肝、柔肝、活血和营、止痛及健脾等药物。理气药辛燥者居多,易于耗气伤阴,故气虚及阴亏者宜慎用。

一、陈皮

【来　源】　陈皮为芸香科常绿小乔木植物橘及其栽培变种茶枝柑、大红袍、温州蜜柑、福橘等干燥的成熟果实的果皮。

【药　性】　辛、苦,温;归脾、肺经。

【功　效】　理气调中,燥湿化痰。

【应　用】

(1)陈皮气香性温,能行能降,具有理气运脾、调中快膈之效。用于脾胃气滞所致的脘腹胀满、嗳气、恶心呕吐等证。①与枳壳、木香等配伍,用于脘腹胀满或疼痛。②可配伍生姜,用于胃失和降、恶心呕吐。③配竹茹、黄连等药品,用于呕吐而见痰热之象者。④配伍白术、白芍、防风,用于肝气乘脾所致的腹痛泄泻。⑤与党参、白术、炙甘草等配伍,用于脾胃气虚而消化不良者。

(2)陈皮为脾、肺二经之气分药,既能理气,又能燥湿。用于湿浊中阻所致的胸闷腹胀,纳呆倦怠,大便溏薄,舌苔厚腻,以及痰湿壅滞,肺失宣降,咳嗽痰多气逆等证。对于前者,常配苍术、厚朴以燥湿健脾;对于后者,常配半夏、茯苓以燥湿化痰。

(3)陈皮辛行温通,入肺走胸,能行气止痛而治胸痹。①配伍枳实、生姜,用于胸痹而胸中气塞短气者。②配伍枳实、桔梗、甘草等,用于胸痹而心下气坚,气促咳唾,引痛不可忍者。

(4)陈皮辛散苦泄而能散结消痈,常配伍甘草,用于乳痈初起。

(5)在使用质润滋腻的补血、补阴药物时,常配陈皮,使补而不滞。

【用法用量】　煎服,3～10克。

【注意事项】　陈皮辛散苦燥,温里助热,舌赤少津和内有实热者须慎用。

附录:①橘核。为橘的种子。药性苦,平;归肝经。具有行气

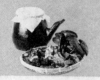

散结止痛的功能。用于疝气、睾丸肿痛及乳房结块等证。用量3～10克。②橘络。为橘的中果皮及内果皮之间的维管束群(俗称筋络)。药性甘、苦,平;归肝、肺经。具有宣通经络和行气化痰的功能。用于痰滞经络、咳嗽胸胁作痛。用量3～5克。③橘叶。为橘树之叶。药性辛、苦,平;归肝经。具有疏肝行气和消肿散结的功能。用于胁肋作痛、乳痈、乳房结块及癥瘕等证。用量6～10克。④化橘红。为芸香科植物柚或其变种化州柚的干燥外层果皮。药性苦,辛,温。具有理气宽中和燥湿化痰的功能。用于咳嗽痰多及食积不化等证无热象者。用量3～10克。

二、青皮

【来　源】　青皮为芸香科常绿小乔木植物橘及其栽培变种的幼果或未成熟果实的果皮。

【药　性】　苦,辛,温;归肝、胆、胃经。

【功　效】　疏肝破气,散结消滞。

【应　用】

(1)青皮辛散温通,苦泄下行,其主治与陈皮不同。陈皮性较温和,偏入脾肺气分;青皮则能疏肝胆,破气滞,性较峻烈。用于肝气郁滞所致的胁肋胀痛、乳房胀痛及疝气疼痛等证。①配柴胡、郁金等品,治胁痛。②配柴胡、香附、青橘叶等,治乳房胀痛或结块。③常配伍瓜蒌、金银花、蒲公英、甘草等,治乳痈肿痛。④配合乌药、小茴香、木香等以散寒理气止痛,治寒疝腹痛。

(2)青皮消积散滞之力较强。治食积气滞、胃脘痞闷胀痛,常与山楂、麦芽、神曲等消导药配伍。

(3)气滞血瘀所致的癥瘕积聚,久疟痞块等证,可与三棱、莪术、郁金等同用,取其破气散结之功。

【用法用量】　煎服,3～10克。醋炙疏肝止痛力增强。

【注意事项】　青皮性烈耗气,气虚者慎用。

三、沉香

【来　源】　沉香为瑞香科常绿乔木植物沉香及白木香含有黑色树脂的木材。

【药　性】　辛、苦,温;归脾、胃、肾经。

【功　效】　行气止痛,降逆调中,温肾纳气。

【应　用】

(1)沉香辛香温通,能祛除胸腹阴寒,具有良好的行气止痛作用。用于寒凝气滞,胸腹胀闷作痛之证,常与乌药、木香、槟榔配伍。

(2)沉香有温降调中之效。配伍丁香、白豆蔻、柿蒂等药,用于胃寒呕吐、呃逆等证。

(3)沉香辛温入肾,苦降下气,能温肾纳气,降逆平喘。用于下元虚冷,肾不纳气之虚喘,以及痰饮咳喘,上盛下虚之证。对于前者,可与附子、肉桂、补骨脂等配伍;对于后者,常与紫苏子、前胡、厚朴、陈皮、半夏等化痰止咳、降气平喘之品同用。皆取沉香温肾纳气之功。

【用法用量】　煎服,1.5～4.5克;研末冲服,1～1.5克;亦可用原药磨汁服。

【注意事项】　沉香辛温助热,阴虚火旺、气虚下陷者慎用。

四、檀香

【来　源】　檀香为檀香科常绿小乔木檀香的干燥木质心材。

【药　性】　辛,温;归脾、胃、肺经。

【功　效】　理气调中,散寒止痛。

【应　用】

(1)檀香性温祛寒,辛能行散,善于利膈宽胸,行气止痛,其气芳香醒脾,故兼有调中和胃之功。用于寒凝气滞所致的胸腹疼痛

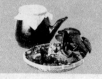

及胃寒作痛、呕吐清水等证,常与砂仁、白豆蔻、乌药等配伍。

(2)檀香常用于治疗冠心病,具有气滞血瘀之证者,每与荜茇、延胡索、细辛等配伍,对缓解心绞痛有一定效果。

【用法用量】 煎服,1～3克;或入丸、散;外用磨汁涂。

【注意事项】 痈肿溃后,诸疮脓多及阴虚火盛,均不宜用。

五、佛手

【来　源】 佛手为芸香科常绿小乔木或灌木植物佛手的干燥果实。

【药　性】 辛、苦,温;归肝、脾、胃、肺经。

【功　效】 疏肝,理气,和中,化痰。

【应　用】

(1)佛手气清香而不烈,性温和而不峻,功近香橼皮而作用较为缓和,既能疏理脾胃气滞,又可疏肝解郁、行气止痛。用于肝郁气滞所致的胁痛、胸闷,以及脾胃气滞所致的脘腹胀满、胃痛纳呆、嗳气呕恶等证。佛手行气之功颇佳,但止痛作用软弱。用以疏肝解郁,可配香附、郁金,用以和中化滞,可配木香、枳壳。

(2)佛手燥湿化痰之力较为缓和,不似陈皮之偏于苦燥,但有疏肝行气之功。常用于咳嗽日久而痰多者,尤宜于咳嗽不止、胸膺作痛之证,可与丝瓜络、郁金、枇杷叶等配伍同用。

【用法用量】 煎服,3～10克。

【注意事项】 凡属阴虚体热和体质虚弱者应少用。

附录:佛手花,为佛手的花朵和花蕾。药性和功效与佛手相近,但其作用较佛手为缓和。用量一般为3～6克。

六、绿萼梅

【来　源】 绿萼梅为蔷薇科植物梅的干燥花蕾。

【药　性】 微酸、涩,平;归肝、胃、肺经。

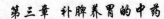
【功　效】　疏肝解郁,理气和胃。

【应　用】

(1)绿萼梅有疏肝和胃、调畅气机之功。可与柴胡、香附、佛手、木香等配伍,用于肝胃气机郁滞所致的胁肋胀痛、脘闷嗳气、胃脘疼痛、纳食不香等证。

(2)绿萼梅配合预知子、瓜蒌皮、合欢花、陈皮等以疏肝悦脾和理气化痰,用于痰气交阻所致的梅核气,咽中似有物作梗之证。

【用法用量】　煎服,3～6克。

【注意事项】　孕妇忌服。

第五节　消食药

凡以消食化积、增进食欲为主要功效的药物,称为消食药,又叫消导药或助消化药。消食药除能消化饮食积滞外,多数具有开胃和中的作用,其中个别药物尚有运脾之功。适用于食积不化所致的脘腹胀满、嗳气吞酸、恶心呕吐、不思饮食、大便失常,以及脾胃虚弱、消化不良等证。临床应用时应根据不同的证候,适当配伍其他药物。

在一般情况下,食滞中焦,往往阻塞气机,导致气行失畅,出现脾胃气滞之证,故在运用本类药物时,常配理气之品以行气宽中,可有助于消食化滞。若症见寒象者,可配温中之品以散寒行滞;宿食积滞、郁而化热者,可配苦寒轻下之品以泄热导滞;湿浊中阻者,又当配伍芳化之品以化湿醒脾;如脾胃虚弱、运化无力者,则应以补脾调胃为主,不能单纯依靠本类药物取效。

一、山楂

【来　源】　山楂为蔷薇科落叶灌木或小乔木植物野山楂,或山楂的果实。

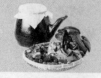
【药　性】　酸、甘，微温；归脾、胃、肝经。

【功　效】　消食化积，活血散瘀。

【应　用】

（1）山楂味酸而甘，微温不热，功擅助脾健胃，促进消化，为消油腻肉食积滞之要药。用于食滞不化，肉积不消，脘腹胀满，腹痛泄泻等证。治食肉不消，即单用煎服。①与神曲、麦芽等配伍，以增强消食化积之力，治食滞不化。②加木香、枳壳等品以行气消滞，用于兼见脘腹胀痛者。③用焦山楂 10 克研末，开水调服，有消食止泻之功，用于伤食而引起腹痛泄泻者。

（2）山楂能入血分而活血散瘀消肿。用于产后瘀阻腹痛、恶露不尽，以及疝气偏坠胀痛等证。对于前者，常与当归、川芎、益母草等配伍；对于后者，可与小茴香、橘核等同用。

（3）临床常以生山楂用于消化不良、高血压病、冠心病、心绞痛及高脂血症的治疗。

【用法用量】　煎服，10～15 克；大剂量 30 克。

【注意事项】　脾胃虚弱者慎用。

二、麦芽

【来　源】　麦芽为禾本科一年生草本植物大麦的成熟果实经发芽干燥而成，我国产麦区都可生产，并可随时制备；均为栽培。以成熟大麦，水浸约一日，捞起篓装或布包，经常洒水至发短芽，晒干或低温干燥。生用或炒黄用。

【药　性】　甘，平；归脾、胃、肝经。

【功　效】　消食和中，回乳消胀。

【应　用】

（1）麦芽能助淀粉性食物的消化，尤适用于米、面、薯、芋等食物积滞不化者。①与山楂、神曲、鸡内金等配伍同用，用于食积不化、消化不良、不思饮食、脘闷腹胀等证。②脾胃虚弱而运化不良者,亦可在运用补脾益气药时,酌配麦芽,可使补而不滞。

(2)麦芽有回乳之功。用于妇女断乳,或乳汁郁积所致的乳房胀痛等证。可每日用生、炒麦芽各 30～60 克,煎汁分服,有一定效果。

(3)麦芽又能疏肝,如遇肝郁气滞或肝脾不和之证,可作为辅助用药。

【用法用量】 10～15 克;大剂量 30～120 克。

【注意事项】 哺乳期妇女不宜用。

三、谷芽

【来　源】 谷芽为禾本科一年生草本植物稻的成熟果实,经发芽干燥而成。

【药　性】 甘,平;归脾、胃经。

【功　效】 消食和中,健脾开胃。

【应　用】 谷芽功效同麦芽,但消食之力较麦芽缓和,故能促进消化而不伤胃气。每与麦芽配伍,以增强疗效。用于食积停滞,消化不良,以及脾虚食少等证。以谷芽为基础,可用于食滞或食少之证。对于前者,常与神曲、山楂等同用;对于后者,可配党参、白术、陈皮等品同用。

【用法用量】 煎服,10～15 克;大剂量 30 克。生用长于和中,炒用偏于消食。

【注意事项】 谷芽不可多食,胃下垂者忌食。

四、鸡肉金

【来　源】 鸡内金为雉科动物鸡的砂囊的角质内壁。杀鸡后,取出鸡肫,立即剥下内壁,洗净,干燥。

【药　性】 甘,平;归脾、胃、小肠、膀胱经。

【功　效】 运脾消食,固精止遗,通淋化石。

63

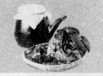

【应　用】

（1）鸡内金消食力量较强，且有运脾健胃之功。用于消化不良、食积不化，以及小儿疳积等证。对消化不良证情较轻者，可单用鸡内金炒燥后研末服用，有一定疗效。①与山楂、麦芽等配伍用，治食积不化、脘腹胀满。②与健脾益气之品如白术、淮山药、茯苓等配伍，用于小儿脾虚疳积。

（2）鸡内金有固精止遗作用。用于遗尿、遗精等证。对于前者，常与桑螵蛸、覆盆子等配伍；对于后者，可配合莲肉、菟丝子等同用。

（3）鸡内金性平偏凉，兼能清下焦、膀胱的湿热，尚有化坚消石之功，用于淋证有通淋化石之效。①与金钱草、滑石、海金沙、石韦、冬葵子等配伍，可用于泌尿系结石及胆结石。②配柴胡、郁金、茵陈、金钱草、栀子等同用。

【用法用量】　煎服，3～10 克；研末服，每次 1.5～3 克，效果优于煎剂。

【注意事项】　脾虚无积滞者慎用。

第六节　止血药

　　凡以制止体内外出血为主要作用的药物，称为止血药。止血药主要适用于出血病症，如咯血、鼻出血、吐血、尿血、便血、崩漏、紫癜及创伤出血等。凡出血之证，如不及时有效地制止，往往使血液耗损，并可能因失血过多而造成机体衰弱；如大出血不止者，更会导致气随血脱，危及生机。故止血药的应用，不论在治疗一般出血、创伤或战伤救护中，都具有重要的意义。

　　止血药有凉血止血、收敛止血、化瘀止血、温经止血等不同作用。临证时，须根据出血的原因和具体的证候，从整体出发，选用相应的止血药，并选择适当的药物进行配伍，以增强疗效。如血热妄行者,应配清热凉血药;阴虚阳亢者,应配滋阴潜阳药;瘀血阻滞而出血不止者,应配行气活血药;虚寒性出血,应根据证情配合温阳、益气、健脾等药同用;若出血过多而致气虚欲脱者,如单用止血药,则缓不济急,应急予大补元气之药,以益气固脱。在使用凉血止血药和收敛止血药时,必须注意有无瘀血。若有瘀血未尽,应酌加活血祛瘀药,不能单纯止血,以免有留瘀之弊。

一、白茅根

【来　源】　白茅根为禾本科多年生草本植物白茅的干燥根茎。因其叶子形状如长矛,所以人们称之为"矛";它的花和根是白颜色的,所以被称为"白茅根"。

【药　性】　甘,寒;归肺、胃、膀胱经。

【功　效】　凉血止血,清热利尿。

【应　用】

（1）白茅根功擅凉血止血,用于血热妄行所致的鼻出血、咯血、吐血,以及尿血等证。常单用,亦可配合其他止血药同用。①常与仙鹤草配伍,用于治疗上部出血。②因白茅根又能利尿,可收两者兼顾之效,常与侧柏叶、小蓟、蒲黄等同用,用于治疗尿血。

（2）白茅根有清热利尿之功,用于热淋、小便不利、水肿及湿热黄疸等证。可配伍车前子、金钱草等利水渗湿药。

（3）白茅根味甘性寒,能清泄肺胃蕴热。常与芦根合用,故又常用于热病烦渴、胃热呕哕及肺热咳嗽等证。

【用法用量】　煎服,15～30 克;鲜品 30～60 克,以鲜品为佳。

附录:白茅花,为白茅的花穗。药性甘、温,具有止血和定痛之效。常用于鼻出血、吐血;外敷可治创伤出血。用量10～15 克;外用适量。

【注意事项】　白茅根性寒,偏入胃经,容易伤人胃气,因此脾胃虚寒,平日小便多而不口渴者不宜用。

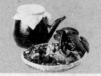
二、仙鹤草

【来　源】　仙鹤草为蔷薇科多年生草本植物龙芽草的干燥全草。

【药　性】　苦、涩,平;归心、肺、肝、脾经。

【功　效】　收敛止血,补虚,消积,止痢,杀虫。

【应　用】

(1)仙鹤草味涩收敛,止血作用较佳,应用广泛,可治各种出血之证,如咯血、吐血、鼻出血、尿血、便血及崩漏等证。可单味应用,亦可随证配伍相应的药物。①配合凉血止血药如鲜生地黄、牡丹皮、栀子、侧柏叶等药,用于证属血热妄行者。②与益气补血、温经止血之品如党参、黄芪、熟地黄、炮姜等配伍,用于崩漏不止,证属虚寒者。

(2)仙鹤草有收敛之性,以治慢性泻痢为宜,用于腹泻、痢疾。常以仙鹤草 30 克与白槿花 10 克同用,能止泻治痢。如病情复杂,可随证配以适宜的药物。

(3)仙鹤草 30 克与等量红枣水煎浓汁,分服,以调补气血,可有助于体力恢复,用于劳力过度所致的脱力劳伤,症见神疲乏力而纳食正常者。

【用法用量】　煎服,10~15 克;大剂量可用 30~60 克;外用适量;捣绒外敷,或研末掺入,或煎汤外洗;鲜品亦可捣烂外敷;又可熬调蜜外用。

【注意事项】　高血压者勿用,有部分患者服仙鹤草后会出现恶心、呕吐现象。

三、白及

【来　源】　白及为兰科多年生草本植物白及的干燥块茎。

【药　性】　苦、甘、涩,微寒;归肺、肝、胃经。

66

【功　效】　收敛止血，消肿生肌。

【应　用】

（1）白及能收敛止血，主要用于肺、胃出血之证。①单用研末，用糯米汤或凉开水调服，用于咯血、吐血及外伤出血，亦可随证配伍相应的药物。②白及配伍枇杷叶、藕节、阿胶珠及鲜生地黄自然汁为丸，噙化，用于肺阴不足、干咳咯血之证，如白及枇杷丸。③白及配合海螵蛸，用于胃出血。④对于外伤出血，可单用或配煅石膏研末外敷。

（2）白及质黏而涩，又秉寒凉苦泄之性，用于疮痈肿毒，手足皲裂。不论未溃已溃均可应用。①配金银花、贝母、天花粉、皂角刺等以消散痈节。②对于疮痈初起，如内消散；如疮痈已溃，久不收口，白及又有生肌之功，常研末外用。③白及可研末用香油调涂，用于手足皲裂。

（3）白及又可用于肺痈，以咳吐腥痰脓血日渐减少时为宜，常配合清泄化痰之品，如金银花、桔梗、沙参、甘草等同用。亦是取其既能止血生肌，又能消散痈肿之功。

【用法用量】　煎服，3～10克；研末服，每次1～3克；外用适量。

【注意事项】　外感咯血、肺痈初起及肺胃有实热者忌用。白及传统认为与乌头相反。

四、藕节

【来　源】　藕节为睡莲科多年生水生草本植物莲的干燥根茎节部。

【药　性】　甘、涩，平；归肝、肺、胃经。

【功　效】　收敛止血。

【应　用】

（1）藕节收敛止血，兼能化瘀，故能止血而不留瘀，可用于多种出血之证。与白及、侧柏叶等配伍，尤适用于吐血、咯血等证。

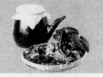

（2）藕节味涩性平，对下焦的尿血、便血亦可应用。以藕节与凉血止血、利水通淋的小蓟、通草、滑石、淡竹叶等配伍，用于下焦结热的血淋、尿血。

【用法用量】　煎服，10～15克；大剂量可用至 30 克；鲜品30～60克，捣汁饮用。亦可研末入丸、散。生用止血化瘀，炒炭用收涩止血。

【注意事项】　藕节入药，有生（鲜）用与炒炭的不同。生用性平偏凉，止血散瘀力胜，大多数用于因热而卒暴出血下，鲜品更有效。

五、槐花

【来　　源】　槐花为豆科落叶乔木槐树的干燥花蕾及花。

【药　　性】　苦，微寒；归肝、大肠经。

【功　　效】　凉血止血，清肝。

【应　　用】

（1）槐花性凉苦降，能清泄血分之热，用于各种出血之证。①与地榆配伍，适用于血热妄行所致的出血病症，尤善治下部出血；多炒炭用。②与仙鹤草、白茅根、侧柏叶等同用，用于治疗咯血、鼻出血等证。

（2）槐花清热凉血，又能固崩止带，用于妇人固崩带下。

（3）槐花生用能降血压及改善毛细血管的脆性，临床常用于高血压病。

【用法用量】　煎服，10～15克。

【注意事项】　槐米、槐花原为一物，其未开花的花蕾为槐米，已开花为槐花，两者功效基本相同，故历代本草未予细分。但花蕾的功效较槐花为佳。

附录：槐角为槐树的成熟果实，原名槐实。药性、归经、功效与槐花相似。但本品止血作用比槐花弱，而清降泄热之力则较强，且能润肠,故常用于痔疮肿痛出血之证。用量 10～15 克。孕妇忌用。

六、地榆

【来　源】 地榆为蔷薇科多年生草本植物地榆,或长地榆的干燥根。

【药　性】 苦、酸,微寒;归肝、胃、大肠经。

【功　效】 凉血止血,解毒敛疮。

【应　用】

(1)地榆性寒苦降,味涩收敛,有凉血泄热、收敛止血之功。用于咯血、鼻出血、吐血、尿血、便血、痔血及崩漏等证,尤适宜于下焦血热所致的便血、痔血、血痢及崩漏等证。①与槐花合用,治便血、痔血。②与生地黄、黄芩、炒蒲黄、莲房等配伍,治血热崩漏。③与黄连、木香、乌梅、诃子肉等同用,治血痢经久不愈。

(2)地榆能泻火解毒,并有收敛作用,为治疗烫伤的要药。用于烫伤、湿疹、皮肤溃烂等证。取生地榆研末,香油调敷,可使渗出液减少,疼痛减轻,愈合加速。对于湿疹、皮肤溃烂等证,可用生地榆煎浓液,纱布浸湿外敷;亦可用地榆粉,加煅石膏粉、枯矾,研匀,撒于患处,或加适量香油调敷。

【用法用量】 煎服,10～15 克;外用适量。

【注意事项】 地榆性凉酸涩,凡虚寒性便血、下痢、崩漏及出血有瘀者慎用。

第七节　补气药

凡具有补气功能,治疗气虚证的药物,称为补气药。气虚是指机体活动能力的不足,补气药能增强机体活动的能力,特别是脾、肺二脏的功能,所以最适用于脾气虚或肺气虚的病症。

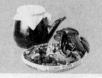

脾为后天之本,生化之源,脾气虚则食欲缺乏、大便溏泄、脘腹虚胀、神倦乏力,甚至水肿、脱肛;肺主一身之气,肺气虚则少气懒言、动作喘乏、易出虚汗。凡呈现以上症状者,都可用补气药来治疗。

临床应用补气药,应根据不同的气虚证分别选用适当的补气药。兼有阴虚或阳虚者,可与补阴药或补阳药同用。由于气旺可以生血,气能统摄血液,因此临床上为了补血、止血,有时还要着重使用补气药。服用补气药时可适当配伍理气药同用。避免产生气滞,出现胸闷、腹胀、食欲缺乏等病症。

一、人 参

【来 源】 人参为五加科多年生草本植物人参的干燥根。野生者名野山参,人工培植者称园参。

【药 性】 甘、微苦,微温;归脾、肺经。

【功 效】 大补元气,补脾益肺,生津止渴,安神增智。

【应 用】

(1)元气是人体最根本之气,人参能大补元气,故有挽救虚脱的功效。用于气虚欲脱。①可单用本品大量浓煎服,即独参汤,为补气固脱之有效良方,用于大失血、大吐泻及一切疾病因元气虚极均可出现体虚欲脱和脉微欲绝之证。②可加附子同用,以增强回阳作用,如兼见汗出肢冷等亡阳现象者。

(2)脾胃为后天之本,生化之源,脾气不足,生化无力,则人参能大补元气,益脾气,故适用于脾气不足之证,常配伍白术、茯苓、炙甘草等健脾胃药同用,用于倦怠无力、食欲缺乏、上腹痞满、呕吐泄泻等证。

(3)人参能大补元气,益肺气。常与胡桃、蛤蚧等药配伍,用于肺气亏虚、呼吸短促、行动乏力、动辄气喘、脉虚自汗等证。

(4)人参能益气生津止渴,适用于热病气津两伤,身热而渴,汗多,脉大无力之证。①常与石膏、知母、甘草、粳米同用,以清热益气,生津止渴,用于津伤口渴、消渴,如白虎加人参汤。②可与麦冬、五味子同用,以益气养阴,止渴,止汗,用于热伤气阴、口渴多汗、气虚脉弱者。③常配伍生地黄、玄参、麦冬等养阴生津药,起到益气生津的功效,可治消渴证。

(5)人参能大补元气,而有安神增智的功效。多配伍当归、龙眼肉、酸枣仁等养血安神药,用于气虚血亏引起的心神不安、失眠多梦、惊悸健忘。

(6)人参用于血虚及阳痿宫冷等证。①配伍熟地黄、当归等补血药,可益气生血,增强疗效,治疗血虚。②多与鹿茸、胎盘等补阳药同用,可以起到益气壮阳的效果,用以治疗阳痿、宫冷。

(7)人参对体虚外感或里实正虚之证,可与解表、攻里药同用,以扶正祛邪。

【用法用量】 5～10克,宜小火另煎,将参汁兑入其他药汤内饮服;研末吞服,每次1～2克,每日2～3次;如挽救虚脱,当用大量(15～30克)煎汁分数次灌服。

【注意事项】 人参忌用于实证、热证而正气不虚及肝阳上亢、目赤头眩者。反藜芦,煨五灵脂,恶皂荚,均忌同用。服人参不宜喝茶和吃萝卜、莱菔子,以免影响药力。

另外,野山参生长时间长者,功效最佳。然产量较少,价格昂贵,非证情严重者一般少用。园参作用较弱,但药源多,价也较廉,故最为常用。因加工方法不同,作用也稍有差异。以生晒参、红参质量为好,白参较差,参须更次。生晒参适用于气阴不足者;白参功效同生晒参,但作用较弱;红参性偏温,适用于气弱阳虚者。朝鲜参又名别直参,功效同红参,作用较强。

附录:人参叶,为人参的叶片,采收人参时取叶,晒干生用。味苦、微甘,性寒,具有解暑邪、生津液、降虚火的功能。适用于暑热口渴,热病伤津,胃阴不足,虚火牙痛等证。用法:煎服,5～10克。

71

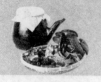

二、党参

【来　源】　党参为桔梗科多年生草本植物党参、素花党参或川党参的干燥根。

【药　性】　甘,平;归脾、肺经。

【功　效】　益气,生津,养血。

【应　用】

(1)党参甘平,补脾养胃,健运中气,鼓舞清阳。①常可代人参与茯苓、白术、炙甘草同用,具有健脾益气的功效,用于治疗脾虚食少、纳呆便溏、倦怠乏力等证。②常以本品与黄芪、升麻、白术等配用,有益气升阳举陷之功。治气虚下陷而见脱肛、子宫脱垂等脏器脱垂轻证。

(2)党参甘平入肺而不燥,善补益肺气。①可代人参与黄芪、五味子、紫菀、桑白皮等同用,有补肺益气、止咳平喘的功效,用于治疗肺气不足、声低气怯、动辄喘促的肺虚喘咳。②可代人参与胡桃等配伍应用,具有补肺益肾、纳气定喘的功效,用于治疗肺肾两虚、呼多吸少、短气虚喘者。

(3)党参甘平,补中州,升清阳,益肺气,布津液,有补气生津之功。可代人参与清热养阴生津的石膏、竹叶、麦冬等同用,以益气生津,用于外感热病、热伤气津、心烦口渴者。

(4)党参甘平,益脾胃,化精微,生阴血,有补气生血之效。①常与白术、炙甘草、熟地黄、当归等同用,用于治疗气血双亏之面色萎黄、头晕心悸、体弱乏力等证。②可代人参与黄芪、当归、熟地黄等配伍,治血虚萎黄轻证。

(5)党参补气养血生津,药性平和,故临证遇有邪实正虚之证,常以之与相应祛邪药同用,有扶正祛邪之效。治体弱感冒风寒引起的恶寒发热、头痛鼻塞、咳嗽痰多等证。①可与紫苏、前胡、制半夏、桔梗等解表化痰止咳药同用,有益气解表和祛痰止咳之效。

②可代人参与大黄、枳实、芒硝等攻下药同用,以扶正攻下,治气血虚弱和热盛里结之证。

【用法用量】 煎服,10～30克。

【注意事项】 气滞、肝火盛者禁用;邪盛而正不虚者不宜用。

三、西洋参

【来　　源】 西洋参为五加科多年生草本植物西洋参的干燥根。

【药　　性】 苦、微甘,寒;归心、肺、肾经。

【功　　效】 补气养阴,清火生津。

【应　　用】

(1)西洋参能补气养阴,清肺火。多与麦冬、阿胶、知母、贝母等养阴清肺化痰药配伍,用于阴虚火旺、喘咳痰血之证。阴虚火旺、肺失清肃,则可出现喘咳痰血之证。

(2)西洋参能补气养阴生津。可配伍鲜生地黄、鲜石斛、麦冬等养阴清热生津药,用于热病气阴两伤、烦倦口渴。

(3)西洋参有良好的养阴生津作用。单用水煎服即有效。用于津液不足和口干舌燥。

(4)西洋参与龙眼肉同蒸服用,有清肠止血之效,可用于治疗肠热便血。

【用法用量】 另煎兑服,3～6克。

【注意事项】 西洋参性寒,能伤阳助湿,故中阳衰微、胃有寒湿者忌用。忌铁器火炒,西洋参反藜芦。

四、太子参

【来　　源】 太子参为石竹科多年生草本植物孩儿参的块根。

【药　　性】 甘、微苦,平;归脾、肺经。

【功　　效】 补气生津。

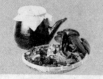
【应　用】

(1)太子参味甘,性平,归脾,功能补气生津,但力弱效缓,故常用于治疗脾虚失运、胃阴亏虚而又不受峻补者。①常配淮山药、石斛等药健脾和胃养阴,治疗脾虚胃阴不足、倦怠乏力、口干食少者。②常与药性平和的淮山药、扁豆、茯苓等药配伍应用,以增强疗效。用于病后体虚、脾胃被伤、乏力自汗、饮食减少者,初进补剂用之者尤宜。

(2)太子参甘平入肺,益气生津而润燥。常与沙参、百合、麦冬、贝母配伍应用,以养阴润肺止咳。用于治疗燥邪或热邪客肺、气阴两伤所致肺虚燥咳、气短痰少等证。

(3)太子参性平偏凉,补中兼清。①多与生地黄、知母、麦冬、竹叶等药同用,共奏清热养阴、生津止渴之效,用于治疗热病后期气虚津伤、口渴、脉细和舌质红等证。②常与麦冬、酸枣仁、五味子等配伍应用,有益气养心安神之效。用于气津两伤,兼见心悸失眠、多汗等。

(4)太子参治儿童气阴两虚、虚汗较多有良效,故亦名孩儿参,常与沙参、石斛、白薇、青蒿等药配伍应用,以增强疗效。

【用法用量】　煎服,10～30克。

【注意事项】　太子参药性平和,其补气益阴生津之效均较西洋参弱,故尤适用于体虚不受峻补之证。凡病有实邪者忌用;邪实之证者慎用;高血压、肾炎、胃炎患者不宜多用。

五、黄芪

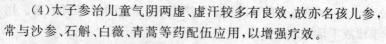

【来　源】　黄芪为豆科多年生草本植物黄芪和内蒙古黄芪或膜荚黄芪的干燥根。

【药　性】　甘,微温;归脾、肺经。

【功　效】　补气升阳,益卫固表,托毒生肌,利水退肿。

第三章 补脾养胃的中药

【应 用】

(1)脾为生化之源,肺主一身之气,脾肺气虚则能出现食少便溏、气短乏力等证。如兼中气下陷,则能导致久泻脱肛、子宫下垂;如气虚不能摄血,则能引起便血、崩漏。黄芪能补脾肺之气,为补气要药,且有升举阳气的作用,故用于脾肺气虚或中气下陷之证。须随不同的气虚表现而进行相应的配伍。①与人参同用,能增强补气的功效,可治病后气虚体弱。②配伍白术能补气健脾,可治脾气虚弱,食少便溏或泄泻。③配伍当归能补气生血,可治气虚血亏。④配伍附子能补气助阳,可治气虚阳衰和畏寒多汗。⑤与人参、白术、升麻等同用,能补气升阳,可治中气下陷、久泻脱肛、子宫下垂。⑥与人参、龙眼肉、酸枣仁等同用,可用于治疗气虚不能摄血的便血、崩漏。

(2)黄芪能益卫气,故有固表止汗的功效。①配伍牡蛎、小麦、麻黄根,用于卫气虚所致表虚自汗,即牡蛎散。②与生地黄、黄柏等滋阴同用,用于治疗阴虚引起的盗汗。

(3)黄芪补气而有良好的托毒生肌功效。①常与当归、穿山甲、皂角刺同用,治疗气血不足所致痈疽不溃或溃久不敛者。②与当归、人参、肉桂等配伍同用,可以生肌敛疮,用于治疗痈疽不溃者。

(4)黄芪有补气利尿退肿的功效。①配伍防己、白术等,用于气虚失运、水湿停聚引起的肢体面目水肿、小便不利之证。②配伍桂枝、白芍、生姜、大枣,可用于气虚血滞导致的肢体麻木、关节痹痛或半身不遂,以及气虚津亏的消渴等证。③配伍羌活、防风、当归、片姜黄等,用于治疗肩臂风湿痹痛。

(5)以黄芪为主药,再配伍当归、川芎、桃仁、红花等活血化瘀药,可治疗卒中后遗症半身不遂。

(6)黄芪多与生地黄、麦冬、天花粉等养阴生津药同用,可起到益气生津的功效,用于消渴证。

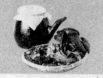

【用法用量】 煎服,10～15克;大剂量可用30～60克。补气升阳宜炙用,其他方面多生用。

【注意事项】 黄芪补气升阳,易于助火,又能止汗,故凡表实邪盛、气滞湿阻、食积内停、阴虚阳亢、痈疽初起或溃后热毒尚盛等证,均不宜用。

六、白术

【来　源】 白术为菊科多年生草本植物白术的干燥根茎。

【药　性】 苦、甘,温;归脾、胃经。

【功　效】 补气健脾,燥湿利水,止汗,安胎。

【应　用】

(1)白术为补气健脾的要药。①常与人参、茯苓、炙甘草配伍,用于脾气虚弱,运化失常所致食少便溏、脘腹胀满、倦怠无力等证。②配伍党参、干姜、炙甘草,用于脾胃虚寒、脘腹冷痛、大便泄泻者。③用白术健脾,配合枳实消除痞满,用于脾虚而有积滞、食欲缺乏、脘腹痞满,取以攻补兼施。

(2)白术既可补气健脾,又可燥湿利水,故为治痰饮水肿之良药。①配伍桂枝、茯苓、炙甘草,用于脾虚不能运化、水湿停留、而为痰饮水肿等证。②配伍陈皮、大腹皮、茯苓皮等,用于利水消肿去痰饮。

(3)白术益气补脾,有固表止汗作用。以白术配伍黄芪、浮小麦,用于脾虚气弱、肌表不固而自汗。

(4)白术补气健脾,而有安胎之效。①可配黄芩以清内热而安胎。②可配伍紫苏梗、砂仁、陈皮等理气药,用于兼气滞胸腹胀满者。③可配伍党参、茯苓、炙甘草等补气药,用于兼气虚少气无力者。④可配伍熟地黄、当归、白芍等补血药,用于兼血虚头晕心慌者。⑤多与杜仲、续断、阿胶等同用,兼胎元不固、腰酸腹痛者,以增强保胎作用。

76

【用法用量】 煎服,5～15克。燥湿利水宜生用,补气健脾宜炒用,健脾止泻宜炒焦用。

【注意事项】 白术燥湿伤阴,故只适用于中焦有湿之证,如属阴虚内热或津液亏耗燥渴者均不宜用。

七、山药

【来　源】 山药为薯蓣科多年生蔓生草本植物薯蓣的干燥根茎。

【药　性】 甘,平;归脾、肺、肾经。

【功　效】 益气养阴,补脾肺肾。

【应　用】

(1)山药既补脾气,又益脾阴,且兼涩性,能止泻。常与人参、白术、茯苓等同用,用于脾虚气弱,食少便溏或泄泻。

(2)山药能补肺气,益肺阴,故适用于肺虚久咳或虚喘。可配伍党参、麦冬、五味子等药,用于肺虚喘咳。

(3)山药能补肾,且兼有固涩作用。用于肾虚遗精、尿频、妇女白带过多。①配伍熟地黄、山茱萸,用于肾虚遗精。②以山药与益智仁、乌药同用,治疗肾虚尿频。③妇女白带过多,往往与脾虚有湿或肾虚不固有关;如脾虚有湿者,多配伍党参、白术、车前子等健脾利湿药同用。④如白带发黄而有湿热者,当加黄柏。⑤如肾虚不固者,多配伍熟地黄、山茱萸、菟丝子等补肾收摄药。

(4)山药配伍黄芪、葛根、知母、天花粉等,用于消渴因补气养阴而止渴。

【用法用量】 煎服,10～30克;大剂量用60～250克;研末吞服,每次6～10克。补阴宜生用,健脾止泻宜炒黄用。

【注意事项】 山药养阴助湿,故湿盛中满或有积滞者忌用;大便燥结者不宜用。

77

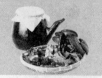

八、扁豆

【来　源】　扁豆为豆科一年生缠绕草本植物扁豆的成熟种子。

【药　性】　甘，微温；归脾、胃经。

【功　效】　健脾化湿，消暑。

【应　用】

（1）扁豆补脾不腻，除湿不燥，故为健脾化湿良药。多配伍人参、茯苓、白术等药，用于脾虚有湿、体倦乏力、食少便溏或泄泻，以及妇女脾虚湿浊下注、白带过多。

（2）扁豆能健脾化湿和中，故有"消暑"之效，用于暑湿吐泻。夏伤暑湿及脾胃失和能导致吐泻。亦单用扁豆水煎服，治暑湿吐泻；也可与香薷、厚朴等祛暑除湿药配伍。

（3）扁豆多与葛花、白豆蔻、砂仁等同用，可解药食毒。

【用法用量】　煎服，10～20克。健脾止泻宜炒用，消暑宜生用。

【注意事项】　在《新编中药炮制法（增订本）》中记载："扁豆内含毒性蛋白质，生用有毒……加热毒性作用大大减弱。"另外，扁豆含有植物血球凝集素 A，不溶于水，有毒，加热后可使其毒性大减。故生扁豆研末宜慎用。

附录：扁豆衣、扁豆花。①扁豆衣。扁豆之干燥种皮。功效虽逊于扁豆，然而无壅滞之弊，多用于脾虚有湿或暑湿吐泻，以及脚气水肿等证。用量 5～10 克，煎服。②扁豆花。为扁豆之花。具有消暑化湿的功能，多用于夏伤暑湿、发热泄泻或下痢，并治妇女赤白带下。用量 5～10 克，煎服。

九、红枣

【来　源】　红枣为鼠李科落叶灌木或小乔木植物枣树的成熟果实。

【药　性】　甘，温；归脾、胃经。

【功　效】　补中益气，养血安神，缓和药性。

【应　用】

（1）红枣有补中益气的功效，常与党参、白术、茯苓等药同用，以增加疗效。用于中气不足、脾胃虚弱、体倦乏力、食少便溏。

（2）红枣有养血安神的功效。①治疗血虚面黄肌瘦，多与熟地黄、当归等补血药同用，用于血虚萎黄。②常配伍甘草、小麦同用，治疗妇女血虚脏躁、精神不安。

（3）红枣常配伍峻烈药以缓和药性。如大枣配伍葶苈子，能泻肺平喘利尿而不伤肺气。

（4）红枣配伍大戟、芫花、甘遂，能泻水、逐痰而不伤脾胃。

（5）红枣常与生姜配伍，与解表药同用，生姜可以助卫气发汗，大枣又可补益营血，防止汗多伤营，共奏调和营卫之功。与补益药同用，生姜能和胃调中，大枣补脾益气，合用能调补脾胃，增加食欲，促进药力吸收，可提高滋补效能。

【用法用量】　煎服，3～12 枚，或 10～30 克。为丸服当去皮核捣烂。

【注意事项】　红枣助湿生热，令人中满，故湿盛脘腹胀满、痰热、湿热、食积、虫积、龋齿作痛，以及痰热咳嗽均忌用。

第八节　补血药

凡能补血，主要用以治疗血虚证的药物，称为补血药。血虚证主要包括心血虚和肝血虚两种病症。血虚的基本症状是：面色萎黄、嘴唇及指甲苍白、头晕眼花、心慌心悸，以及妇女月经后期、量少、色淡，甚至经闭等。凡呈现上述症状者，都可用补血药来治疗。血虚与阴虚关系十分密切，血虚往往导致阴虚，如血虚兼阴虚者，补血药当与补阴药同用。在补血药中，部分补血药有补阴功效，可以作为补阴药使用。补血药又常与补气药同用，因"气能生血"，可

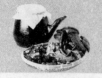

以增强补血的疗效。

补血药性质多黏腻,妨碍消化,故凡湿浊中阻、脘腹胀满、食少便溏者不宜应用;脾胃虚弱者,当配伍健脾助消化药,以免影响食欲。

一、熟地黄

【来　源】　熟地黄为玄参科多年生草本植物地黄的干燥根,经加工炮制而成。

【药　性】　甘,微温;归肝、肾经。

【功　效】　养血滋阴,补精益髓。

(1)熟地黄甘温滋润,养血力强,为养血补虚之要药。用于治血虚心肝失养,面色萎黄或苍白、眩晕心悸、失眠等证。常与补血活血的当归同用,既能增强补血之效,兼有补而不滞之妙,如常与当归、川芎、白芍同用,则补血调血之力更强,用于血虚诸证,每以其加减为用。①血虚兼气虚者,宜配伍人参气血双补。②气血双亏较甚,心悸怔忡,气短乏力,当与人参、白芍、当归、白术等益气养血之品同用,以增强药力。

(2)熟地黄味甘,性微温,质滋静守而善补血养阴,女子以血为本,血虚、血瘀常致月经不调,故熟地黄亦为治月经不调要药,对血虚无滞者尤宜。常与当归、川芎、白芍等同用,以补血行滞调经,对月经不调诸证,可随证加减调治。①常加黄芪、人参,用于血虚兼气虚不摄、月经先期而致量多色淡。②常加桃仁、红花,用于兼瘀血阻滞、月经量多色紫、质黏有块。③加艾叶、炮姜、鹿角胶,用于血虚夹寒者。④以熟地黄与当归、黄连同用,治冲任虚损,血虚有热的月经不调,久而无子。熟地黄黏润性缓纯静,炒炭后又能止血。⑤多与白芍、当归、芥穗炭等同用,有补血止血调经之妙,治妇女经水过多兼血虚者。⑥与阿胶、艾炭、海螵蛸、山茱萸等药同用,以增强药力,治妇女崩漏日久、每致阴血双亏者。

（3）熟地黄甘温入肝，补血滋阴，又常用于妊产诸证，但见阴血亏虚者，均可选用。①常与人参、白术、当归、续断、砂仁等同用，以补气养血、益肾固胎、治气血双亏之胎动不安或屡惯堕胎。②常与当归、人参、阿胶、肉桂等药配伍，治产后血虚、少腹疼痛。③可与山茱萸、巴戟天、炮姜、橘红相配，有温肾补虚、和胃止呕之功，用于治妇人产后呕吐。

（4）熟地黄甘温入肾，质润滋腻，滋补肾阴，为治肾阴亏虚要药。用于肾阴亏虚、虚火偏亢所致腰膝酸软、头晕目眩、耳鸣耳聋等证。①常配山茱萸、淮山药、泽泻等药，滋阴壮水制火。②常配猪脊髓、知母、黄柏、龟甲，有滋阴降火之效，用于肾阴亏虚、相火妄动之骨蒸潮热、盗汗梦遗、尺脉有力者。③熟地黄善补阴血，性微温，平和而不伤阳，故亦常取本品与枸杞子、淮山药、附子、肉桂等滋阴壮阳药同用，治肾阳虚衰所致诸证，寓"阴中求阳"之意。

（5）熟地黄味甘，性微温，归肝、肾二经，能补血滋阴，生津填髓，故亦用于肝肾不足、精血亏虚诸证。①常与枸杞子、菊花、山茱萸、淮山药等同用，用于精血亏虚、眩晕耳鸣者。②常配伍制何首乌、怀牛膝、菟丝子、枸杞子等，有益精血乌须发之功，用于精血不足、健忘早衰、须发早白。③常配伍狗脊、龟甲、锁阳等药，补精益髓、强筋壮骨；用于精亏髓少致小儿发育迟缓、五迟五软。

（6）熟地黄滋阴补肾，亦可用于肾虚喘咳。①如贞元饮，以大量熟地黄与当归、甘草同用，治肝肾亏损的喘急气短。②如都气丸，以熟地黄配五味子、淮山药、山茱萸等药补肾纳气，治肾虚喘逆。③与半夏、陈皮、茯苓、当归同用，用于治疗肾虚咳喘、痰多者。④配伍麦冬、五味子等药，敛肺纳肾，用于肺肾阴虚、咳嗽喘逆、潮热盗汗者。

（7）熟地黄甘润入肾，滋阴力强，可用于津亏消渴等证，尤适宜下消渴证。①消渴轻证，单用大量水煎服即效，但一般多入复方。②熟地黄可与淮山药、山茱萸、泽泻等同用，以滋阴补肾，用于治肾

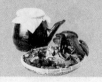

阴亏虚者。③兼气虚者,当与西洋参、黄芪等益气生津之品同用。④可配伍知母、黄柏,用于阴虚火旺者。⑤与石膏、黄连、天花粉等清热降火生津之品同用,治火盛者。

(8)熟地黄甘温入肝,能滋肝阴以濡养目窍,故亦可用于阴虚精亏、目睛失养所致眼目昏花、视物不清、目睛涩痛等证。①常与枸杞子、菊花、山茱萸等配伍,以滋养肝肾、益精明目。②配伍菊花、防风、决明子等以祛风散热、养肝明目,用于肝虚风热上扰、目睛涩痛、迎风流泪。

(9)地黄饮子,熟地黄配伍巴戟天、山茱萸、石斛等,有滋阴补阳、开窍化痰之效,用于喑痱、舌强不能言、足废不能用、脉沉细而弱者。

《药品化义》记载:"熟地黄,借酒蒸熟,味苦化甘,性凉变温,专入肝脏补血。因肝苦急,用甘缓之,兼主温胆,能益心血,更补肾水⋯⋯安五脏,和血脉,润肌肤,养心神,宁魄,滋补真阴,封填骨髓,为圣药也。取其气味浓厚,为浊中浊品,以补肝肾。故凡生熟地黄、天冬、麦冬、炙龟甲、当归身、山茱萸、枸杞子、牛膝皆黏腻濡润之剂,用于滋阴血,所谓阴不足者,补之以味也。"地黄分鲜、生、熟3种,均能滋阴生津,治阴血津液亏虚诸证。但鲜生地黄味甘苦,性大寒,滋阴力稍逊,而清热凉血止渴除烦之功过之,且滋腻性较小,血热阴亏属热邪较盛者多用;干地黄,甘寒质润,长于滋阴而清热凉血力较鲜生地黄为逊,滋腻性亦较小,凡血热津亏或精血阴液亏虚有热者宜用;熟地黄则味甘,性微温,功专养血滋阴,填精益髓,凡一切精血阴液亏虚偏寒或热不甚者宜之,且滋腻性强,常与少量砂仁或陈皮同用,以保胃气,促进药力吸收。

【用法用量】 煎服,10～30克;入丸、散、膏剂适量。宜与健脾胃药如陈皮、砂仁等同用;熟地黄炭用于止血。

【注意事项】 熟地黄甘润黏腻性较生地黄更甚,能助湿滞气,妨碍消化,凡气滞痰多、脘腹胀痛、食少便溏者忌用。

二、当归

【来　源】　当归为伞形科多年生草本植物当归的干燥根。

【药　性】　甘、辛，温；归肝、心、脾经。

【功　效】　补血活血，调经止痛，润肠通便。

【应　用】

(1)当归为良好的补血药，适用于血虚引起的各种证候。常配伍补气药同用，用于血虚证有效。

(2)当归既能补血活血，又善止痛，故为妇科调经要药。如四物汤，即由当归、川芎、熟地黄、白芍所组成，为妇科调经的基本方剂，用于月经不调、经闭、痛经。①常加桃仁、红花等祛瘀通经药，用于经闭不通。②可加香附、延胡索等行气止痛药，用于经行腹痛。

(3)当归补血活血，善止血虚血瘀之痛，且有散寒的功效。用于虚寒腹痛、瘀血作痛、跌打损伤、痹痛麻木。①配伍丹参、没药、乳香，治肢体瘀血作痛，如活络效灵丹。②配伍大黄、桃仁、红花等，可治跌打损伤。③配伍羌活、桂枝、秦艽等祛风湿药，治关节痹痛或肌肤麻木。

(4)当归补血活血，能起到消肿止痛、排脓生肌的功效，故亦为外科所常用，用于痈疽疮疡。①配伍金银花、赤芍、炮穿山甲等，可以消肿止痛。②配伍黄芪、人参、熟地黄、肉桂等，可以排脓生肌。

(5)当归有补血润肠的功效，多配伍肉苁蓉、生何首乌、火麻仁等润肠药，用于血虚肠燥便秘者。

【用法用量】　煎服，5～15克；或入丸、散；或浸酒；或敷膏。补血用当归身，破血用当归尾，和血(即补血活血)用全当归。酒制能加强活血的功效。

【注意事项】　湿阻中满、大便泄泻者忌用。

83

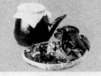

三、白芍

【来　源】　白芍为毛茛科多年生草本植物芍药的干燥根。生用，酒炒或炒用。

【药　性】　苦、酸、微寒；归肝、脾经。

【功　效】　养血调经，敛阴止汗，柔肝止痛，平抑肝阳。

【应　用】

（1）白芍能养血调经，常用于妇科疾病。如调经的基本方四物汤，即由白芍配伍当归、川芎、熟地黄所组成。①可加香附、延胡索，治经行腹痛。②白芍加阿胶、艾炭，治崩漏不止。

（2）白芍又能敛阴止汗。①配伍桂枝、甘草、生姜、大枣，即桂枝汤，可以调和营卫，用于外感风寒、表虚自汗而恶风。②配伍牡蛎、龙骨、柏子仁等，可以敛阴止汗，治阴虚阳浮引起的盗汗。

（3）白芍能养血柔肝，缓急止痛。用于肝气不和，胁肋脘腹疼痛，或四肢拘挛作痛。①配伍当归、白术、柴胡等，治血虚肝郁和胁肋疼痛。②与甘草同用，治肝脾失和、脘腹挛急作痛和血虚引起的四肢拘挛作痛。③配伍防风、白术、陈皮，治腹痛泄泻。④配伍木香、槟榔、黄连等，治下痢腹痛。

（4）白芍能平抑肝阳。用于肝阳上亢、头痛、眩晕之证。多配伍生地黄、牛膝、代赭石等，治肝阳上亢引起的头痛、眩晕。

【用法用量】　煎服，10～15克；大剂量15～30克。白芍欲平肝、敛阴多生用；用以养血调经多炒用或酒炒用。

【注意事项】　阳衰虚寒之证不宜单独应用。白芍反藜芦。

四、阿胶

【来　源】　阿胶为马科动物驴的皮，经去毛，漂泡洗净，分次水煎，滤过后熬制而成的胶块。以原胶块用，或将胶块打碎，用蛤粉炒成阿胶珠用。

【药　　性】　甘,平;归肺、肝、肾经。

【功　　效】　补血止血,滋阴润燥。

【应用】

(1)阿胶为良好的补血药,用于血虚诸证。多与党参、黄芪、当归、熟地黄等补气养血药同用,用于血虚眩晕、心悸等证。

(2)阿胶为止血要药,用于吐血、鼻出血、便血、崩漏。单用即有效,多配伍复方应用。①以阿胶配伍蒲黄、生地黄,治吐血不止。②与灶心土、生地黄、黄芩、附子等同用,治吐血、鼻出血、便血、血崩。③阿胶配伍生地黄、白芍、艾叶炭等,治妇女崩漏、月经过多、妊娠下血、小产后下血不止等。

(3)阿胶不仅补血,且可滋阴。用于阴虚心烦,失眠等证。以阿胶配伍黄连、白芍、鸡子黄,治热病伤阴、心烦失眠。

(4)阿胶有滋阴润肺的功效,用于虚劳喘咳或阴虚燥咳。①与马兜铃、牛蒡子、杏仁等同用,治肺虚火盛、喘咳咽干痰少或痰中带血。②与生石膏、杏仁、桑叶、麦冬等同用,治燥热伤肺、干咳无痰、气喘、心烦口渴、鼻燥咽干等证。

(5)阿胶善滋阴养血润燥,故亦可与润肠通便之品同用,以增强疗效,用于肠燥便秘。

【用法用量】　入汤剂,5~10克;应烊化兑服。止血常用阿胶珠,可以同煎;亦可入丸、散服。润肺宜蛤粉炒。

【注意事项】　阿胶性质黏腻,有碍消化。如脾胃薄弱、不思饮食,或纳食不消,以及呕吐泄泻者,均不宜用。

五、龙眼肉

【来　　源】　龙眼肉为无患子科常绿乔木龙眼树的成熟果肉。

【药　　性】　甘,温;归心、脾经。

【功　　效】　补益心脾,养血安神。

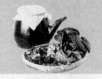
【应　用】

(1)龙眼肉能补益心脾,既不滋腻,又不壅气,故为滋补良药。用于心脾两虚、惊悸、怔忡、失眠、健忘。常用于思虑过度、劳伤心脾引起的上述证候。单用即有效;也可与黄芪、人参、当归、酸枣仁等补气养血安神药同用,以增强疗效。

(2)龙眼肉有补益气血的功效。如玉灵膏(代参膏),即以龙眼肉加白糖蒸熟,开水冲服,用于气血不足之证。

(3)龙眼肉与生姜、大枣同用,可治妇女产后气血双亏兼阳浮者。

【用法用量】　煎汤,10～15克;大剂量30～60克;亦熬膏、浸酒或入丸剂。

【注意事项】　湿阻中满或有停饮、痰、火者,以及外感未清者忌用;孕妇慎用。

86

第九节　补阴药

凡具有滋养阴液和生津润燥等功效,治疗阴虚证为主要作用的药物称为补阴药,又叫养阴药、滋阴药。阴虚证多发生于热病后期及若干慢性疾病。最常见的有肺阴虚、胃阴虚、肝阴虚、肾阴虚等。其基本症状是:肺阴虚多见于咳嗽少痰、咯血、虚热、口干舌燥等证;胃阴虚多见舌绛、苔薄、咽干口渴,或不知饥饿,或胃中嘈杂、呕吐,或大便燥结等证;肝阴虚多见两目干涩昏花、眩晕等证;肾阴虚多见腰膝酸软、手足心热、心烦失眠、遗精,或潮热盗汗等证。补阴药各有专长,可根据阴虚的症状选择应用。

在使用补阴药时,如热病伤阴而热邪未尽的,当与清热药同用;阴虚而内热较盛的,当与清虚热药同用;阴虚阳亢的,当与潜阳药同用;阴虚兼血虚的,当与补血药同用;阴虚兼气虚的,当与补气药同用。补阴药大都甘寒滋腻,故凡脾胃虚弱、痰湿内阻、腹满便溏者均不宜用。

一、北沙参

【来　源】　北沙参为伞形科植物珊瑚菜，以根入药，又名滨防风，多年生草本。沙参有南沙参和北沙参两类。南沙参为桔梗科沙参属多年生草本植物轮叶沙参和杏叶沙参及阔叶沙参的干燥根。

【药　性】　甘，微苦、微寒；归肺、胃经。

【功　效】　清肺养阴，益胃生津。

【应　用】

（1）北沙参能清肺热，补肺阴，用于肺热阴虚引起的燥咳或劳嗽咯血。①与麦冬、玉竹、冬桑叶等同用，治燥热伤阴、干咳少痰、咽干口渴。②与知母、贝母、麦冬、鳖甲等同用，治阴虚劳热、咳嗽咯血。

（2）北沙参有益胃生津的功效。用于热病伤津、舌干口渴、食欲缺乏，如益胃汤；亦可配伍麦冬、生地黄、玉竹等，治上述病症；如热病伤津较重、咽干口渴、舌绛少津，可以鲜者与鲜生地黄、鲜石斛同用。

【用法用量】　煎服，10～15克；鲜者15～30克。亦可熬膏、丸剂。

【注意事项】　感受风寒而致咳嗽及肺胃虚寒证者忌用。北沙参反藜芦。

二、制玉竹

【来　源】　制玉竹为百合科多年生草本植物玉竹（葳蕤）的干燥根茎，因其草木之叶下垂，像古时官冠缨下垂有威仪，古称为葳蕤。

【药　性】　甘，平；归肺、胃经。

87

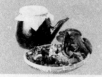

【功　效】　滋阴润肺,生津养胃。

【应　用】

（1）制玉竹甘平柔润,能养肺胃之阴而除燥热,虽作用缓和,但不滋腻敛邪。用于肺胃阴伤、燥热咳嗽、舌干口渴之证。①配伍薄荷、豆豉、白薇等,有滋阴解表作用,可治阴虚之体,以及感冒风热而致发热咳嗽、咽痛口渴等证。②配伍麦冬、沙参、甘草,治肺胃阴伤、燥热咳嗽、舌干少津。③配伍沙参、麦冬、生地黄等,治温病后期,以及损伤胃阴而致口舌干燥、食欲缺乏。

（2）制玉竹与党参、黄芪、地骨皮同用,治虚热发热、气阴两虚、形体羸瘦、神疲乏力、自汗、盗汗。

【用法用量】　煎服,10~15克;或入丸、散;外用适量,鲜品捣敷或熬膏涂。清热养阴生用,滋补养阴制用。

【注意事项】　制玉竹虽性质和平,但毕竟为滋阴润燥之品,故脾虚而有湿痰者不宜用。

三、黄精

【来　源】　黄精为百合科多年生草本植物黄精、滇黄精或多花黄精的根茎。

【药　性】　甘,平;归脾、肺、肾经。

【功　效】　滋阴润肺,补脾益气。

【应　用】

（1）黄精味甘,性平,既补肺阴、润肺燥,又滋肾阴、益肾气,用于肺阴不足、燥咳少痰、舌红少苔,可单用熬膏服用,或配伍沙参、麦冬、知母、川贝母、地黄等同用,用于肺痨咯血。①与生地黄、阿胶、三七、天冬、百部等配伍,用于肺肾阴虚而致潮热盗汗、劳嗽咯血、虚羸少气等。②与枸杞子同用,炼蜜为丸,有补虚而益精气、润肺以止咳之效。

（2）黄精甘平,能补诸虚,填精髓。黄精,宽中益气,使五脏调和、肌肉充盛、骨髓强坚，皆是补阴之功效。①与熟地黄、枸杞子、制何首乌、当归等配伍，用于病后虚羸、精血亏虚、眩晕心悸、须发早白、腰膝酸软。②与天冬、柏叶、苍术、地骨皮等配伍，用于肾虚精亏而致须发白、腰膝酸软者，以曲和糯米酿酒饮用，具有壮筋骨、益精髓、乌须发之功。③与生黄芪、山药、天花粉、五味子、生地黄、麦冬等益气养阴、生津止渴药配伍，用于阴虚内热、消渴多饮者。

（3）黄精味甘性平，既补脾阴，又益脾气，为平补气阴之良药。①与党参、白术、茯苓等益气健脾药配伍，用于脾胃气虚、倦怠乏力、食欲缺乏和脉象虚软者。②与党参、淮山药配伍，用于脾胃虚弱、体倦无力者。③与玉竹、麦冬、石斛、山药、乌梅、五味子等配伍，用于脾胃阴虚、口干食少、饮食无味、大便干燥和舌红无苔者。

【用法用量】 煎服，10～30克；熬膏或入丸、散服。

【注意事项】 黄精质地滋腻，可助湿碍胃，故痰湿壅滞、中寒便溏、气滞腹胀者不宜用。

四、石斛

【来　源】 石斛为兰科多年生草本植物环草石斛、马鞭石斛、黄草石斛、铁皮石斛或金钗石斛的茎。《神农本草经》记载，石斛，附石而生，花大，唇瓣矩圆形，茎部有短爪，形似斛状，故名石斛。

【药　性】 甘，微寒；归胃、肾经。

【功　效】 养阴清热，益胃生津，养肝护肝。

【应　用】

（1）石斛味甘性寒，入胃经，善于养胃阴，生津液，止烦渴。《本草通玄》记载："石斛，甘可悦脾，咸能益肾，故多功于水土二脏。但气性宽缓，无捷奏之功，古人以此代茶，甚清膈上。"①与生地黄、麦冬、天花粉、参叶等同用，以养阴生津、清热除烦，用于热病伤津、低热烦渴、咽干口燥，以及舌红少苔等证。②与沙参、扁豆、麦冬、白芍、竹茹等配伍，用于杂病胃阴不足、饮食不香、胃中嘈杂、胃脘隐

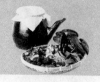

痛或灼痛、干呕或呃逆,以及舌光少苔者。③与橘皮、枳壳、藿香、牡丹皮、赤芍、茯苓、扁豆等配伍,用于胃热不清、胃阴不足、呕吐不食者。④与天花粉、南沙参、麦冬、玉竹、山药、甘蔗等配伍,用于胃水炽盛、胃阴不足、消谷善饥的中消证。

(2)石斛甘寒,入肾经,能滋肾阴,退虚热。与生地黄、麦冬、玄参等配伍,用于肾阴不足、阴虚津亏、虚热不退、咽干而痛,以及舌红少津之证;与生地黄、麦冬、玄参、黄芪配伍,用于气阴不足、低热不退、心烦口渴、倦怠乏力者。

(3)石斛入肾经能补肾益精明目。①与枸杞子、菊花、熟地黄、生地黄、菟丝子、麦冬、草决明等配伍,用于肝肾阴虚、眼目失养而致神水宽大渐散、目暗昏花者。②与淫羊藿、苍术配伍,用于肝肾亏虚夹湿之雀目,症见眼目昼视精明、暮夜昏暗、视不见物者。

(4)石斛能补肝肾,强筋骨。与熟地黄、牛膝、杜仲、续断、桑寄生、五加皮等配伍,用于肝肾不足、筋骨痿软、腰膝无力者;与牛膝、生地黄、枸杞子、木瓜、白芍、酸枣仁等配伍,用于产后肝肾不足、阴血亏虚、腰腿酸痛者。

(5)石斛能清热养阴生津。与北沙参、玉竹、川贝母、麦冬等配伍,用于肺脾两伤、营卫亏虚而致吐血、咳逆喘急,以及舌色光红者;与沙参、玉竹、瓜蒌皮等配伍,用于肺气久虚、燥咳不止、低热不退者。

【用法用量】 煎服,10~15克;鲜品15~30克,干品入汤剂宜先煎。不同品种的石斛作用不同。铁皮石斛滋阴生津除热之力最佳;金钗石斛作用较弱;霍山石斛适用于虚人、老人津液不足、不宜大寒者;耳环石斛生津而不寒凉,可以代茶。

【注意事项】 石斛能敛邪,故温热病不宜早用;又能助湿,若湿温病尚未化燥伤津者,以及脾胃虚寒、大便溏薄、舌苔厚腻者,均忌用。

五、枸杞子

【来　源】　枸杞子为茄科落叶灌木植物宁夏枸杞的干燥成熟果实。野生和栽培均有。

【药　性】　甘,平;归肝、肾经。

【功　效】　滋补肝肾,益精养血,明目消翳,润肺止咳。

【应　用】

(1)枸杞子味甘质润,善滋肾阴,益肾精,为补阴之主药,用于肾虚骨痿、腰膝酸痛、足不任地者。《药性论》记载:"能补益精诸不足,除风,补益筋骨,易颜色,变白,明目,安神。"①常与生地黄、龟甲、续断、牛膝等同用,以健骨强筋。②与熟地黄、当归、山茱萸、杜仲等药配伍,用于肾阴不足、精衰血少、腰酸脚软、形容憔悴、阳痿遗精,以滋补肾阴。③与熟地黄、金樱子、山楂、莲子肉、芡实、当归等同用,以涩精止遗,用于肾虚滑精、精随溲溺而出者。④与菟丝子、北五味子、覆盆子、车前子配伍,以填精益髓、补肾固精,用于肾虚精少、阳痿早泄、遗精精冷、余沥不清、久不生育者。⑤与肉桂、乌药、小茴香、吴茱萸、当归等配伍,用于肝肾阴寒、阴缩不举者。⑥与熟地黄、当归、仙茅、淫羊藿、山茱萸等配伍,用于男性阳痿精衰、虚寒不育者。⑦枸杞子性平不寒,无伤阳之虞。为补阴主药,常以阴中求阳之法,治疗肾阳不足、命门火衰、腰膝酸痛、神疲乏力、畏寒肢冷等证。⑧与熟地黄、山茱萸、肉桂、附子等同用,有补肾填精、温肾壮阳之功;阴阳精血俱虚,全身瘦弱,遗精阳痿滑泄者,常配鹿茸、龟甲、人参同用熬胶服用,如龟鹿二仙胶,以补肾填精、益阴壮阳。

《景岳全书·本草正》记载:"枸杞,味重而纯故能补阴,阴中有阳,故能补气。所以滋阴而不致阴衰,助阳而能使阳旺。虽谚云离家千里,勿食枸杞,不过谓其助阳耳,似亦未必然也。此物微助阳而无动性,故用之以助熟地最妙。其功则明耳目,添精固髓,健骨

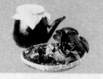

强筋,善补劳伤,尤止消渴,真阴虚而脐腹疼痛不止者,多有神效。"

(2)枸杞子甘平而润,入肝肾,能补能养,用于肝肾精血亏损所致早衰诸证。①与何首乌、菟丝子、女贞子、生地黄、黑芝麻等配伍,用于头晕眼花、耳鸣健忘、须发早白、夜尿频数,以补肝肾、益精血、强筋骨、乌须发。②与血余、熟地黄、鹿角胶、巴戟天、胡桃仁、杜仲等配伍,用于气血俱亏、形体瘦弱、须发早白、阳衰不育者;③配伍菊花、肉桂、茯苓、熟地黄等,可补真气、壮丹田、悦颜色、充肌肤、活血驻颜。④与苣胜子、覆盆子、白芍、白蒺藜、白芷、荜澄茄等配伍,有滋补真元、通流血脉、润泽颜色、延年耐老之功。⑤与菊花、肉桂、黄芪、远志、柏子仁、人参等配伍,可平补心肾、延年驻颜。⑥与茯苓、杏仁、细辛、防风、白芷等配伍,用于面干裂、不得见风日者,以祛风邪、润肌肤。

(3)枸杞子既补肝肾之阴,又有养血之功,《重庆堂随笔》谓:"枸杞子,专补以血,非他药所能及也。"《补品补药与补益良方》以之与鸡蛋同煮,吃蛋喝汤,治血虚面色萎黄;《延年方》单用枸杞子浸酒,去渣饮酒,可补虚,长肌肉,益颜色,肥健人。①与熟地黄、当归、酸枣仁、人参、黄芪、防风、川芎等同用,以养血补虚、活血祛风,用于产后风虚劳损、四肢疼痛、心神虚烦、不欲饮食。②与生地黄、当归、牡丹皮、知母、地骨皮、人参等配伍,用于血虚咳嗽、盗汗自汗、骨蒸潮热、五心烦热,则以养血益气、滋阴清热。③与生地黄、天冬配伍,与黄芪、当归、人参、王不留行等合用,用于劳伤虚损、四肢羸瘦乏力,以益气养血、通络催乳,用于妇女产后气血虚弱、乳汁过少者。

(4)枸杞子补肾益精,养肝明目,与菊花配伍,加入六味地黄丸中,为杞菊地黄丸,以治肝肾阴虚、两目不明、视物昏花、头晕目眩者;枸杞子与粳米熬粥常用,补肾益血,养阴明目,用于中老年人肝肾不足、腰膝酸软、头晕目眩、久视昏暗者。

(5)枸杞子平而不热,有补水制火之效,通过滋补肝肾之阴而生津止渴,用于内热伤津之消渴。①与熟地黄、鸡内金、黄芪、麦冬、茯苓、人参等配伍,用于症见小便滑数、口干心烦、皮肤干燥、腿膝消细、渐至无力者。②与人参、茯苓、五味子、麦冬、甘草配伍,用于老人虚人患上消、口大渴。③枸杞子润而滋补,兼清虚热,与当归、生地黄、熟地黄、阿胶、青蒿、地骨皮、白芍等配伍,用于劳热骨蒸、五心烦热、大便干燥、小便黄涩、妇女血虚发热者。④与鳖甲、生地黄、麦冬、地骨皮、牡丹皮等同用,有养阴清热、补益肝肾之功,用于妇女阴虚血亏、经闭不行、两颧色红、潮热盗汗、心烦不寐、手足心热、口干唇红者。⑤枸杞子与生地黄、黄芩、地骨皮、天冬、黄芪等配伍,能清血中之热,以治下血、吐血、溺血,皆属于热者。

(6)枸杞子能补血生营,血足则风灭,故可治风。《本草汇言》记载:"俗云枸杞善能治目,非治目也,能壮精益神,神满精足,故治目有效。又言治风,非治风也,能补血生营,血足风灭,故治风有验也。世俗但知补气必用参、补血必用归、地,补阳必用桂、附,补阴必用知、柏,降火必用芩、连,散湿必用苍、朴,祛风必用羌、独、防风,不知枸杞能使气可充,血可补,阳可生,阴可长,火可降,风湿可去,有十全之妙用焉。"枸杞子与熟地黄、当归、菊花、天麻、独活等同用,治疗肾风、头目眩晕、心中悬悬、惊恐畏人、常欲蒙被而卧者;与茯苓、麦冬、人参、生地黄、菊花等配伍,滋阴息风,用于肝肾阴虚、风阳上亢、致头旋脑转、目系急、忽然仆倒者。

(7)枸杞子甘平,补肝血,益肾精,精血充足,则神明自安。与柏子仁、当归、石菖蒲、茯神、熟地黄等同用,以安神定志、养阴育血,用于心血亏损、精神恍惚、失眠多梦、健忘虚烦;与人参、五味子、山茱萸、茯神、柏子仁、熟地黄等相伍,用于胆虚常多畏恐、不能独卧、头目不利者。

(8)枸杞子甘平,兼入肺经,可补可润,适用于肺阴损伤所致痨嗽之症。《本草纲目》记载:"滋肾,润肺。"枸杞子与人参、鳖甲、五味子、白芍、麦冬、鸡子黄、阿胶、芡实等同用,用于燥久伤及肺、肝、

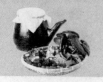

肾之阴,上盛下虚,昼凉夜热,干咳少痰,或咯血丝,口干微渴,或颧红盗汗,甚则惊厥者。

(9)枸杞子补肝肾,益精血,精充血旺,则筋骨强健,血脉通利。

【用法用量】 煎汤,5～10克;熬膏、浸酒或入丸、散。

【注意事项】《本草经疏》记载:"枸杞子,润而滋补,兼能退热,而专于补肾,润肺,生津,益气,为肝肾真阴不足,劳乏内热补益之要药。老人阴虚者十之七八,故服食家为益精明目之上品。昔人多谓其能生精益气,除阴虚内热明目者,盖热退则阴生,阴生则精血自长,肝开窍于目,黑水神光属肾,二脏之阴气增益,则目自明矣。枸杞虽为益阴除热之上药,若病脾胃薄弱,时时泄泻者勿入,须先治其脾胃,俟泄泻已止,乃可用之。即用,尚须同山药、莲肉、车前、茯苓相兼,则无润肠之患矣。"枸杞子,因能滋阴润燥,脾虚便溏者不宜用。

94

六、桑葚

【来　源】 桑葚为桑科落叶乔木植物桑的果穗。

【药　性】 甘、酸,温;归心、肝、肾经。

【功　效】 滋阴补血,生津润肠。

【应　用】

(1)桑葚甘寒质润、善滋补阴血。有"益肾脏而固精,久服黑发明目"。常配伍何首乌、女贞子、墨旱莲、杜仲等,用于肝肾不足,阴血亏虚之腰膝酸软、眩晕耳鸣、目暗昏花、须发早白等证。因其甜美可口,药力平和,故可常用久服,单用水煎过滤取汁加蜂蜜熬膏服或用干品研末蜜丸服均可取效。

(2)桑葚与补血活血的鸡血藤、红花同用,黄酒和水煎服,用于阴血亏虚所致的经闭不行。

(3)桑葚甘寒滋润,生津止渴,对各种原因所致的津伤口渴和内热消渴,多与滋阴生津的生地黄、熟地黄、石斛、麦冬、玉竹、沙参等同用;热甚者,酌加天花粉、生石膏、知母、天冬等清热生津之品;兼气虚者,与西洋参、太子参、生黄芪等补气生津之品配伍。

(4)桑葚滋阴养血,生津润燥,治大肠津亏之大便秘结可用。对于轻症,单用大量水煎取汁,并酌加适量冰糖服即可。症状较重者,可与生何首乌、肉苁蓉、黑芝麻、火麻仁等配伍。兼气滞腹胀,或体弱肠运无力者,方中少加枳壳等行气之品。

【用法用量】 10～15克,煎汤,熬膏,浸酒;或入丸、散;或生啖;桑葚膏10～30克,温开水送服。

【注意事项】 桑葚亦为补血之要药,能润肠通便。但其性味甘寒,长于滋阴补血,常用于阴虚血亏之口干、消渴及肝阴不足、肝阳上亢之眩晕、失眠、目暗昏花,以及肝肾不足之须发早白。脾胃虚寒腹泻者勿用。

七、麦冬

【来　源】 麦冬为百合科多年生草本植物沿阶草或大叶麦冬的须根上的干燥块根。

【药　性】 甘、微苦,微寒;归肺、心、胃经。

【功　效】 润肺养阴,益胃生津,清心除烦。

【应　用】

(1)麦冬为常用的养肺阴、润肺燥的药物,用于肺阴不足而有燥热之证的燥咳痰黏,劳嗽咯血。①麦冬配伍桑叶、杏仁、阿胶、生石膏等药,用于温燥伤肺、干咳气逆、咽干鼻燥等证。②二冬膏即麦冬、天冬各等份,加蜂蜜收膏,治肺阴亏损劳热咯血及燥咳痰黏之证。

(2)麦冬能益胃生津。多配伍沙参、生地黄、玉竹等,以养阴生津止渴,治胃阴不足之证,用于胃阴不足,舌干口渴。

(3)麦冬有清心除烦安神的功效,用于心烦失眠。①配伍生地黄、竹叶心、黄连等,可治温病邪热入营,身热夜甚,烦躁不安。

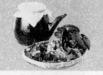

②配伍酸枣仁、生地黄等,可治阴虚有热,心烦失眠。

(4)麦冬有润肠通便的功效。如增液汤,即以麦冬与生地黄、玄参同用,治阴虚肠燥,大便秘结。

【用法用量】 煎服,10～15克。清养肺胃之阴多去心用,滋阴清心大多连心用。

【注意事项】 感冒风寒或有痰饮湿浊的咳嗽,以及脾胃虚寒泄泻者,均忌用。

八、百合

【来　源】 百合为百合科植物卷丹或细叶百合的干燥肉质鳞叶。因由众瓣组合而成,故名百合。

【药　性】 甘,寒;归肺、心经。

【功　效】 润肺止咳,清心安神。

【应　用】

(1)百合甘寒,归肺经,具有清肺润燥止咳作用,故可用于痰热壅肺、热灼津伤、肺失宣肃、咳嗽气喘之证,与贝母、桑白皮、紫菀、桔梗等配伍,共奏润肺化痰止咳之效。①与紫苏、人参、猪苓、茯苓、桑白皮等理肺化痰、利水消肿之品,用于痰热阻肺、肺气壅滞、咳嗽气喘,影响肺主治节,伴见腰膝水肿、小便淋涩者。②与石膏、麻黄、杏仁、柴胡、贝母等配伍,清热宣肺平喘,润肺止咳,用于热邪壅肺,喘促咳痰,烦热头痛,外有表证者。③小儿咳嗽,胸中痰壅,咽喉不利,以痰多有热呼吸不利为主症者,以百合清肺止咳,配桔梗、款冬花、马兜铃、半夏、杏仁等,清肺化痰,润肺下气止咳。④妊娠感受风热,肺卫失宣,咳嗽痰多,心胸满闷,亦可以本品配伍紫菀、贝母、白芍、前胡、桔梗等,润肺止咳化痰,宣肺和营,以保胎安。

(2)百合甘寒质润,入肺经,功以润肺止咳、滋补肺阴见长,用于肺热久咳伤阴、痰中带血之证,常与款冬花同用,炼蜜为膏服;与麦冬、玄参、生地黄等配伍应用,用于肺肾阴虚劳嗽咯血,今用于肺结核、气管炎、支气管扩张、肺炎中后期、肺癌、咽炎等属肺肾阴虚者；百合配款冬花、百部各等份，用于干咳少痰，久嗽不已，时有痰中带血者；百合清润肺脏，煮蒸后频食，拌蜜蒸更好，用于肺痈吐脓的后期辅助治疗，协助肺脏祛邪复正。

（3）百合归心经，养心阴，益心气，清心热而安心神，用于热病伤阴，气津不足，心烦口渴，虚烦惊悸，失眠多梦，甚则神志恍惚，沉默寡言者。

【用法用量】 煎服，10～30克；蒸食、煮粥食或拌蜜蒸食；外用适量捣敷。

【注意事项】 百合为寒润之物，所以风寒咳嗽或中寒便溏者忌用。

第十节 补阳药

凡能补助人体的阳气，可以治疗阳虚证的药物称为补阳药，又叫助阳药。阳虚证包括心阳虚、脾阳虚、肾阳虚等证。由于肾阳为元阳，对人体脏腑起着温煦生化的作用，阳虚诸证往往与肾阳不足有着密切的关系，本节介绍补助肾阳的药物。对于助心阳、温脾阳的药物则在温里药等节中叙述。

肾阳虚的主要症状为：畏寒肢冷、腰膝酸软或冷痛、阳痿早泄、宫冷不孕、白带清稀、夜尿增多，以及脉沉苔白等。助阳药具有补肾阳、益精髓、强筋骨等作用，所以适用于上述各证。此外，由于肾阳衰微，不能温运脾胃，可以引起腹泻；肾阳不足、不能纳气，可以出现喘促，故有些补肾阳药又可用于脾肾两虚的泄泻和肺肾两虚的气喘。补阳药性多温燥，易伤阴助火，故阴虚火旺者不宜用。

一、鹿茸

【来　源】 鹿茸为脊椎动物鹿科梅花鹿或马鹿等雄鹿头上尚

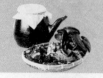

未骨化而带毛的幼角。

【药　性】　甘、咸，温；归肝、肾经。

【功　效】　补肾助阳，生益精血，强筋健骨，调理冲任。

【应　用】

(1)鹿茸甘温壮阳，味咸入血益精填髓，为补肾壮阳要药。故可治肾阳不足、精血亏虚、阳痿早泄、宫冷不孕、遗精滑精、遗尿尿频、耳鸣耳聋、肢冷神疲等证。

(2)鹿茸味咸入血，且为血肉有情之品，入肝、肾经，"肾藏精主骨，肝藏血主筋"。鹿茸滋补肝肾，生精益血，强筋健骨，为要药。用于肝肾不足，筋骨痿软或小儿骨软，行迟齿迟，囟门不合等证，经验方单用鹿茸粉1～2.5克，吞服。前者亦多配用肉苁蓉、菟丝子、牛膝等；后者多配用熟地黄、山茱萸、五加皮等。

(3)鹿茸与人参、黄芪、熟地黄等配伍，用于诸虚百损，神疲消瘦者。

(4)鹿茸补益肝肾，调理冲任，有固崩止带之功。用于肝肾不足，冲任虚寒，带脉失固，四肢厥冷，经多色黑的崩漏下血症。

(5)鹿茸补肾壮阳，温补精血，外托疮毒。常用本品配伍黄芪、肉桂、当归、熟地黄等补气养血药，以增强温补精血、托毒起陷的作用。

【用量用法】　煎服，1～5克。

【注意事项】　服用鹿茸宜从小量开始，缓缓增加，不宜骤用大量，以免阳升风动，头晕目赤，或伤阴动血。凡阴虚阳亢、血分有热、胃火盛或肺有痰热及外感热病者均忌用。

附录：鹿角、鹿角胶、鹿角霜。①鹿角。为梅花鹿和各种雄鹿已成长骨化的角。味咸，性温；归肝、肾经。具有补肾助阳的功能，可以作为鹿茸的代用品，但药力薄弱。兼能活血散瘀消肿，可治疮疡肿毒、乳痈、瘀血作痛及腰脊筋骨疼痛等证。内服或外敷均可。用量5～10克，水煎服或研末服；外用磨汁涂或研末敷。阴虚火旺者忌用。②鹿角胶。为鹿角煎熬浓缩而成的胶状物。味甘、咸,性温;归肝、肾经。具有补肝肾、益精血的功能,并有良好的止血作用。用于肾阳不足、精血亏虚、虚劳羸瘦,以及吐血、鼻出血、尿血之偏于虚寒者和阴疽内陷等证。用量5～10克,用开水或黄酒加温烊化服,或入丸、散、膏剂。阴虚火旺者忌用。③鹿角霜。为鹿角熬膏后所存残渣。具有益肾助阳、补力虽弱的功能,但不滋腻,且有收敛作用。可治肾阳不足、脾胃虚寒、呕吐食少便溏,以及妇女子宫虚冷、崩漏、带下等证。外用对创伤出血、疮疡多黄水或久不愈合,有收敛止血敛疮的作用。用量10～15克,外用适量。阴虚火旺者忌用。

二、巴戟天

【来　源】　巴戟天为茜草科多年生藤本双子叶植物巴戟天的干燥根。

【药　性】　辛、甘,微温;归肝、肾经。

【功　效】　补肾助阳,强筋健骨,祛风除湿。

【应　用】

(1)巴戟天有补肾助阳的功效。①以巴戟天配伍人参、淮山药、覆盆子等,可治阳痿、不孕。②以巴戟天配伍益智仁、桑螵蛸、菟丝子等,可治小便不禁。③以巴戟天配伍高良姜、肉桂、吴茱萸等,治疗月经不调、少腹冷痛。

(2)巴戟天既可补肾阳,又可祛风湿,故可用于肾阳不足,腰膝疼痛或软弱无力,兼有风湿之证。即以巴戟天与草薢、杜仲等组成,如金刚丸。

【用法用量】　煎服,10～15克;或入丸、散;亦可浸酒或熬膏。

【注意事项】　巴戟天补肾助阳,性质柔润,不若淫羊藿之燥散,但只适用于阳虚有寒湿之证,如阴虚火旺或有湿热者均不宜用。

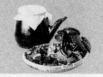

三、肉苁蓉

【来　源】　肉苁蓉为列当科一年生寄生草本植物肉苁蓉的带鳞叶的肉质茎。

【药　性】　甘、咸，温；归肾、大肠经。

【功　效】　补肾助阳，润肠通便。

【应　用】

（1）肉苁蓉有补肾阳、益精血的功效。用于阳痿、不孕、腰膝冷痛或筋骨无力。①配伍熟地黄、菟丝子、五味子等，治疗肾虚精亏、肾阳不足而致阳痿。②配伍鹿角胶、当归、熟地黄、紫河车，治疗精血亏虚而不能怀孕。③配伍巴戟天、萆薢、杜仲等，治疗腰膝冷痛、筋骨无力。

（2）肉苁蓉能润肠通便。用于肠燥津枯之大便秘结，可配伍火麻仁、沉香同用，如润肠丸；也可大剂量煎汤服。

【用法用量】　煎服，10～20克。

【注意事项】　肉苁蓉补阳不燥，药力和缓，入药少则不效，故用量宜大。因能助阳、滑肠，故阴虚火旺及大便泄泻者忌用；肠胃有实热之大便秘结者亦不宜用。

四、淫羊藿

【来　源】　淫羊藿为小檗科多年生草本植物淫羊藿和箭叶淫羊藿，或心叶淫羊藿的全草。

【药　性】　辛、甘，温；归肝、肾经。

【功　效】　补肾壮阳，祛风除湿。

【应　用】

（1）淫羊藿有补肾壮阳的功效，故适用于肾阳虚衰引起的证候。可以单用浸酒服，也可与熟地黄、枸杞子、仙茅等补肾壮阳药配伍，用于肾阳不足、阳痿、宫冷。

（2）淫羊藿有祛风除湿作用。用于风寒湿痹或肢体麻木，如仙灵脾散，即以本品配伍威灵仙、苍耳子、桂心等。

（3）淫羊藿甘温之性，善能补益精气，填补肾之真阳，配伍仙茅、当归、知母等，用于天癸已绝、阴阳两虚、月经不调、头晕目眩等证。

【用法用量】 煎服，10～15克；或浸酒、熬膏；或入丸、散。

【注意事项】 阴虚火旺者不宜用。

五、胡芦巴

【来　　源】 胡芦巴为豆科一年生草本植物胡芦巴的成熟种子。

【药　　性】 苦，温；归肝、肾经。

【功　　效】 温肾阳，逐寒湿。

【应　　用】

（1）胡芦巴有温肾阳逐寒湿之效。适用于肾阳不足而有寒湿之证。

（2）胡芦巴配伍炮附子、硫黄研末为丸服，治疗肾脏虚冷、腹胁胀满；胡芦巴配伍补骨脂、木瓜为丸服，能治寒湿脚气、腿膝冷痛无力者；胡芦巴配伍吴茱萸、茴香、制川乌等，以治寒疝、少腹连睾丸作痛。

【用法用量】 煎服，3～10克；或入丸、散。

【注意事项】 阴虚火旺或有湿热者忌用。

六、杜仲

【来　　源】 杜仲为杜仲科落叶乔木植物杜仲的树皮。

【药　　性】 甘，温；归肝、肾经。

【功　　效】 补肝肾，强筋骨，安胎。

【应　　用】

（1）杜仲补益肝肾，故能强筋骨。用于肝肾不足，腰膝酸痛或

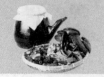
痿软无力之要药。杜仲配伍补骨脂、胡桃肉等,能治疗肝肾虚寒、阳痿、尿频等证。

(2)杜仲有温补肝肾之效。可与山茱萸、菟丝子、补骨脂等温补固涩药同用。

(3)杜仲补益肝肾,故有安胎的功效。单用本品研末,山茱萸为丸服,用于肝肾亏虚所致胎元不固,胎动不安或习惯堕胎。杜仲配伍续断、淮山药,可治习惯堕胎。

(4)杜仲可配伍白芍、石决明、夏枯草、黄芩等药,用于肝阳上升、头目眩晕等证。

【用法用量】 煎服,10～15 克。炒用疗效较生用为佳。

【注意事项】 阴虚火旺者慎用。

七、补骨脂

【来　源】 补骨脂为豆科一年生草本植物补骨脂的成熟种子。

【药　性】 苦、辛,大温;归肾、脾经。

【功　效】 补肾壮阳,固精缩尿,温脾止泻,纳气平喘。

【应　用】

(1)补骨脂有补肾壮阳的功效。用于阳痿、腰膝冷痛。补骨脂配伍菟丝子、胡桃肉、沉香等,治疗阳痿;补骨脂配伍杜仲、胡桃等,治疗腰膝冷痛或酸软无力。

(2)补骨脂能固精缩尿。用于滑精、遗尿、尿频。①如用补骨脂、青盐各等份同炒为末,每服 9 克,治疗滑精。②单用补骨脂炒研末,每服 3 克,热汤下,治疗小儿遗尿。③补骨脂丸即以补骨脂、茴香各等份为丸,治疗肾气虚冷、小便无度。

(3)补骨脂有壮肾阳、温脾阳、止泻的功效。用于脾肾阳虚的泄泻。如四神丸,即由补骨脂、白豆蔻、五味子、吴茱萸等所组成,治疗脾肾阳虚、五更泄泻。

(4)补骨脂配伍胡桃、蜂蜜等药,可治疗虚寒喘咳。

【用法用量】 煎服,5~10克;或入丸、散;外用适量,酒浸涂患处。

【注意事项】 阴虚火旺、大便秘结者忌用。

八、益智仁

【来　源】 益智仁为姜科多年生草本植物益智的成熟果实。

【药　性】 辛,温;归脾、肾经。

【功　效】 温肾壮阳,固精缩尿,温脾止泻,摄涎止唾。

【应　用】

(1)益智仁能温脾散寒。多配伍党参、白术、干姜等,以增强疗效,用于脾肾受寒、腹痛吐泻。

(2)益智仁既能温脾散寒,又能开胃摄唾。可配伍党参、白术、陈皮等脾健胃药,用于中气虚寒、食少多唾。

(3)益智仁有暖肾助阳、固精、缩尿的功效。配伍淮山药、乌药,用于肾气虚寒、遗精、遗尿、尿有余沥、夜尿增多等证。

(4)益智仁温助脾肾,固摄精气,善能温阳培本。与干姜、小茴香、乌头等暖肝散寒、行气止痛之品配伍,用于肝肾寒凝、下元久冷、疝气作痛、少腹挛搐等证。

【用法用量】 煎服,3~6克;或入丸、散。

【注意事项】 阴虚火旺或因热而患遗精、尿频、崩漏等证均忌用。

九、冬虫夏草

【来　源】 冬虫夏草为麦角菌科植物冬虫夏草菌的子座及其寄主蝙蝠蛾科昆虫绿蝙蝠蛾幼虫的尸体。

【药　性】 甘,温;归肾、肺经。

【功　效】 益肾补肺,止血化痰,止嗽定喘。

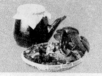
【应　用】

(1)冬虫夏草有益肾补阳的功效。用于阳痿遗精、腰膝酸痛。可以单用浸酒服,也可与杜仲、淫羊藿、巴戟天等补肾助阳药配成复方应用。

(2)冬虫夏草既补肾阳,又益肺阴,且可止血化痰。用于久咳虚喘、劳嗽痰血。可单用或与其他补益肺肾药同用。①与沙参、阿胶、川贝母等养阴清肺、止血化痰药配伍,用于肺阴不足、劳嗽痰血。②与鸡、鸭、猪肉等炖食,有补虚的功效。可用于病后体虚不复或自汗畏寒。

(3)冬虫夏草平补肾阳肾精,有补肾起痿的功能。可单用浸酒服,或与熟地黄、鹿茸、杜仲、淫羊藿、海狗肾等补肾壮阳、养阴填精髓之品配伍,用于肾阳不足、精血亏虚所致阳痿遗精、腰膝酸痛等。

【用法用量】　煎服,5～10克;或与鸡、鸭、猪肉等炖服;也可以入丸、散。

【注意事项】　冬虫夏草为平补之品,久服方效。阴虚火旺者不宜单独应用。

十、胡桃肉

【来　源】　胡桃肉为胡桃科落叶乔木植物胡桃果实的核仁。

【药　性】　甘,温;归肾、肺、大肠经。

【功　效】　补肾益肺,纳气定喘,润肠通便。

【应　用】

(1)胡桃肉有补肾助阳、强腰膝的功效,治疗肾虚腰痛脚弱、腰间重坠、起坐困难等证。

(2)胡桃肉能温肺而定喘咳;如人参胡桃汤,即以胡桃肉与人参、生姜同用;又方白蜜 1 000 克,胡桃肉 1 000 克,隔汤炖熟,开水点服,不拘时,均可用于虚寒喘咳或肺虚久咳不止。

(3)胡桃肉能润肠通便,适用于老年人或病后津液不足之便秘。可以单独服用,或与火麻仁、肉苁蓉、当归等润肠药配伍,用于肠燥便秘。

(4)胡桃肉益气养血,油润滑利,能滑石通窍,用于砂石淋痛之证。

【用法用量】 煎服,10～30克。定喘止咳宜连皮用,润肠通便宜去皮用。

【注意事项】 胡桃肉性温,含大量油脂,不宜多食;阴虚火旺、痰热咳嗽及便溏者均不宜用。

十一、菟丝子

【来　源】 菟丝子为旋花科一年生寄生性蔓草菟丝子,或大菟丝子的成熟种子。

【药　性】 辛、甘,平,归肝、肾、脾经。

【功　效】 补益肝肾,固精缩尿,明目,止泻,止渴,安胎。

【应　用】

(1)菟丝子既补肾阳,又补肾阴,且有固精缩尿等功效,用于腰膝酸痛、阳痿、滑精、小便频数、白带过多。①用菟丝子、杜仲各等份,淮山药糊丸服,治疗腰膝酸痛。②五子衍宗丸以本品配伍枸杞子、覆盆子、五味子等,治疗阳痿、遗精。③菟丝子丸以本品配伍鹿茸、桑螵蛸、五味子等,治疗小便不禁。④茯菟丸以本品配伍白茯苓、石莲子,治疗遗精、白浊或尿有余沥。

(2)菟丝子有补肝明目的功效。用于目暗不明。如驻景丸,由菟丝子、熟地黄、车前子所组成,治疗肝肾不足、目暗不明。

(3)菟丝子有补脾止泻的功效。用于脾虚便溏或泄泻。以本品配伍黄芪、党参、白术等,治疗脾气不足、饮食减少、大便不实。

(4)菟丝子与续断、桑寄生、阿胶等配伍,治疗胎漏下血、胎动欲堕;用于肝肾不足、胎元不固、阴亏消渴等证。单用菟丝子研末蜜丸或作散服,用于治疗消渴证。

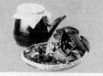

【用法用量】 煎服,10~15 克。

【注意事项】 阴虚火旺、阳强不痿、大便燥结、小便短赤者不宜用。

十二、锁阳

【来　源】 锁阳为锁阳科肉质寄生草本植物锁阳干燥肉质茎。

【药　性】 甘,温;归肝、肾、大肠经。

【功　效】 补肾助阳,润肠通便。

【应　用】

(1)锁阳效用与肉苁蓉相近,用于阳痿、不孕、腰膝痿弱、筋骨无力。①常代肉苁蓉治疗肾阳不足,精血亏虚引起的阳痿、不孕。②多与熟地黄、龟甲、虎骨(代)等养阴补血强筋骨药同用,治疗腰膝痿弱、筋骨无力,如虎潜丸。

(2)锁阳有益精养血、润肠通便之功,用于肠燥津枯的大便秘结,单用本品 1 500 克浓煎,加蜜收膏,每次服一二匙,每日 3 次,开水或热酒化服;亦可与火麻仁、当归等润肠药同用。

【用法用量】 煎服,10~15 克。

【注意事项】 阴虚阳旺、脾虚泄泻、心虚气胀、实热便秘者均忌用。

第十一节　涩肠药

凡以收敛固涩为主要作用的药物,称为收涩药,又名固涩药。陈藏器说:"涩可去脱。"本类药物大多酸涩,分别具有敛汗、止泻、固精、缩尿、止带、止血、止嗽等作用,故适用于久病体虚、正气不固所致的自汗、盗汗、久泻、久痢、遗精、滑精、遗尿、尿频、久咳虚喘,以及崩带不止等滑脱不禁的证候。

收敛固涩药的运用,只是治病之标,为及时敛其耗散,防其因滑脱不禁而导致正气衰竭,变生他证。但滑脱证候的根本原因是正气虚弱,故需与相应的补益药配合应用,以期标本兼顾。如气虚自汗、阴虚盗汗,当分别与补气药、养阴药同用;脾肾虚弱所致的久泻、久痢及带下日久不愈,应与补益脾肾药同用;肾虚遗精、滑精、遗尿、尿频,当配伍补肾药;冲任不固、崩漏下血,当配伍补肝肾、固冲任药;肺肾虚损、久咳虚喘,当配伍补肺益肾纳气药等。总之,应根据具体证候,寻求根本,选择配伍,才能增强疗效。收涩药有敛邪之弊,故凡表邪未解,或内有湿滞,以及郁热未清者,均不宜用。

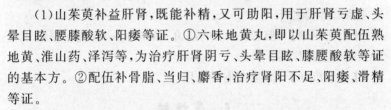

一、山茱萸

【来　源】　山茱萸为山茱萸科落叶小乔木植物山茱萸除去果核的果肉。

【药　性】　酸、涩,微温;归肝、肾经。

【功　效】　补益肝肾,涩精缩尿,固经止血,敛汗固脱。

【应　用】

(1)山茱萸补益肝肾,既能补精,又可助阳,用于肝肾亏虚、头晕目眩、腰膝酸软、阳痿等证。①六味地黄丸,即以山茱萸配伍熟地黄、淮山药、泽泻等,为治疗肝肾阴亏、头晕目眩、膝腰酸软等证的基本方。②配伍补骨脂、当归、麝香,治疗肾阳不足、阳痿、滑精等证。

(2)山茱萸有良好的收敛固涩作用,用于遗精滑精、小便失禁、虚汗不止。①配伍桑螵蛸、覆盆子、益智仁、沙苑子等药,治疗小便失禁。②配伍人参、附子、龙骨、牡蛎等药,治疗大汗不止、体虚欲脱之证,也有良好的功效。

(3)山茱萸用于收敛止血,配伍海螵蛸、茜草炭、棕皮炭等,治疗妇女崩漏及月经过多。

【用法用量】　煎服,5~10克;或入丸、散;大剂量可用30克,可依病症与体质酌量增减用量。

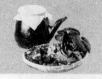

【注意事项】 命门火炽、肝阳上亢、素有湿热及小便不利者不宜用。

二、肉豆蔻

【来　源】 肉豆蔻为白豆蔻科高大乔木植物白豆蔻树的成熟种仁。

【药　性】 辛,温;归脾、胃、大肠经。

【功　效】 温中行气,涩肠止泻。

【应　用】

(1)肉豆蔻能温中行气,涩肠止泻,用于久泻不止。①常与益气、助阳、固涩药同用。配伍党参、白术、肉桂、诃子等药,治疗脾胃虚寒、久泻不止。②与补骨脂、吴茱萸、五味子等同用,治疗脾肾阳虚、五更泄泻。

(2)肉豆蔻有温中行气开胃的功效,用于虚寒气滞、脘腹胀痛、食少呕吐;以本品配伍木香、姜半夏为丸服,治疗胃寒食少呕吐及气滞胸脘作痛之证。

【用法用量】 煎服,3～10克;丸、散剂1.5～3克。煨熟用可增强温中止泻作用。

【注意事项】 湿热泻痢者忌用。

三、桑螵蛸

【来　源】 桑螵蛸为螳螂科昆虫大刀螂和小刀螂或薄翅螳螂,或巨斧螳螂的卵鞘。

【药　性】 甘、咸,平;归肝、肾经。

【功　效】 补肾助阳,固精缩尿。

【应　用】

(1)桑螵蛸有补肾固涩的功效,用于肾虚阳衰引起的遗精、滑精、遗尿、尿频、白带过多等证。遗尿、尿频尤为常用。①单用桑螵

108

蛸捣为散，米汤送服，治疗妊娠尿频失禁。②桑螵蛸配伍龙骨为末，盐汤送服，治疗遗精白浊、盗汗虚劳。

（2）以桑螵蛸为主药，配伍远志、石菖蒲、龙骨等药，治疗肾虚遗尿白浊、小便频数、遗精滑泄、心神恍惚之证。

（3）桑螵蛸有补肾助阳的功效。常与鹿茸、肉苁蓉、菟丝子等同用，治疗阳痿。

【用法用量】　煎服，3～10克。

【注意事项】　阴虚多火、手脚心热、口干咽燥、两颧潮红、膀胱有热而小便频数者忌用。

四、海螵蛸

【来　源】　海螵蛸为乌鲗科动物曼氏无针乌，或金乌鲗的内贝壳。

【药　性】　咸、涩，微温；归肝、肾经。

【功　效】　收敛止血，固精止带，制酸止痛，收湿敛疮。

【应　用】

（1）海螵蛸咸能入血，微温而涩，有收敛止血的功效。用于崩漏下血、肺胃出血、创伤出血。①海螵蛸多配伍茜草、棕炭、五倍子等，治疗妇女崩漏下血。②海螵蛸与白及各等份为末服，即乌及散，治疗肺胃出血。③单用研末外敷，可止创伤出血。

（2）海螵蛸功能收敛，故可固精止带。①配伍山茱萸、菟丝子、沙苑子等益肾固精药，治疗遗精。②配伍白芷、血余炭，治疗妇女赤白带下。

（3）海螵蛸有制酸止痛的功效。多与贝母同用，治疗胃痛吐酸。

（4）海螵蛸外用能收湿敛疮，用于湿疮湿疹及溃疡多脓。①与黄柏、青黛等研末外敷，治疗湿疮湿疹。②单用研末外敷，也可配伍煅石膏、煅龙骨、枯矾、白芷、红升、冰片，共研细末，撒敷患处，治

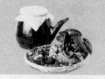

疗溃疡多脓。

【用法用量】 煎服 6～12 克；如研末吞服，每次 1.5～3 克；外用适量，研末撒或调敷。

【注意事项】 阴虚多热者不宜用；久用易致便秘，必要时宜适当与润肠药同用。

五、芡实

【来　源】 芡实为睡莲科一年生水生草本植物芡的成熟种仁。

【药　性】 甘、涩，平，归脾、肾经。

【功　效】 补脾祛湿，益肾固精，除湿止带。

【应　用】

(1)芡实甘平补脾，兼可祛湿，涩能收敛。用于脾虚泄泻、日久不止。芡实常配伍党参、白术、淮山药、莲子等药，治疗脾虚久泻或久痢。

(2)芡实有益肾固精的功效，用于肾虚遗精、小便失禁、白带过多。①金锁固精丸，以芡实与沙苑子、龙骨、牡蛎、莲子等同用，治疗遗精、滑精。②水陆二仙丹即以芡实与金樱子同用，治疗遗精、尿频、白带过多等病症。

【用法用量】 煎服，10～15 克。

【注意事项】 外感前后、疟痢疳痔、气郁痞胀、溺赤便秘、食不运化及妇女产后忌用；大小便不利者不宜用。

六、莲子

【来　源】 莲子为睡莲科多年生水生草本植物莲的成熟种仁，中心部包裹着绿色胚芽，俗称莲子心。

【药　性】 甘、涩，平，归脾、肾、心经。

【功　效】 补脾止泻，益肾固精，养心安神。

【应　用】

（1）莲子甘平补益，涩能收涩，故有补脾止泻的功效。多与人参、白术、茯苓、淮山药等同用，用于脾虚久泻、食欲缺乏。

（2）莲子有补肾固精的功效，用于肾虚遗精、滑精，常配伍沙苑子、龙骨、牡蛎、莲须等药，治疗遗精、滑精等病症。

（3）莲子能养心益肾，交通心肾，用于虚烦、惊悸失眠。可配伍麦冬、茯神、柏子仁等清心安神药。

（4）莲子可用于妇女崩漏、白带过多等证，有养心、益肾、固涩的功效。

【用法用量】　煎服，6～15克；或入丸、散。

【注意事项】　中满痞胀及大便燥结者不宜用。

附录：莲子心。为成熟莲子种仁内的绿色胚芽。药性苦，寒；归心、肺、肾三经。具有清心去热和止血涩精的功能。用于心烦、口渴、吐血、遗精、目赤、肿痛等证。用量1.5克。

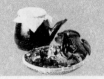

第四章 补脾养胃古今名方(九)

补,说文解字,作动词,补养,滋补。中医补法,亦称补益法,是补益人体气血阴阳,主治各种虚证的治疗方法。虚证为正气虚弱所致,包括脏腑气血阴阳的不足。而补法则通过补益气血阴阳以达到增强或提高机体的生理功能,改善机体虚弱状态,提高其抗病能力之目的。故《内经》所谓:"虚则补之,损者益之,劳者温之。"

虚证有气、血、阴、阳的偏虚,以及气血两虚、阴阳俱虚的不同,因此补法分为补气、补血、补阴、补阳、气血双补、阴阳并补几类。《素问·阴阳应象大论》记载:"形不足者,温之以气;精不足者,补之以味。"张景岳谓:"凡气虚者,宜补其上,人参、黄芪之属是也;精虚者,宜补其下,熟地、枸杞之属是也;阳虚者,宜补而兼暖,桂、附、干姜之属是也;阴虚者,宜补而兼清,门冬、芍药、生地之属是也。"补气法,以补益五脏诸气之不足,尤以肺脾气虚多见,症见面色㿠白,气短乏力,自汗恶风,食少便溏,舌淡苔白,脉弱等,代表方为四君子汤、参苓白术散、补中益气汤、玉屏风散、生脉散。补血法,以主治血虚证,与心、脾、肝三脏功能失常关系最为密切,症见面色萎黄,唇爪无华,头晕目眩,心悸失眠,以及妇女月经量少,质稀色淡,或经闭,舌淡脉细等,代表方为四物汤、归脾汤、当归补血汤。"气为血之帅,血不独生,赖气以生之",补血不忘补气。补阴法,以功能滋养人体的阴精津液,用于阴虚证,引起阴液不足,并以肾、肝、肺三脏的阴虚为多见,症见形瘦颧红,潮热骨蒸,五心烦热,腰膝酸软,头晕目眩,耳鸣耳聋,盗汗遗精,咳嗽咯血,口干舌燥,舌红少苔,脉细数等,代表方为六味地黄丸、百合固金汤。因"阴虚则内热,阴根于阳",故补阴法常与清法、补阳法合用,以滋阴降火,"阳中求阴",代表方为大补阴丸。补阳法,善补人体阳气,主治阳虚证。多与脾、肾功能低下有关,肾阳亏虚:晨起腹痛,肠鸣泄泻,粪便夹有不消化食物,脐腹冷痛喜暖,形寒肢冷,舌质淡,体胖,苔白,脉沉细等,代表方为肾气丸、理中丸。由于"阳根于阴",因此补阳法常与补阴法配伍,以"阴中求阳",又"阳虚则外寒",故有时亦与温法合用。故本章分别从补脾养胃,及相对应的经典名方(丸)作一选介。

第一节　补脾养胃的经典名方

凡用补益药为组成,具有补养气、血、阴、阳等作用,主治各种虚证的方剂,称为补益剂。《素问·三部九候论》记载:"虚则补之。"《素问·至真要大论》记载:"损者益之,劳者温之。"《素问·阴阳应象大论》说:"因其衰而彰之;形不足者,温之以气;精不足者,补之以味;气虚宜掣引之。"《素问·至真要大论》说:"补上治上制以缓,补下治下制以急。"上述所论是补益方剂的立论依据。又如《难经·十四难》说:"损其肺者,益其气;损其心者,调其荣卫;损其脾者,调其饮食,适其寒温;损其肝者,缓其中;损其肾者,益其精。"对补法的补充和发挥,完整地阐述了五脏分补之法。在此基础上,又以五行学说为依据,根据脏腑相生的关系,提出了"虚者补其母;子能令母实;泻南方火,补北方水"等治疗五脏虚证的间接补益法,使补益五脏虚损的理论更臻完善。从现存最早的药学专著《神农本草经》所收载的360余种药物中,有20%为补益类中药,其中包括人参、黄芪、白术、茯苓、熟地黄、鹿茸、当归等补养药物。《伤寒杂病论》中所载的理中丸、肾气丸、麦冬汤、炙甘草汤等方,为温补脾肾、益气养血、滋阴生津之方剂。又如《太平惠民和剂局方》精选了众多的补益方剂,如四君子汤、十全大补汤、人参养荣汤、四物汤、参苓白术散等。

一、四君子汤

【来　源】　《济圣总录》。

【组　成】　人参、白术、茯苓、甘草。

【用　法】　上为细末。每服15克（二钱），水一盏，煎至七分，通口服，不拘时候；入盐少许（现代用法：作为汤剂煎服，用量按原方比例酌情增减）。

【功　效】　益气健脾。

【主　治】　脾胃气虚证，症见面色萎白，语声低微，气短乏力，食少便溏，舌淡苔白，脉虚弱。

【方　证】　《灵枢·营卫生会》说："人受气于谷，谷入于胃，以传于肺，五脏六腑，皆以受气。"由于脾主运化，胃主受纳，五脏六腑四肢百骸皆赖其所消化转输的水谷精微以充养之，故被称为后天之本，气血生化之源。若脾胃气虚，健运失职，胃纳不振，则饮食减少，大便溏薄；气血生化不足，脏腑组织器官失于濡养，以致脏腑怯弱，营卫不足，则面色萎白，语声低微；脾气亏虚，肢体失养，则四肢倦怠，故《素问·太阴阳明论》说："四肢皆禀气于胃，而不得至经，必因于脾，乃得禀也。今脾病不能为胃行其津液，四肢不得禀水谷气，气日以衰，脉道不利，筋骨肌肉，皆无气以生，故不用焉。"舌淡，苔薄白，脉虚弱，均为中焦脾胃气虚之象。《医方考》亦说："夫面色萎白，则望之而知其气虚矣；言语轻微，则闻之而知其气虚矣；四肢无力，则问之而知其气虚矣；脉来虚弱，则切之而知其气虚矣。"因此，脾胃气虚，运化力弱，气血乏源是本证的基本病机。

【方　解】　脾胃气虚，运化无权之证，理当以补气健脾为治。故方中人参甘温，《神农本草经》说其"主补五藏"，尤擅大补元气，而且主入脾经，故本方用为君药，以大补脾胃之虚；白术甘温而兼苦燥之性，甘温补气，苦燥健脾，与脾喜燥恶湿、以健运为本之性相合，故古有"安脾胃之神品"，以及"脾脏补气第一要药"之誉之说，与人参相协，益气补脾之力益著，用为臣药；茯苓甘淡，健脾渗湿，张景岳说"祛湿则逐水燥脾，补中健胃"，与白术相伍，前者补中健脾，守而不走，后者渗湿助运，走而不守，二者相辅相成，健脾助运之功益彰，以为佐药；炙甘草甘温益气，合人参、白术可加强益气补中之力，又能调和方中诸药，因而兼有佐使的双重作用。本方组成虽仅四药，但皆味甘入脾，且益气之中有燥湿之功，补虚之中有运脾之力，诸药相辅相成，配伍严谨，药简力专，颇合脾欲甘，喜燥恶湿，喜通恶滞的生理特性，体现了治疗脾胃气虚证的基本大法。因本方组成药物甘温平和，补而不滞，利而不峻，作用冲和平淡，《太平惠民和剂局方》记载有"常服温和脾胃，进益饮食，辟寒邪瘴雾气"，犹如宽厚平和之君子，故有"四君子汤"之名。

【应　用】

（1）四君子汤是治疗脾胃气虚证的常用方，亦是补气的基本方。常用于面色萎白，食少神倦，四肢乏力，舌淡苔白，脉虚弱者。

（2）加减：呕吐者，加半夏、陈皮等以降逆止呕；胸膈痞满者，加枳壳、陈皮等以行气宽胸；畏寒腹痛者，加干姜、附子等以温中散寒；心悸失眠者，加枣仁以宁心安神。

（3）四君子汤现代常用于治疗慢性胃炎、胃及十二指肠球部溃疡等消化系统疾病辨证属脾胃气虚证者，以及乙型肝炎、冠心病、慢性肾炎氮质血症、妊娠胎动不安、小儿感染后脾虚综合征、小儿低热、小儿鼻出血等辨证属脾胃气虚的多种疾病。

二、六君子汤

【来　源】　《太平惠民和剂局方》。

【组　成】　陈皮、半夏、茯苓、甘草、人参、白术。

【用　法】　上切细，作一服。加大枣2枚，生姜3片，水煎服（现代用法：作为汤剂煎服，用量按原方比例酌情增减）。

【功　效】　益气健脾，燥湿化痰。

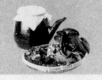

【主　治】　脾胃气虚兼痰湿证,症见面色萎白,语声低微,气短乏力,食少便溏,咳嗽痰多色白,恶心呕吐,胸脘痞闷,舌淡苔白腻,脉虚。

【方　证】　脾主运化,一是将饮食中吸收的水谷精微转输至心肺,进而营养全身各脏腑组织器官,二是在消化饮食物的基础上,吸收其中的部分水液,亦将其转输至心肺。即《素问·经脉别论》所说"食气入胃,浊气归心,淫精于脉……饮入于胃,游溢精气,上输于脾,脾气散精,上归于肺,通调下道,下输膀胱"。《脾胃论》说:"夫饮食入胃,阳气上行,津液与气,入于心,贯于肺,充实皮毛,散于百脉。"脾之运化功能的发挥,主要依赖于脾气的推动作用和脾阳的温煦作用。若脾气虚弱,运化失司,或致消化吸收功能减弱,气血生化乏源,则纳少便溏,面色少华;土不生金,肺气失充,则少气懒言,语声低微。或致水液代谢失常,水湿停滞,凝滞不化,积聚成痰,正如张介景岳所说:"脾主湿,湿动则为痰。"痰为有形之邪,既易阻滞气机,又常随气机之升而上犯于肺,故见咳嗽痰多、胸脘痞闷、恶心呕吐等肺胃气逆,气机失畅之证,正所谓"脾为生痰之源,肺为贮痰之器"。因此,脾气虚弱,湿聚成痰是本证的基本病机。

【方　解】　六君子汤辨证论治以脾虚为本,痰阻为标,方由四君子汤加半夏、陈皮而成。李中梓在《医宗必读》中说:"脾为生痰之源,治痰不理脾胃,非其治也。"张景岳也说:"见痰休治痰,善治者,治其生痰之源。"故方中用四君子(人参、白术、茯苓、甘草)益气补虚,健脾助运以复脾虚之本,杜生痰之源,且重用白术,较之原方四药等量则健脾助运,燥湿化痰之力益胜。半夏辛温而燥,为化湿痰之要药,并善降逆以和胃止呕,《药性论》说其"消痰,下肺气,开胃健脾,止呕吐,去胸中痰满";陈皮亦辛温苦燥之品,既可调理气机以除胸脘之痞,又能和胃止呕以降胃气之逆,还能燥湿化痰以消湿聚之痰,其行气之功亦有助于化痰,所谓"气顺则痰消"是也。两药合用,燥湿化痰、和胃降逆之功相得益彰,故相须以除痰阻之标。煎煮时少加生姜、大枣,协四君可助益脾,伍夏、陈而能和胃。综观本方药物,实乃四君子汤与二陈汤(陈皮、半夏、茯苓、甘草)相合而成,二方并施,意在甘温益气而不碍邪,行气化滞而不伤正,使脾气充而运化复健,湿浊去而痰滞渐消。

【应　用】

(1)六君子汤为治疗脾胃气虚兼痰湿证的常用方剂。常用于食少便溏,胸脘痞闷,咳嗽痰多色白,舌淡苔白腻,脉虚者。

(2)加减:气虚较甚者,重用人参、白术;痰多壅盛者,重用半夏、陈皮;畏寒怕冷者,加炮姜、附子以温中祛寒;痰多清稀者,加干姜、细辛以温肺化饮。

(3)六君子汤现代常用于治疗胃及十二指肠球部溃疡,以及慢性肠胃炎、妊娠呕吐等辨证属脾胃气虚夹痰湿证者。

三、参苓白术散

【来　源】　《太平惠民和剂局方》。

【组　成】　莲子肉、薏苡仁、砂仁、桔梗、白扁豆、茯苓、人参、甘草、白术、山药。

【用　法】　上为细末。每服6克,枣汤调下。小儿剂量岁数加减(现代用法:作汤剂煎服,用量按原方比例酌情增减)。

【功　效】　益气健脾,渗湿止泻。

【主　治】

(1)脾胃气虚夹湿证,症见饮食不化,胸脘痞闷,或吐或泻,四肢乏力,形体消瘦,面色萎黄,舌淡苔白腻,脉虚缓。

(2)肺脾气虚夹痰湿证,症见咳嗽痰多色白,胸脘痞闷,神疲乏力,面色㿠白,纳差便溏,舌淡苔白腻,脉细弱而滑。

【方　证】　脾主运化,胃主受纳。若脾胃虚弱,纳运失司,一则津液不化而凝聚成湿,故有"诸湿肿满,皆属于脾"之论;二则饮

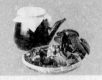

食不化而气血乏源,故有"脾为后天之本"之说。湿阻中焦,升降失调,清浊不分,则胃气上逆而为呕吐,湿浊下趋而为泄泻;湿聚成痰,上贮于肺,则咳嗽痰多色白;湿性重浊黏滞,阻遏气机,故胸闷不舒,脘痞失畅;气血不足,肢体失于濡养,故四肢无力,形体消瘦,面色萎黄;舌淡,苔白腻,脉虚缓等皆为脾虚夹湿之象。因此,脾胃气虚,运化失司,湿浊内生为本证的基本病机。

【方　解】　参苓白术散是为脾虚夹湿之证而设,治当补益脾胃,兼以渗湿为法。《素问·刺法论》说:"欲令脾实,气无滞饱,无久坐,食无太酸,无食一切生物,宜甘宜淡。"方中人参甘温,主入脾经,擅补脾胃之气;白术甘温而性燥,既可益气补虚,又能健脾燥湿;茯苓甘淡,为利水渗湿、健脾助运之要药。参、术相合,益气补脾之功益著;苓、术为伍,除湿运脾之效更彰,三味合而用之,脾气充则有化湿之力,湿浊去自有健脾之功,共同发挥益气健脾渗湿作用,同为君药,故本方以此三药为名。山药甘平,《神农本草经》说其"主伤中,补虚羸······补中益气力,长肌肉,久服耳目聪明",为平补脾胃之品;莲子肉甘平而涩,长于补脾厚肠胃,涩肠止泻,又能健脾开胃,增进食欲,二药助人参、白术以健脾益气,兼以厚肠止泻;扁豆甘平补中,健脾化湿,薏苡仁甘淡微寒,健脾利湿,二药助白术、茯苓以健脾助运,渗湿止泻,四药共为臣药。砂仁辛温芳香,化湿醒脾,行气和胃,既能助术、苓、扁、薏除湿之力,又可畅达湿遏之气机;桔梗宣开肺气,通利水道,并载诸药上行而成培土生金之功,与砂仁俱为佐药。炙甘草益气和中,调和诸药为使。大枣煎汤调药,更增补益脾胃之效。诸药配伍,补中焦之虚,助脾气之运,渗停聚之湿,行气机之滞,恢复脾胃受纳与健运之职,则诸症自除。

【应　用】

(1)参苓白术散药性平和,温而不燥,常用于除脾胃气虚症状外,用以泄泻,或咳嗽咳痰色白,舌苔白腻,脉虚缓者。

(2)加减:兼有里寒而腹痛者,加干姜、肉桂以温中祛寒止痛;

纳差食少者,加炒麦芽、焦山楂、炒神曲等以消食和胃;白痰多者,加半夏、陈皮等以燥湿化痰。

（3）参苓白术散现代常用于治疗慢性胃肠炎、贫血、肺结核、慢性支气管炎、慢性肾炎及妇女带下等辨证属脾虚夹湿证者。

四、补中益气汤

【来　源】《内外伤辨惑论》。

【组　成】黄芪、甘草、人参、升麻、柴胡、橘皮、当归、白术。

【用　法】水煎服。

【功　效】补中益气,升阳举陷。

【主　治】

（1）脾不升清证,症见适用于头晕目眩,视物昏瞀,耳鸣耳聋,少气懒言,语声低微,面色萎黄,纳差便溏,舌淡脉弱。

（2）气虚发热证,症见身热,自汗,渴喜热饮,气短乏力,舌淡而胖,脉大无力。

（3）中气下陷证,症见脱肛,子宫脱垂,久泻久痢,崩漏等,伴气短乏力,纳差便溏,舌淡,脉虚软者。

【方　证】　脾主运化,胃主受纳,两者共居中焦,以消化水谷,摄取精微而营养五脏六腑、四肢百骸。脾胃健运,则精力旺盛,气血充沛,故称之为"后天之本,营卫气血生化之源"。《素问·平人气象论》中说:"人以水谷为本。"《中藏经》也说:"胃气壮,则五脏六腑皆壮。"若饮食失调,劳倦过度,极易伤损脾胃,故李杲在《内外伤辨惑论》说:"饮食失常,寒温不适,则脾胃乃伤,喜怒忧思,劳役过度,而耗损元气。"脾胃虚弱,运化失司,气血生化乏源,脏腑经络无以为养,则肢倦体软,面色萎黄,纳少便溏。肺气失于脾胃清气充养,土不生金,肺气虚弱,则少气懒言,语声低微;脾肺之气既虚,卫阳亦怠,皮毛失于温煦,则畏寒怯冷,四肢不温;气虚腠理失固,阴液外泄,故动辄汗出。脾气主升,《医学三字经》记载:"人纳水谷,

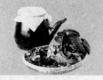

脾气化而上升。"《临证指南医案》说:"脾宜升则健。"中虚日久不复,气机失常,清阳当升而不得升,则可导致多种病变。如清阳不升,水容精微不能上输头面,清窍失养,轻则头昏目眩,甚则出现头痛不休,耳失聪,目不明;津液不能上承于口,则口渴不止,唯渴喜热饮,饮量不多,舌质淡胖等可资与其他热证之渴相鉴别。若清阳陷于下焦,郁遏不达则会出现发热,因非实火,故其热不甚,病程较久,时作时休,时重时轻,手心热甚于手背,且劳则加重,脉虚大无力,与外感发热,热甚不休,手背热甚于手心,脉数而有力者迥异,所以李杲称之为"阴火",以示与外感六淫之邪所致发热相区别。若中气下陷,升举无力,则会出现久泻久痢、崩漏下血不止等气血津精滑脱散失之证,或脱肛、子宫脱垂、胃下垂等内脏下垂现象。综上所述,本方主治证候尽管临床表现多样,但均由脾胃气虚,清阳不升所致。

【方　解】　补中益气汤是为饮食劳倦损伤脾胃,以致脾胃气虚,清阳不升之证而设,根据"劳者温之,下者举之"的治疗原则,以益气升阳,调补脾胃立法。李杲在《内外伤辨惑论》卷中说:"内伤脾胃,乃伤其气;外感风寒,乃伤其形。伤外为有余,有余者泻之;伤内为不足,不足者补之。内伤不足之病,苟误认作外感有余之证,而反泻之,则虚其虚也……唯当以甘温之剂,补其中,升其阳……盖温能除大热,大忌苦寒之药泻胃土耳。"补中升阳之品首推黄芪。《本草正义》说:"黄芪,补益中土,温养脾胃,凡中气不振,脾土虚弱,清气下陷者最宜。"张锡纯也在《医学衷中参西录》中说:"黄芪既善补气,又善升气。"中气既虚,清阳不升,土不生金,往往肺气亦渐形虚馁,而黄芪不仅长于益气补脾,又如《本草求真》所说:"入肺补气,入表实卫。"因此,被誉为"补气诸药之最"。因而补中益气汤重用黄芪为君,一则取其补中益气,升阳举陷,二则用之补肺实卫,固表止汗,李杲说:"脾胃一虚,肺气先绝,故用黄芪以益皮毛而闭腠理,不令自汗损其元气。"亦说明重用黄芪以补益脾肺。

方中人参"补五脏，安精神"，为补气要药，因较之黄芪更侧重于补益脾胃，故有"肌表之气，补宜黄芪；五内之气，补宜人参"之说；白术专补脾胃，"其气芳烈，其味甘浓，其性纯阳，为除风痹之上药，安脾胃之神品"；甘草，"炙用温而补中，主脾虚滑泄，胃虚口渴，寒热咳嗽，气短困倦，劳役虚损，此甘温助脾之功也"。三药俱属甘温补中要药，与黄芪相辅相成，则补气健脾之功益著，均为补中益气汤之臣药。

气虚日久，必损及血，故方中又配伍甘辛而温的当归补养阴血。张景岳说："其味甘而重，故专能补血；其气轻而辛，故又能行血，补中有动，行中有补，诚血中之气药，亦血中之圣药也……大约佐之以补则补，故能养营养血，补气生精，安五脏，强形体，益神志，凡有形虚损之病，无所不宜。"所以，补中益气汤用之既有补而不滞之长，又不悖立法甘温之旨，加之得参、芪、术、草益气生血之助，补血之力益彰。清阳当升不升，则浊阴当降不降，升降失常，清浊相干，气机不畅，故配伍陈皮调理气机，以助升降之复，使清浊之气各行其道，并可理气和胃，使诸药补而不滞。以上二味同为佐药。再入轻清升散的柴胡、升麻，以协诸益气之品助清阳之上升。《内外伤辨惑论》说："胃中清气在下，必加升麻、柴胡以引之，引黄芪、人参、甘草甘温之气味上升……二味苦平，味之薄者，阴中之阳，引清气上升也。"《本草纲目》说："升麻引阳明清气上升，柴胡引少阳清气上行，此乃禀赋虚弱，元气虚馁，及劳役肌饱，生冷内伤，脾胃引经最要药也。"由于两药并无补益之功，故"在脾虚之病用之者，乃借其升发之气，振动清阳，提其下陷，以助脾土之转输，所以必与补脾之参、芪、术并用"；而且用量宜轻，因为柴胡"若多用二、三钱（6、9克），能祛散肌表……若少用三、四分（0.9、1.2克），能升提下陷"，升麻"善提清气，少用佐参、芪升补中气"，故两药兼具佐使之功。炙甘草调和诸药，亦兼作使药。上药合而用之，可使脾胃健运，元气内充，气虚得补，气陷得举，清阳得升，则诸证可除。

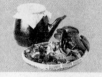

【应　用】

(1)补中益气汤为补气升阳,甘温除热的代表方。凡见有脾胃虚弱,清阳不升,或中气下陷,或长期发热的任何一个症状或体征,并伴体倦乏力,面色萎黄,舌淡脉弱等脾胃气虚征象者适宜。

(2)补中益气汤现代常用于治疗肌弛缓性疾病,如子宫脱垂、胃肝脾肾等内脏下垂、胃黏膜脱垂、脱肛、疝气、膀胱肌麻痹而致之癃闭、重症肌无力、肠蠕动弛缓引起的虚性便秘等,以及内伤发热、泄泻、慢性肝炎、原发性低血压、心律失常、失眠、头痛、健忘、老年性痴呆、耳鸣、汗证、乳糜尿、崩漏、带下、滑胎、恶性肿瘤和放化疗后不良反应明显者、麻痹性斜视、视神经与视网膜病变、慢性鼻炎、鼓膜内陷、复发性口疮、慢性咽炎等辨证属于中气不足,清阳不升的多种疾病。

五、归脾汤

【来　源】　《正体类要》卷下。

【组　成】　白术、当归、白茯苓、黄芪、龙眼肉、远志、酸枣仁、木香、甘草、人参。

【用　法】　加生姜、大枣,水煎服。

【功　效】　益气补血,健脾养心。

【主　治】

(1)心脾气血两虚证,症见心悸怔忡,健忘失眠,盗汗虚热,体倦食少,面色萎黄,舌淡,苔薄白,脉细弱。

(2)脾不统血证,症见便血,皮下紫癜,妇女崩漏,月经超前,量多色淡,或淋漓不止,舌淡,脉细弱。

【方　证】　心主神明,赖血以养之;脾主统血,由气以摄之。若思虑过度,劳伤心脾,则气血日耗。血虚神失所养,神明不安则见失眠多梦、心悸怔忡、神思恍惚、健忘神疲等证。张景岳说:"血虚则无以养心,心虚则神不守舍,故或为惊惕,或为恐畏,或若有所系恋,或无因而偏多妄思,以致终夜不寐及忽寐忽醒而为神魂不安等证。"气虚运化失职,血无所摄则致便血、崩漏、皮下紫癜等诸失血证。又如张氏所说:"盖脾统血,脾气虚则不能收摄,脾化血,脾气虚则不能运化,是皆血无所主,因而脱陷妄行。"《灵枢·决气篇》记载:"中焦受气取汁,变化而赤,是谓血。"脾气健旺,则能源源不竭地化生营血,以和调五脏,洒陈六腑,营运周身,脾虚则气血生化乏源,四肢百骸均失其养,故体倦食少,面色萎黄,舌淡脉细弱等证;阴血亏虚,阳气失于涵养,虚阳外浮亦可见盗汗虚热之证。

【方　解】　归脾汤证治以心脾气血两虚为基本病机,故治宜益气健脾与养血安神兼顾。方中人参甘温补气,归经心、脾,故既为补益脾胃之要药,又能补心益智,助精养神,故《神农本草经》记载有人参"补五脏,安精神,定魂魄"之论。《本草汇言》也说:"人参,补气生血,助精养神之药也,故真气衰弱,短促虚喘,以此补之,如荣卫空虚,用之可治也……惊悸怔忡,健忘恍惚,以此宁之……元神不足,虚羸乏力,以此培之;如中气衰陷,用之可升也。"龙眼肉甘温味浓,归经心脾,为补益心脾,养血安神之滋补良药,故《滇南本草》说其"养血安神,长智敛汗,开胃益脾",两药合用,补气生血,益脾养心之功甚佳,共为君药。黄芪、白术甘温入脾,补气健脾,助人参益气补脾之力,脾胃气充,既可复其统血摄血之职,又能使气血生化有源,而收补气生血,阳生阴长之效;当归甘辛微温,滋养营血,助龙眼肉养血补心之功,用为臣药。茯苓、远志、酸枣仁宁心安神;木香理气醒脾,与补气养血药配伍,使之补不碍胃,补而不滞,以上俱为佐药。使以炙甘草补气和中,调和诸药。煎药时少加生姜、大枣调和脾胃,以资生化。诸药配伍,共奏益气补血,健脾养心之功。

【应　用】

(1)归脾汤是治疗心脾气血不足的常用方,常用于心悸失眠,体倦食少,便血及崩漏,舌淡,脉细弱者。

123

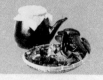

（2）加减：崩漏下血偏寒者，加艾叶炭、炮姜炭以温经止血；偏热者，加生地炭、阿胶珠、棕榈炭以清热止血。

（3）归脾汤现代常用于胃及十二指肠溃疡出血、功能性子宫出血、再生障碍性贫血、血小板减少性紫癜、神经衰弱、心脏病等辨证属心脾气血两虚及脾不统血证者。

六、小建中汤

【来　　源】　《伤寒论》。

【组　　成】　桂枝、甘草、大枣、芍药、生姜、饴糖。

【用　　法】　上6味，以水7升，先煮5味，取3升，去渣，入饴糖，更上微火消解，温服1升，每日3次（现代用法：作为汤剂煎服，用量按原方比例酌情增减）。

【功　　效】　温中补虚，和里缓急。

【主　　治】　虚劳里急证，症见腹中时痛，喜温欲按，舌淡苔白，脉细弦；或虚劳而心中悸动，虚烦不宁，面色无华，或手足烦热，咽干口燥等。

【方　　证】　本方主治虚劳诸证。此言虚劳，皆因中焦虚寒，化源不足所致。阳气不足则无以温煦，故腹中时痛，喜得温按；中虚则无以生化，阴阳俱乏，无以奉心，则虚烦心悸，面色无华；中虚营卫化生不足，阴阳失调，而见手足烦热，咽干口燥。以上治证虽较复杂，但皆因中焦虚寒，化源不足，营卫失和，气血虚损所引起。

【方　　解】　小建中汤由桂枝汤倍芍药加饴糖组成，以温中补虚，和里缓急为法，根据《素问·脏气法时论》中"脾欲缓，急食甘以缓之"之意，重用甘温质润的饴糖为君，温中补虚，和里缓急。芍药倍用，合饴糖酸甘益阴，缓急止痛；桂枝伍饴糖辛甘温阳而祛寒，两味共为臣药，一温一凉，一散一收，以调和阴阳，化生气血。卫为阳，不足者益之必以辛；营为阴，不足者补之必以甘。生姜、大枣辛甘相合，健脾益胃，调和营卫，为佐药。甘草益气健脾，调和诸药，为使药，且与桂枝相合有辛甘养阳之意，配芍药又有酸甘化阴之功。诸药相伍，使中气健，化源足，气血生，营卫调，则虚劳诸证俱消。

【应用】

（1）小建中汤是治疗虚劳里急腹痛的常用方剂，常用于腹痛喜温喜按、面色无华、舌淡红、脉沉弱或虚弦者。

（2）加减：寒重者，加花椒温中散寒；便溏者，加白术健脾除湿；气滞者，加木香行气除胀；气虚者，加黄芪、党参补中益气；血虚者，加当归温养补血。

（3）小建中汤现代常用于胃及十二指肠溃疡、慢性胃炎、再生障碍性贫血、神经衰弱、慢性肝炎、溶血性黄疸等疾病而见上述症状者，对于功能性发热、白血病等辨证属阴阳失调所致的虚热，亦可应用。

【注意事项】 小建中汤对阴虚火旺、呕家、吐蛔、中满者不宜用。

七、黄芪建中汤

【来　源】 《金匮要略》。

【组　成】 芍药、桂枝、炙甘草、生姜、大枣、饴糖、黄芪。

【用　法】 以上7味，以水7升，先煮6味，去渣，入饴糖，更上微火消解。温服1升，每日3次（现代用法：作为汤剂煎服，用量按原方比例酌情增减）。

【功　效】 温中补气，和里缓急。

【主　治】 虚劳病，阴阳气血俱虚证，症见里急腹痛，喜温喜按，形体羸瘦，面色无华，心悸气短，自汗盗汗。

【方　证】 脾胃为后天之本，营卫气血生化之源。今中焦虚寒，纳运无力，生化不足，则致阴阳气血俱虚。中气虚寒，不得温养，故里急腹痛，喜温喜按；气血生化不足，机体失于温养，故形体羸瘦，面色无华；气血虚无以养心，心失所养，则心悸气短；营卫不

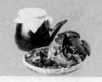

足,表虚不固,则自汗盗汗。以上诸证皆因中焦虚寒,化源不足所致。

【方　解】　黄芪建中汤为小建中汤加黄芪而成,以温中补虚立法,是治疗虚劳的名方。方中黄芪甘温入肺,健脾益气;饴糖甘温补虚,缓急止痛,共为方中君药。桂枝助阳,芍药益阴,两药相合,调和阴阳,化生气血为臣。生姜、大枣辛甘相合,健脾益胃,调和营卫,为佐药。炙甘草益气健脾,调和诸药为使。且炙甘草味甘,与桂枝、饴糖相配"辛甘化阳",合芍药"酸甘化阴"。诸药相合,益气建中,方可化源足,气血生,营卫调,诸证平。

【应　用】

(1)黄芪建中汤为益气温中的常用方,常用于里急腹痛,喜温喜按,形体羸瘦,面色无华,心悸气短,或自汗盗汗,舌淡红,脉沉弱者。

(2)加减:同小建中汤。

(3)黄芪建中汤现代常用于治疗胃及十二指肠溃疡、神经衰弱、慢性腹膜炎、慢性胃炎等辨证属中气虚寒,阴阳气血俱虚的多种疾病。

【注意事项】　阴虚火旺者、呕吐及中满者,均忌用黄芪建中汤。

八、十全大补汤

【来　源】　《传信适用方》卷2。

【组　成】　人参、白术、白芍、白茯苓、黄芪、川芎、熟地黄、当归、肉桂、甘草。

【用　法】　上药为细末。每服9克,加生姜3片,大枣2枚擘破,水300毫升,煎至240毫升(八分),去渣温服,不拘时候(现代用法:作为汤剂煎服,用量按原方比例酌情增减)。

【功　效】　温补气血。

【主　治】　气血两虚证，症见面色萎黄，倦怠食少，头晕目眩，神疲气短，心悸怔忡，自汗盗汗，四肢不温，舌淡，脉细弱，以及妇女崩漏，月经不调，疮疡不敛等。

【方　证】　气主煦之，血主濡之。气虚四肢百骸失于温养，症见倦怠气短，四肢不温，自汗神疲；血虚脏腑经络失于濡养，症见面色萎黄，头晕目眩，心悸怔忡。冲任气血不足，或血失统摄而为崩中漏下，或血海失充而为经少经闭；肌肉筋骨无以为养，症见则疮疡溃而久不收口。

【方　解】　十全大补汤是四君子汤合四物汤再加黄芪、肉桂而成。四君子汤和四物汤分别为补气与补血之要方，二方相伍，共奏气血双补之功。黄芪甘温，为补气要药。《灵枢·营卫生会》说："人受气于谷，谷入于胃，以传于肺，五脏六腑皆以受气。"即肺所吸入的自然之清气与脾所吸收的水谷之精气合而成为后天之气，由于黄芪归经脾肺，大补后天之气，又兼具升阳、固表、托疮等多方面作用，故《本草求真》卷5说其为"补气诸药之最，是以有耆之称。与人参比较，则参气味甘平，阳兼有阴；耆则秉生纯阳，而阴气绝少"，与四君子相伍，则本方补气之力益著；肉桂辛甘大热，补火助阳，温通血脉，与诸益气养血之品同用，可温通阳气，鼓舞气血生长，从而增强十全大补汤补益虚损之功。正如张秉成所说："各药得温养之力，则补性愈足，见效愈多，非唯阳虚可温，即阴虚者亦可温，以无阳则阴无以生。"诸药配伍，补气之中有升阳之力，养血之中有温通之能，共收大补气血之效。因由十味药组成，功能大补气血，故以"十全大补"名之。

【应用】

(1)十全大补汤为大补气血的代表方，常用于神疲气短，头晕目眩，四肢不温，舌淡，脉细弱者。

(2)加减：心悸怔忡者，加五味子、酸枣仁等以养心安神；自汗不止者，加煅龙骨、煅牡蛎等以敛汗固表。

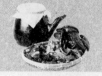

（3）十全大补汤现代常用于各种贫血、痿证、神经衰弱、慢性荨麻疹、妇女月经不调、疮疡溃后久不愈合等辨证属气血大虚者，以及外科手术后、肿瘤等慢性消耗性疾病见上述证候者。

【注意事项】 实热及阴虚火旺者不宜用。

九、人参养荣汤

【来　　源】 《三因极一病症方论》卷13。

【组　　成】 黄芪、当归、桂心、甘草、橘皮、白术、人参、白芍、熟地黄、茯苓、远志。

【用　　法】 上锉散。每服12克，水300毫升（一盏半），加生姜3片，大枣2枚，煎至200毫升（七分），去渣，空腹服（现代用法：作为汤剂煎服）。

【功　　效】 益气补血，养心安神。

【主　　治】 心脾气血两虚证，症见倦怠无力，食少无味，惊悸健忘，夜寐不安，虚热自汗，咽干唇燥，形体消瘦，皮肤干枯，咳嗽气短，动则喘甚，或疮疡溃后气血不足，寒人参热不退，疮口久不收敛。

【方　　证】 积劳虚损，气血日耗。脾气虚弱则倦怠无力，食少无味；土不生金，肺气亦馁，故咳嗽气短，动则喘甚，自汗。《玉机微义》说："血盛则形盛，血弱则形衰"，血虚心神失养，则惊悸健忘、夜寐不安；形体失濡则皮肤干枯，肌肉羸瘦；阴血不足，阳元以制，则虚热内生，咽干唇燥。疮疡溃后，久不收口等亦为气血不足，肌肉筋骨失于濡养之象。由此可见，人参养荣汤辨证论治临床症状虽多，但均由心脾气血虚损而致。

【方　　解】 人参养荣汤所治为心脾气血两虚而兼有内热之证，故方中重用酸寒之白芍，以养血补虚，敛阴止汗，兼清虚热；人参大补元气，为养心益肺补脾之要药，两者合用，益气养血，共为君药。当归、熟地黄助白芍以补血，黄芪、白术、茯苓、甘草助人参以

128

补气，并助白芍固表敛汗，肉桂鼓舞气血生长，均为臣药。佐以陈皮行气和胃，远志、五味子养心安神；再加生姜、大枣调和脾胃，用为使药。诸药相伍，共奏益气补血，养心安神之功。

【应　用】

（1）人参养荣汤是治疗气血两虚，心神失宁的常用方，常用于气短乏力，心悸失眠，口干唇燥，舌淡红，脉细弱或细数无力为使用要点。

（2）加减：遗精便泄者，加龙骨30克；咳嗽者，加阿胶；热象不显者，白芍用量宜减。

（3）人参养荣汤现代常用于治疗贫血、病后虚弱、神经衰弱、溃疡久不愈合等慢性虚弱性疾病辨证属气血两虚证者。

【注意事项】　气血两虚证而兼有寒象者不宜用。

十、一煎贯

【来　源】　《续名医类案》卷18。

【组　成】　北沙参、麦冬、当归、生地黄、枸杞子、川楝子。

【用　法】　水煎服。

【功　效】　滋阴疏肝。

【主　治】　阴虚肝郁证，症见胸脘胁痛，吞酸吐苦，咽干口燥，舌红少津，脉细弱或虚弦，以及疝气瘕聚。

【方　证】　肝藏血，性喜条达，职司疏泄，故有"体阴用阳"之称。若情志不遂，气火内郁，或肝病久延不愈，每致肝阴日渐耗损。肝阴亏虚，肝络失养，则胸胁隐痛，绵绵不休；肝失条达，气郁而滞，日久可结为疝气、瘕聚，横逆犯胃，胃气失和，则胃脘作痛，吞酸吐苦；若阴虚津液不能上承，则咽干口燥，舌红少津；脉来细弱或呈虚弦，亦肝阴不足之证。

【方　解】　一煎贯证治为肝阴不足，气机郁滞而致，治宜养肝阴而疏肝气。方中枸杞子性味甘平，归肝、肾二经，尤长于滋阴补

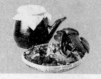

肝,用为君药。肝藏血,肾藏精,乙癸同源,精血相生,故配入生地黄滋肾养阴,借肾水之充以涵养肝木,并可清虚热,生津液;当归功擅养血补肝,因属血中气药,故养血之中有调血之能,补肝之中寓疏达之力,两者与枸杞子相伍,补肝阴,养肝血之效益著,共为臣药。佐以北沙参、麦冬养胃生津,润燥止渴;川楝子苦寒,疏肝泄热,行气止痛,肝气郁滞之痛证有热者每恃为疏郁之要药,与大队甘寒滋阴养血药物配伍,既无苦燥伤阴之弊,又可引诸药达于肝经,为佐使药。诸药合用,使肝体得养而阴血渐复,肝气得疏则诸痛可除,为治疗阴虚血燥,肝郁气滞证候的有效方剂。

【应　用】

(1)一煎贯为治疗阴虚肝郁而致胁脘疼痛的常用方剂。常用于胁肋疼痛,吞酸吐苦,舌红少津,脉虚弦者。

(2)加减:口苦燥者,加川黄连;大便秘结者,加瓜蒌仁;有虚热或汗多者,加地骨皮;痰多者,加贝母;舌红而干,阴亏过甚者,加石斛;胁胀痛者,按之硬,加鳖甲;烦热而渴者,加知母、石膏;腹痛者,加芍药、甘草;脚弱者,加牛膝、薏苡仁;不寐者,加酸枣仁。此外,若胁痛甚者,加合欢花、玫瑰花、白蒺藜等以疏肝调气;头目昏晕者,加女贞子、桑葚等以补益肝肾。

(3)一煎贯现代常用于治疗慢性肝炎、慢性胃炎、胃及十二指肠溃疡、肋间神经痛、神经官能症等辨证属阴虚气滞者。

【注意事项】　一煎贯中滋腻之药较多,故有停痰积饮而舌苔白腻,脉沉弦者,不宜使用。

第二节　脾胃病相对应的经典名方

脾胃病相对应的经典名方,是以和解少阳,调和肝脾,调和肠胃等作用,治疗邪在少阳、肝脾不和、肠胃不和等证的方剂,称和解剂。以小柴胡汤为代表方,连及清、温、补、润,兼表,兼攻等,较之原意已多有扩展，丰富了和解剂的内容。和解剂与和法，具有缓和疏解之意。使表里寒热虚实的复杂证候，脏腑阴阳气血的偏盛偏衰，归于平复。

一、小柴胡汤

【来　源】《伤寒论》。

【组　成】柴胡、黄芩、人参、甘草、半夏、生姜、大枣。

【用　法】上药以水2 200毫升（一斗二升），煮取1 200毫升（六升），去渣，再煎，取600毫升（三升），温服200毫升（一升），每日3次（现代用法：作为汤剂煎服）。

【功　效】和解少阳，和胃降逆，扶正祛邪。

【主　治】

（1）伤寒少阳证，症见往来寒热，胸胁苦满，默默不欲饮食，心烦喜呕，口苦，咽干，目眩，舌苔薄白，脉弦。

（2）热入血室证，症见妇人中风，经水适断，有时寒热发作。

（3）疟疾、黄疸等疾病而见少阳证者。

【方　证】 小柴胡汤系少阳证之代表方。足少阳胆经循胸布胁，位于太阳、阳明表里之间。伤寒邪犯少阳，病在半表半里，邪正相争，正胜欲拒邪出于表，邪胜欲入里并于阴，故往来寒热，是本方证的发热特点。《灵枢·经脉篇》说："足少阳之脉，起于目锐眦，上抵头角，下耳后，循颈行手少阳之前至肩上，却交出手少阳之后，入缺盆。其支者……以下胸中，贯膈，络肝，属胆，循胁里。"邪在少阳，经气不利，郁而化热，胆火上炎，而致胸胁苦满，心烦，口苦，咽干，目眩。胆热犯胃，胃失和降，气逆于上，故默默不欲饮食而喜呕。邪未入里，故舌苔薄白；脉弦，为少阳病之主脉。妇人中风，初起应有发热恶寒等病症，数日后续得寒热发作有时，则与太阳中风寒热发作不定时不同。以其得病之初，月经已来，血海空虚，发病之后，邪热乘虚而入，热与血结，故月经不当断而断，此为热入血

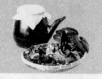

室。寒热发作有时,亦为邪在少阳之证也。至于疟疾病,症见往来寒热;黄疸病,发病部位主要在肝胆,症见胸胁胀满,食欲缺乏,心烦呕恶,均属少阳病症。

【方　解】　伤寒,邪在表者,当从汗解;邪在里者,则当攻下;今邪既不在表,又不在里,而在表里之间,则非汗下之所宜,故用和解一法。方中重用柴胡,其性味苦辛微寒,归肝、胆二经,具有轻清升散、宣透疏解的特点,既能透达少阳之邪从外而散,又能疏泄气机之郁滞,为"少阳解表药",故为君药。黄芩苦寒,长于解肌热,在此以之清泄少阳之热,为臣药。柴胡之升散,得黄芩之降泄,两者配伍,共使邪热外透内清,从而达到和解少阳之目的。胆气犯胃,胃失和降,故佐以半夏、生姜和胃降逆止呕。其中半夏辛温有毒,降逆之功颇著。邪从太阳转入少阳,缘于正气本虚,故又佐以人参、大枣益气健脾,一则取其扶正以祛邪,二则取其益气以御邪内传,俾正气旺盛,则邪无内传之机。炙甘草助参、枣扶正,且能调和诸药,为使药。

【应　用】

(1)小柴胡汤主治少阳病症,常用于往来寒热,胸胁苦满,默默不欲饮食,心烦喜呕,口苦,咽干,目眩,舌苔薄白,脉弦者。

(2)加减:因胸中烦而不呕是上焦有痰热,胃气不上逆,故去降逆之半夏、益气之人参,加瓜蒌实以宽胸理气,化痰清热;渴为津气不足,故去辛燥耗津之半夏,加养阴生津之人参、瓜蒌根;腹中痛是木旺土虚,故去苦寒之黄芩使不伤脾胃,加芍药柔肝益脾,缓急止痛;胁下痞硬,故去甘壅之大枣,加牡蛎软坚散结;心下悸小便不利是水气凌心,水道不利,去黄芩之苦寒,因有碍于通阳利水,加茯苓宁心安神而利小便;不渴,外有微热,是外感风寒表邪未解,故去补气之人参,加桂以解表散寒;咳是水寒之气凌肺,故去人参、姜、枣之补脾和胃,而加干姜温散水气,五味子止咳。

(3)小柴胡汤现代常用于治疗感冒、流行性感冒、疟疾、支气管炎、急性胸膜炎、慢性肝炎、肝硬化、急慢性胆囊炎、胆结石、消化道溃疡、胆汁反流性胃炎、急性胰腺炎、急性肾盂肾炎、膀胱炎、尿道炎、淋巴结炎、中耳炎、产褥热、急性乳腺炎、乳腺小叶增生、睾丸炎等辨证属少阳证者。

【注意事项】 因小柴胡汤中柴胡升散,黄芩、半夏性燥,易伤阴血,故阴虚血少者忌用。

二、蒿芩清胆汤

【来　源】 《重订通俗伤寒论》。

【组　成】 青蒿、淡竹叶、仙半夏、赤茯苓、黄芩、枳壳、陈广皮、碧玉散。

【用　法】 水煎服。

【功　效】 清胆利湿,和胃化痰。

【主　治】 少阳湿热痰浊证,症见寒热如疟,寒轻热重,口苦胸闷,吐酸苦水或呕黄涎而黏,甚则干呕呃逆,胸胁胀痛,舌红苔白腻,脉数而右滑左弦。

【方　证】 湿热邪郁少阳胆经,正邪分争,少阳气机不畅,胆中相火乃炽,则寒热如疟,寒轻热重,胸胁胀痛。胆热犯胃,灼津为痰,湿热痰浊中阻,胃失和降,故见干呕呃逆。病在少阳,湿热痰浊为患,故舌红苔白腻,或间见杂色,脉数而右滑左弦。

【方　解】 蒿芩清胆汤方中青蒿脑(即青蒿新发之嫩芽)苦寒芳香,既清透少阳邪热,又辟秽化湿,正如《重庆堂随笔》卷下云:"青蒿,专解湿热,而气芳香,故为湿温疫病要药。又清肝、胆血分伏热。"黄芩苦寒,清泄胆腑湿热,并为君药,既透邪外出,又内清湿热。竹茹清胆胃之热,化痰止呕;半夏燥湿化痰,和胃降逆,两药配伍,加强化痰止呕之功;碧玉散(滑石、青黛、甘草)和赤茯苓清热利湿,导湿热下泄,俱为臣药。枳壳下气宽中,消痰除痞;陈皮理气化痰,宽畅胸膈,为佐药。诸药合用,使湿去热清气机通利,少阳枢机

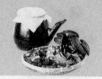

得运,脾胃气机得和,自然寒热解,呕吐平,诸症悉除。正如何秀山在《重订通俗伤寒论》说:"此为和解胆经之良方也,凡胸痞作呕,寒热如疟者,投无不效。"

【应用】

(1)蒿芩清胆汤适用于胆热犯胃,湿热痰浊中阻所致的证候,属热重于湿者。常用于寒热如疟,寒轻热重,胸胁胀闷,吐酸苦水,舌红苔腻,脉弦滑者。

(2)加减:若呕多者,可加黄连、紫苏叶清热止呕;湿重者,可加藿香、薏苡仁、白蔻仁、厚朴以化湿浊;小便不利者,可加车前子、泽泻、通草以清利湿热。

(3)蒿芩清胆汤现代常用于治疗肠伤寒、急性胆囊炎、急性黄疸型肝炎、胆汁反流性胃炎、慢性胰腺炎、急性胃炎、肾盂肾炎、疟疾、盆腔炎、钩端螺旋体病等辨证属少阳湿热痰浊证者。

【注意事项】 蒿芩清胆汤药性寒凉,素体阳虚者慎用。

三、四逆散

【来　　源】 《伤寒论》。

【组　　成】 炙甘草、枳实、柴胡、芍药各6克。

【用　　法】 上4味捣筛,白饮和,服方寸匕(2克),每日3次(现代用法:水煎服)。

【功　　效】 透邪解郁,疏肝理气。

【主　　治】

(1)阳郁厥逆证,症见手足不温,或身微热,或咳,或悸,或小便不利,或腹痛,或泄利下重,脉弦。

(2)肝脾不和证,症见胁肋胀闷,脘腹疼痛,脉弦等。

【方　　证】 四逆散所治"四逆",缘于外邪传经入里,气机为之郁遏,不得疏泄,导致阳气内郁,不能达于四末,而见手足不温。此种"四逆"与阳衰阴盛的四肢厥逆有本质区别。正如李中梓云:"此证虽云四逆,必不甚冷,或指头微温,或脉不沉微,乃阴中涵阳之证,唯气不宣通,是为逆冷。"张锡驹也在《伤寒论直解》卷5中说:"凡少阴四逆,俱属阳气虚寒;然亦有阳气内郁,不得外达而四逆者,又宜四逆散主之。"肝为刚脏,主藏血,性喜条达而恶抑郁,本证四逆,亦可由肝气郁结,阳郁于里,不能通达于四肢所致。另外,肝病最易传脾,脾主四肢,脾土壅滞不运,亦可导致阳气不能敷布而为厥逆。本方所治除了"四逆"这一主症外,其余均属于厥逆证。由于气机郁滞,升降失调,病邪逆乱于内,故可见诸种不定之证。气滞阳郁化热,则身微热;心胸阳气失于宣通,则或咳或悸;水道失于通调,则小便不利;气郁不畅,木横乘土,则腹痛;胃肠气机不利,则泄利下重。以上厥逆证,以腹痛、泄利下重,较为常见。而肝气郁结,疏泄失常,以致脾气壅滞,而成肝脾不和之证,故见胁肋胀闷,脘腹疼痛,或泄利下重。脉弦主肝郁,亦主疼痛。因此,阳郁气滞,是本方证发病的关键。

【方　解】　四逆散证由阳郁气滞所致,故治宜宣畅气机,透达郁阳,疏肝理脾之法。方中柴胡入肝胆经,其性轻清升散,既疏肝解郁,又透邪升阳。《本草经解》卷2记载:"柴胡清轻,升达胆气;胆气条达,则十一藏从之宣化,故心腹胃肠中,凡有结气,皆能散之。"致使肝气条达,阳郁得伸,恰对病因病机,故为君药。白芍功能敛阴养血,《本草备要》说其"补血,敛肝阴",以养肝体,助肝用。肝体阴而用阳,肝体得养,则肝用易复;另能防柴胡"劫肝阴";再者,柴胡又是缓急止痛之佳品,与甘草配伍则疗效益增,是为臣药。佐以枳实,该药苦降辛行寒清,具有下气破结泄热之功。《神农本草经》卷2说其"除寒结热,利五脏"。《名医别录》卷2认为其"破结实,消胀满",既助柴胡调畅气机,又合白芍调理气血。甘草为使,一调和诸药;二益脾和中,以扶土抑木;三缓急以助白芍止痛。综观全方,柴胡配芍药一散一收,一疏一养;伍枳实一升一降;柴胡、芍药与枳实、甘草,亦肝亦脾,亦气亦血,四药合用,散而不过,

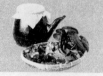

疏而无伤,肝脾同治,气血兼顾,使邪祛郁解,阳伸肢温,诸证自愈。

【应用】

(1)四逆散为疏肝理脾之通剂,常用于肝胆气郁而致的四逆,或肝脾不和所致的脘腹疼痛。以手足不温,或胁肋疼痛,脉弦为辨证论治要点。

(2)加减:若咳者,加五味子、干姜以温肺散寒止咳;悸者,加桂枝以温心阳;小便不利者,加茯苓以利小便;腹中痛者,加炮附子以散里寒;泄利下重者,加薤白以通阳散结;气郁甚者,加香附、郁金以理气解郁;有热者,加栀子、川楝子以清内热。

(3)四逆散现代常用于慢性肝炎、胆囊炎、胆石症、胆道蛔虫病、肋间神经痛、胃溃疡、胃炎、胃肠神经官能症、附件炎、输卵管阻塞、急性乳腺炎等辨证属肝胆气郁,肝脾(或胆胃)不和者。

【注意事项】 阴虚气郁而致的脘腹、胁肋疼痛者忌用。

四、逍遥散

【来　源】《太平惠民和剂局方》卷9。

【组　成】 甘草(微炙赤)15克(半两),当归(去苗、锉)、茯苓(微炒、去皮)、芍药、白术、柴胡(去苗)各30克(一两)。

【用　法】 上为粗末,每服6克(二钱),水200毫升(一大盏),烧生姜一块切破,薄荷少许,同煎至140毫升(七分),去渣热服,不拘时候(现代用法:共为散,每服6～9克,加煨姜、薄荷少许共煎汤温服,每日3次。亦可作为汤剂,水煎服,用量按原方比例酌情增减。亦有丸剂,每服6～9克,每日2次)。

【功　效】 疏肝解郁,养血健脾。

【主　治】 肝郁血虚脾弱证,症见两胁作痛,头痛目眩,日燥咽干,神疲食少,或往来寒热,或月经不调,乳房胀痛,舌质淡红,脉弦而虚者。

【方　证】 肝主疏泄,性喜条达舒畅而恶抑郁,其用阳;又为藏血之脏,其体阴。此即所谓"肝体阴而用阳"。若情志不畅,则肝气郁滞,肝阳易亢,常伤阴血,以致血虚。肝失疏泄,木郁克土,脾失健运,血之化源不足,则血虚益甚。而血虚不能养肝,则肝郁愈重。故逍遥散方证之肝郁血虚脾弱之间相互影响,互为因果。足厥阴肝经"布胁肋,循喉咙之后,上入颃颡,连目系,上出额,与督脉会于巅"。血虚失养,则口燥咽干,月经不调;脾弱失运,则神疲食少,至于舌淡、脉弦而虚,皆为肝郁血虚之象。

【方　解】　逍遥散主治肝郁血虚脾弱之证,但重在肝气郁滞,故治宜疏肝解郁为主,配合养血健脾之法。方中首选柴胡为君,目的在于疏肝解郁,致使肝气条达,以复肝用。柴胡疏肝之功,历来被前贤所推崇,《滇南本草》卷1和《药品化义》分别记载其"行肝经逆结之气,止左胁肝气疼痛;柴胡性轻清,主升散,味微苦,主疏肝"。臣以当归、白芍,两药皆入肝经,均能补血,合用相得益彰,共治血虚。既养肝体助肝用,又防柴胡劫肝阴。另外,白芍又能养阴缓急以柔肝,当归还能活血以助柴胡疏肝郁。木郁则土衰,肝病易于传脾,仲景说:"见肝之病,知肝传脾,当先实脾。"故以白术、茯苓、甘草健脾益气,非但扶土以抑木,且使营血生化有源,以增归、芍养血之功,共为佐药。用法中加薄荷少许,疏散透达肝经之郁滞;烧生姜降逆和中,且能辛散达郁,亦为佐药。柴胡为肝经引经药,甘草调和药性,又兼使药之用。合而成方,深合《素问·藏气法时论》记载的"肝苦急,急食甘以缓之;脾欲缓,急食甘以缓之;肝欲散,急食辛以散之"之旨。可使肝郁得疏,血虚得养,脾弱得复。则肝气条达,郁结消解,气血调和,神情怡悦,故名逍遥散。

【应用】

(1)逍遥散为调肝养血的代表方,又是妇科调经的常用方。以两胁作痛,神疲食少,月经不调,脉弦而虚为辨证论治要点。

(2)加减:肝郁气滞较甚,加香附、陈皮以疏肝解郁;血虚甚者,加熟地黄以养血;肝郁化火者,加牡丹皮、栀子以清热凉血。

137

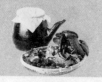

（3）逍遥散现代常用于慢性肝炎、肝硬化、胆石症、胃及十二指肠溃疡、慢性胃炎、胃肠神经官能症、经前期紧张症、乳腺小叶增生、更年期综合征、盆腔炎、子宫肌瘤等辨证属肝郁血虚脾弱者，均可加减应用。

【注意事项】 肝郁多因情志不遂所致，治疗时须嘱患者心情达观，方能获效。否则，药"逍遥"而人不逍遥，终无济也。

五、半夏泻心汤

【来　源】 《伤寒论》。

【组　成】 半夏、黄芩、干姜、人参、黄连、大枣、甘草。

【用　法】 上7味，以水2000毫升（一斗），煮取1200毫升（六升），去渣，再煮，取600毫升（三升），每日3次。

【功　效】 寒热平调，消痞散结。

【主　治】 胃气不和之痞证，症见心下痞，但满而不痛，或呕吐，肠鸣下利，舌苔腻而微黄。

【方　证】 半夏泻心汤所治痞证，原系小柴胡汤误下，伤及中阳，阳虚则寒，邪热乘虚而入，以致寒热错杂，虚实相兼，邪聚于中焦，遂感局部堵塞不舒，而成痞硬，因邪属无形，故满而不痛；脾胃失和，升降失常，症见呕吐，肠鸣下利；苔腻而微黄，属胃气不和之证。

【方　解】 半夏泻心汤适应证的病机甚为复杂，既有寒热错杂，又虚实相兼，以致中焦不和，升降失常。尽管如此，实以邪热内陷为主，故方宜选黄连为君，该药苦降寒清，以泻内陷之热邪，病因即除，胃气自和。如《本草正义》卷2所说："黄连大苦大寒，能燥湿，寒胜热，能泄降一切有余之湿火，而心、脾、肝、肾之热，胆、胃、大小肠之火，无不治之。上以清风火之目病，中以平肝胃之呕吐，下以通腹痛之滞下，皆燥湿清热之效也。"黄芩性能近似黄连，增强其寒清苦降之功。《本草图经》说："张仲景治伤寒心下痞满，泻心汤四方皆用黄芩，以其主清热，利小肠故也。"是为臣药。半夏、干姜均为辛开之物，合用能散结消痞，其中半夏味苦，又降逆止呕，与黄连相伍，和胃之效尤佳。《医学启源》卷下说："大和胃气，除胃寒，进饮食。"张寿颐在《本草正义》也说："半夏味辛，辛能泄散……辛以开泄其坚满，而滑能降达逆气也。"夏、姜性皆温热，又能散寒。《伤寒来苏集·伤寒附翼》卷上说："生姜能散水气，干姜善散寒气，凡呕后痞硬，是上焦津液已干，寒气留滞可知，故去生姜而倍干姜。"两味亦为臣药。更用人参、大枣、甘草补中益气，以调养下后损伤之胃气。另外，既可防芩、连之苦寒伤阳，又防夏、姜之辛热伤阴，共为佐药。而甘草尚能调和诸药，可兼使药之用。

【应　用】

（1）半夏泻心汤常用于中气虚弱，寒热错杂，升降失常，而致肠胃不和者。以心下痞满，呕吐泻痢，苔腻微黄者。

（2）加减：热多寒少以芩、连为主，寒多热少重用干姜，浊饮上泛重用半夏，寒热相等宜辛苦并行；若痞证呕甚而中气不虚，或舌苔厚腻者，可去人参、大枣，加枳实、生姜以理气止呕。

（3）半夏泻心汤现代常用于治疗急性和慢性胃炎、胃及十二指肠溃疡、慢性肠炎、神经性呕吐、消化不良、慢性肝炎、早期肝硬化、口腔黏膜溃疡等辨证属寒热错杂肠胃不和者。

【注意事项】　半夏泻心汤适用于寒热错杂之痞证。若痞为气滞或食积等原因所致者，不宜使用。

六、柴胡达原饮

【来　源】　《重订通俗伤寒论》卷2。

【组　成】　柴胡、生枳壳、川厚朴、青皮、炙甘草、黄芩、苦桔梗、草果、槟榔、荷叶梗。

【用　法】　水煎服。

【功　效】　透达膜原，祛湿化痰。

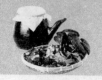

【主　治】　温疫痰湿阻于膜原证，症见间日发疟，胸膈痞满，心烦懊侬，头眩口腻，咳痰不爽，苔白粗如积粉，扪之糙涩，脉弦而滑者。

【方　证】　膜原外通肌腠，内近胃腑，为三焦之门户，居一身半表半里之位。温疫之邪，从口鼻而入。邪在半表半里，出入营卫之间，正邪相争之时，则疟疾发作，发有定时；邪阻膜原，则三焦气机失畅，积湿酿痰，故见胸膈痞满；气机被郁化热，湿郁热伏于里，内扰心神则见心烦懊侬，内阻清阳则头眩；痰湿内郁于肺则咳痰不爽，苔白粗如积粉，扪之糙涩，脉弦而滑者，均为痰湿阻于膜原之证。

【方　解】　柴胡达原饮主治间日疟者，系瘟疫痰湿所致，但湿重于热。此时邪不在表，忌用发汗，胃腑不实，不宜攻下。叶天士说："温疫病初入膜原，未归胃腑，急急透解。"所以在治疗上宜开达膜原，祛湿化痰。柴胡达原饮以柴胡、黄芩为君，透表解热以疏达膜原气机，"为外邪之在半表半里者引而出之，使达于表而外邪自散"，而且黄芩清热泻火以降泄膜原郁热，"得柴胡退寒热"，两者是为和解半表半里之邪的重要药对。配伍枳壳、厚朴、草果行气燥湿，消痞除满，草果尚能截疟祛痰，以宽畅中焦，均为臣药。佐以青皮、槟榔下气散结，以疏利上焦。桔梗宣肺化痰，《重庆堂随笔》卷下说其"开肺气之结，宣心气之郁，上焦药也"；荷梗升清透邪，两药合用，以开宣上焦，亦为佐药。甘草调药补中，是为使药。

【应　用】

（1）柴胡达原饮是治邪伏膜原、湿遏热伏而湿重于热的常用方剂，常用于以寒热往来，胸膈痞满，苔白粗如积粉，脉弦滑者。

（2）柴胡达原饮现代常用于疟疾、流感及不明原因的发热辨证属寒热往来，胸膈痞满者。

【注意事项】　柴胡达原饮，湿郁热伏、热重于湿者不宜用。原书说：若湿已开，热已透，相火炽盛，再投此剂，反助相火愈炽，适劫胆汁而烁肝阴，酿成火旺生风，痉厥兼臻之变矣。用此方者宜慎之。

七、痛泻要方

【来　源】　《丹溪心法》卷2。

【组　成】　炒白术30克，炒白芍20克，炒陈皮15克，防风20克。

【用　法】　上药细切，分作8份，水煎或丸服。

【功　效】　补脾柔肝，祛湿止泻。

【主　治】　脾虚肝郁之痛泻，症见肠鸣腹痛，大便泄泻，泻必腹痛，舌苔薄白，脉两关不调，左弦而右缓者。

【方　证】　痛泻之成因颇多，痛泻要方证由土虚木乘，肝脾不和，脾受肝制，运化失常所致。正如《素问·气交变大论》所说："岁木太过，风气流行，脾土受邪，民病飧泄，食减体重，烦冤肠鸣，腹胁支满。"《素问·举痛论》亦说："怒则气逆，甚则飧泄。"其特点是泻必腹痛，泻后痛减。多见于脾虚肝郁而性情急躁的患者，每因情绪影响而发作。肝主疏泄，脾主运化，相互协调，则气机通畅，运化自如。若脾气虚弱，肝郁不达，肝脾必不和谐，则脾之升降、运化，小肠之受盛，大肠之传导均失之以常。脾虚故泻，肝郁故痛，即如《医方考》卷2所说："泻责之脾，痛责之肝；肝责之实，脾责之虚。脾虚肝实，故令痛泻。"肝脾脉在两关，肝脾不和，故其脉两关不调，弦主肝实，缓主脾虚；舌苔薄白，亦为脾虚之证。除痛泻外，有时并见食欲缺乏，脘腹微胀，粪便中夹有未完全消化的食物，均由脾虚肝实所致。

【方　解】　痛泻由肝旺脾虚所致，故方中重用白术苦甘而温，补脾燥湿以治土虚，是为君药。白芍酸寒，柔肝缓急止痛，与白术相配，于土中泻木，明代陈士铎在《辨证录》中说："夫平肝之药，舍白芍实无第二味可代。"故为臣药。陈皮辛苦而温，理气燥湿，健脾

141

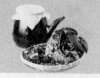

和胃,为佐药。尤妙在防风专入肝脾二脏,辛能散肝郁,正如《素问·藏气法时论》所说:"肝欲散,急食辛以散之。"香能舒脾气,且为脾经引经药,其性升浮,能胜湿止泻,故兼具佐使之用。四味相合,使脾健肝疏,气机调畅,痛泻自止。全方具有补缓之中寓有疏散的配伍特点。方主"痛泻"之治,故以"痛泻要方"名之;又因方有白术、白芍君臣相配,故又有"白术芍药散"之称。

【应　用】

(1)痛泻要方为治痛泻的要方。常用于肠鸣腹痛,大便泄泻,泻必腹痛,脉左弦而右缓者。

(2)加减:久泻者,脾气虚馁,清阳下陷,可加炒升麻以升阳止泻;舌苔黄腻者,湿久郁热,可加黄连以清热。

(3)急性肠炎、慢性结肠炎、过敏性肠炎、神经性腹泻等辨证属肝旺脾虚者,均可加减用之。

【注意事项】　痛泻要方宜与伤食痛泻相鉴别,若伤食腹痛者不宜使用。

八、葛根芩连汤

【来　源】　《伤寒论》。

【组　成】　葛根、甘草、黄芩、黄连。

【用　法】　上药以水1 600毫升(八升),先煮葛根,减400毫升(二升),入诸药,煮取400毫升,去渣,分温再服。

【功　效】　解表清里。

【主　治】　表证未解,邪热入里证,症见身热,下利臭秽,胸脘烦热,口干作渴,喘而汗出,舌红苔黄,脉数或促。

【方　证】　外感表证,邪在太阳,理应解表,如误用攻下,以致表邪内陷阳明而致"湿热下利"。此时表邪未解,里热已炽,表里俱热,故身热,胸脘烦热,口渴,舌红,苔黄,脉数;热邪内迫,大肠传导失司,故下利臭秽;肺与大肠相表里,里热上蒸于肺,肺气不利则喘,外蒸于肌表则汗出。原书云本证"脉促",说明其人阳气盛,有抗邪外达之势,表邪未能全部内陷,故曰"表未解也"。可见葛根芩连汤辨治论证为表邪未解,里热炽盛之证。

【方　解】　葛根芩连汤主治证的病机,治当外解肌表之邪,内清胃肠之热。方中重用葛根为君,以其甘辛而凉,入脾胃经,既能解肌发表以散热,又可升发脾胃清阳之气而止泻利,使表解里和。柯琴说其"气轻质重",同时先煎而后纳诸药,则"解肌之力优而清中之气锐"。臣以黄芩、黄连清热燥湿,厚肠止利。黄芩、黄连皆味苦性寒之品,其性寒能清胃肠之热,味苦可燥肠胃之湿,肠中湿热除则下利可止。黄连"调胃厚肠",可见两药对胃肠热痢之效。使以甘草甘缓和中,调和诸药。四药合用,外疏内清,表里同治,使表解里和,则身热下利自愈。

【应　用】

(1)葛根芩连汤常用于以身热下利,苔黄,脉数者。

(2)加减:腹痛者,加炒白芍以缓急止痛;里急后重者,加木香、槟榔以行气而除后重;便脓血者,加白头翁、秦皮以凉血止痢;兼呕吐者,加半夏、竹茹以降逆止呕;夹食滞者,加焦山楂、焦神曲以消食。

(3)葛根芩连汤现代常用于急性肠炎、细菌性痢疾、肠伤寒、胃肠型感冒等辨证属表证未解,里热又甚者,均可采用痛泻要方加减治之。

【注意事项】　下利而不发热、脉沉迟或微弱和病属虚寒者均不宜用。

九、增液承气汤

【来　源】　《温病条辨》卷2。

【组　成】　玄参、麦冬、生地黄、大黄、芒硝。

【用　法】　水1 600毫升(八升),煮取600毫升(三升),先服

143

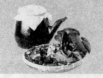

200毫升(一升),不知,再服(现代用法:水煎,芒硝溶服)。

【功　效】　滋阴增液,泻热通便。

【主　治】　阳明温病,热结阴亏证,症见燥屎不行,下之不通,脘腹胀满,口干唇燥,舌苔薄黄或焦黄而干,脉细数。

【方　证】　增液承气汤辨证论治,系由阳明温病,热结胃肠,津液受灼,或素体阴液亏损,又患温病,更伤津液所致。热结阴亏,肠腑失润,传导失常,以致燥屎不行,脘腹胀满;燥屎内停,邪热愈盛,阴津渐竭,大肠无阴津之濡润,故肠中燥屎虽下之而不通,此即吴鞠通所说"津液不足,无水舟停"之意。口干唇燥,舌苔薄黄或焦黄而干,脉细数等,乃热伤津亏之征象。

【方　解】　增液承气汤所治,为热结阴亏之证。故以滋阴增液,泄热通便而立法。方中重用玄参苦甘咸寒,入肺、胃、肾经,清热养阴,《神农本草经》卷3说其"主腹中寒热积聚";麦冬甘微苦微寒,归肺、心、胃三经,养阴生津,《本草纲目》卷16说其"主心腹结气,伤中伤饱……消谷调中";生地黄甘寒,归心、肝、肾三经,滋阴生津润燥,《名医别录》卷1说其"主男子五劳七伤……利大小肠,去胃中宿食,补五脏,内伤不足",三药相配,补而不腻,有滋阴润燥,增液通便之功。大黄、芒硝软坚润燥,泄热通便。诸药合用,甘寒濡润,以滋阴清热,咸苦润降,以软坚降泄,使阴液得复,燥屎得下,热结可除,是为"增水行舟",攻补兼施之剂。正如吴鞠通所说:"妙在寓泻于补,以补药之体,作泻药之用,既可攻实,又可防虚"。

【应用】

(1)增液承气汤专为温热病热结阴亏的便秘而设,常用于大便秘结,口干唇燥,舌苔黄,脉细数者。

(2)增液承气汤现代常用于治疗急性传染病高热便秘,津液耗伤较重,以及痔疮日久,大便干燥不通,辨证属热结阴亏者。

【注意事项】　增液承气汤较寒下之剂药力缓和,但也不能孟浪使用。热结阴亏,燥屎不行之证,应用下剂亦当谨慎,以免燥屎未下，而阴液更伤，致停药后便结更甚。

十、张氏济川煎

【来　　源】　《景岳全书》卷51。

【组　　成】　当归、牛膝、肉苁蓉、泽泻、升麻、枳壳。

【用　　法】　水一盅半，煎七八分，食前服。

【功　　效】　温肾益精，润肠通便。

【主　　治】　肾阳虚衰，精津不足证，症见大便秘结，小便清长，腰膝酸软，舌淡苔白，脉沉迟。

【方　　证】　张氏济川煎证治，其病机在于肾阳虚衰，精津不足，开合失司。中医学认为，肾主五液，司二便。今肾阳虚衰，阳气不运，津液不通，不能布津于大肠，精津不足，肠道失其濡润，均可导致大便秘结不下；肾阳虚衰，温化失职，膀胱气化不利，故小便清长；同时，小便清长又可导致肠津不足，大便秘结，《诸病源候论》卷14说："肾脏受邪，虚而不能制小便，则小便利，津液枯燥，肠胃干涩，故大便难。"腰为肾府，肾主骨髓，肾阳虚衰，精津不足，骨髓不充，故见腰膝酸软；舌淡苔白，脉沉迟均为阳虚之征象。

【方　　解】　张氏济川煎为肾阳虚衰，精津不足，大便秘结，小便清长，腰膝酸软者而设。根据"虚者补之"的治疗原则，治宜温肾益精，润肠通便。其配伍意义，是以肉苁蓉为君药，本品性味甘、咸而温，归肾、大肠二经，《本草从新》卷1说其"补命门相火，滋润五脏……峻补精血，滑大便"。方中用之，温肾益精，暖腰润肠。当归性味甘、辛而温，归肝、心、脾三经，《本草纲目》卷1言其"润肠胃"，故用当归养血润肠。牛膝性味苦、酸、平，"能引诸药下行……益肝肾"，两药配伍，为臣药。枳壳宽肠下气而助通便。李时珍在《本草纲目》卷36中说："利肠胃……大便秘结，里急后重，又以枳壳为通用。"升麻功擅轻宣升阳，《本草纲目》卷13说："升麻引阳明清气上升"，清阳得升，浊阴得降，与枳壳相配，使清升浊降，便秘自通；

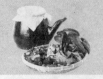

复用泽泻甘淡润降,分泄肾浊,使浊降腑通而便秘得解,以上共为佐药。诸药合用,共成温润通便之剂。需要指出的是,配伍意义启迪最深者,是以肉苁蓉、当归、牛膝温肾益精,养血润肠为主,在温润治本的前提下,考虑到肾虚气化失职,水液代谢失常,以致浊阴不降,故以泽泻入肾泄浊,枳壳降气宽肠,使浊降腑通而大便得下,以增其润下之功;又浊阴不降,因于清阳不升,故少佐升麻升清以降浊,有重要的配伍意义。全方以温肾益精,养血润肠为主,与升清降浊相合,具有欲降先升,寓通于补之配伍特点。正如《景岳全书》卷51中所说:"凡病涉虚损而大便秘结不通,则硝、黄攻击等剂必不可用。若势有不得不通者,宜此主之,此用通于补之剂也。"

【应　用】

(1)张氏济川煎加减治疗肾阳不足,精津亏虚之便秘证。常用于大便秘结,小便清长,腰膝酸软者。

(2)加减:《景岳全书》方后加减法指出:"如气虚者,但加人参无碍;如有火加黄芩;若肾虚加熟地黄;虚甚者,枳壳不必用。"

(3)张氏济川煎现代常用于治疗老年人便秘、习惯性便秘,以及妇女产后肾气虚弱,大便秘结等辨证属肾虚津亏肠燥者。

第三节　脾胃病的常用成药丸方

中成药是经过一定的制备工艺,将配方的药材加工而成的定型制剂,有传统的丸、散、膏、丹,也有片剂、颗粒剂、口服剂、胶囊剂等新剂型。本节针对脾胃病症,具有疏肝理脾、温中和胃、消食导滞、润肠通便等部分成药予以介绍。

一、越鞠丸

【来　源】　《丹溪心法》。

【组　成】　香附、川芎、栀子、苍术、神曲。

【规　格】　水丸，每100丸重6克。

【用　法】　口服。每次6克，每日2次。

【功　效】　理气解郁，宽中除满。适用于胸脘痞闷，腹中胀闷，饮食停滞，嗳气吞酸。

【方　解】　越鞠丸为通治气、血、火、湿、痰、食六郁之剂。但六郁之中以气郁为主，本方重在行气解郁，使气行则血行，气畅则痰、火、湿、食诸郁亦易消解。方中以香附行气开郁，以治气郁，疗胸腹胀痛。《本草求真》说："香附，专属开郁散气。"故为本方主药。川芎行气活血，以治血郁，疗胸膈刺痛；苍术燥湿健脾，以治湿郁，疗胸痞痰多；栀子清热泻火，以治火郁，疗呕吐吞酸；神曲消食和胃，以治食郁，疗脘闷纳少，均为辅药。本方药味虽少，且统治肝脾六郁，其理是痰郁多由脾湿引起，有时与气、火、食郁亦有关系，诸郁得解，痰郁亦可消除。本方配伍之特点，是以行气药为主，配伍活血、清热、燥湿药，着重于行气解郁，故以川芎配香附疏肝理气，使气行则血行，气行则湿化，湿化则脾能健运，脾运化则痰湿亦无由生，火郁亦消散。

【应　用】

（1）人以气为本，气和则上下不失其度，运行不停其机而无病。若饮食不节，寒温不适，喜怒无常，忧思无度，使气机失常则病从此起。越鞠丸为通治气、血、火、湿、痰、食郁之剂。立意重在行气解郁，使气行则血行，气畅则痰、火、湿、食诸郁易消解。故能治气、血、痰、火、湿、食等郁结所致的胸膈痞闷，脘腹胀满，吞酸呕吐，饮食不化等病症。

（2）越鞠丸现代常用于胃肠神经官能症、胃及十二指肠溃疡、慢性胃炎、胆囊炎、胆石症、胁间神经痛、痛经等辨证属六郁所致者。

【注意事项】　儿童、孕妇、年老体弱、阴虚火旺者慎用，不宜久服，久服易伤正气。

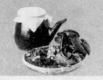

二、保和丸

【来　源】　《丹溪心法》。

【组　成】　焦山楂、茯苓、炒莱菔子、六神曲、陈皮、炒麦芽、制半夏、连翘。

【规　格】　丸剂,大蜜丸,每丸 9 克;水丸,每袋 18 克或每瓶 60 克;浓缩丸,每 8 粒相当于原生药 3 克;颗粒剂,每袋 4.5 克;口服液,每瓶 10 毫升。

【用　法】　口服。大蜜丸,每次 1~2 丸,每日 2 次;水丸,每次 6~9 克,每日 2 次;浓缩丸,每次 8 粒,每日 3 次;颗粒剂,每次 4.5 克,每日 2 次,开水冲服;口服液,每次 10~30 毫升,每日 3 次。

【功　效】　消食,导滞,和胃。适用于食积停滞,脘腹胀满,嗳腐吞酸,厌食呕恶,或大便溏泄。

【方　解】　保和丸方中用山楂为主药,以消一切饮食积滞,尤善消肉食油腻之积;辅以神曲消食健脾,更化酒食陈腐之积;莱菔子消食下气,并长于消面食痰气之积。三药合用,可消化各种饮食积滞。佐以半夏、陈皮燥湿健脾,行气和胃,化痰止呕;茯苓健脾利湿。食积易于化热,又佐以连翘散结清热。诸药合用,共奏消食、导滞、和胃之功。食积得消,脾胃功能得复,则诸证自愈。

【应　用】

(1)保和丸虽由消导药物为主组成,但作用平和,故名"保和"。用丸剂取其缓消之意。《成方便读》说:"此方虽能用消导,毕竟是平和之剂,故特谓之保和耳。"

(2)保和丸所治之食积停滞,系因饮食不节或暴饮暴食所致。《素问》说:"饮食自倍,肠胃乃伤。"饮食太过,特别是恣食酒肉油腻之品,脾胃运化受纳失职,则停滞而为食积。食积内停,中焦气机受阻,出现脘腹胀痛,甚者疼痛;食积中阻,脾胃清降浊之功失常,浊阴不降则恶心呕吐,嗳腐吞酸,清阳不升则大便泄泻,胃纳太过,腐熟不及的厌食之有形实邪内停证。

(3)保和丸不适用于因肝病或心肾功能不全所致的饮食不消化,不欲饮食,脘腹胀满者。

【注意事项】 脾虚食滞者不宜用;身体虚弱或老年人不宜长期使用;体虚无积滞者慎用。

三、午时茶

【来　源】 《陈修园医书全集》。

【组　成】 紫苏叶、防风、白芷、苍术、川芎、连翘、羌活、柴胡、山楂、六神曲(炒)、陈皮、麦芽(炒)、广藿香、枳实、前胡、桔梗、甘草、厚朴、红茶。

【规　格】 颗粒剂,每袋 6 克;茶剂,每袋 2.5 克。

【用　法】 口服。颗粒剂,每次 6 克,每日 1～2 次,开水冲服;茶剂,每次 1 袋,每日 1～2 次,开水泡服。

【功　效】 散风祛寒,消食健中。适用于风寒引起的发热怕冷,头痛鼻塞,胸满腹胀,消化不良,内有食积,或伴有呕吐、泄泻等证。

【方　解】 本方中紫苏叶、防风、白芷、羌活、柴胡发散风寒,解表退热,又取山楂、六神曲、陈皮、炒麦芽、广藿香和胃助消化。前胡、桔梗宣肺化痰止咳,甘草调和诸药。诸药相合,共奏散风祛寒,消食健中之功。

【应　用】

(1)午时茶是人们常用的一种治疗感冒的代茶饮。对风寒感冒同时消化不良,或食积兼有发热怕冷、头痛身痛、胸脘满闷、食欲缺乏、恶心呕吐、腹痛、吐泻、泻下清稀而臭秽不堪、口淡不渴、舌苔白腻,脉濡而缓或滑症状者较为适宜。

(2)对胃肠型感冒、急性胃肠炎、胃肠功能紊乱、消化不良、过

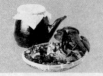

敏性肠炎等见上述症状者亦可选用。

【注意事项】风热感冒者不宜用。

四、香砂六君丸

【来　　源】《太平惠民和剂局方》。

【组　　成】党参、炒白术、茯苓、陈皮、木香、制半夏、砂仁、炙甘草。

【规　　格】水丸,每袋18克。

【用　　法】口服。每次6克,每日2次。

【功　　效】健脾益气,理气和胃。适用于脾虚气滞,消化不良,嗳气食少,脘腹胀满,大便溏泄。

【方　　解】本方中党参味甘性平,益气健脾,补中养胃,为主药。白术甘温而兼苦燥之性,甘温补气,燥湿健脾,与党参相伍,益气补脾之力更著,为辅药。茯苓甘淡健脾渗湿,与白术相伍,前者补中健脾,守而不走,后者渗湿助运,走而不守,两者相辅相成,健脾助运之功十足;半夏辛温,燥湿化痰和胃;砂仁辛温化湿行气,温中止泻,为佐药。甘草味甘益气,调和诸药,为使药。全方配伍,具有益气健脾,行气和胃之功效。

【应　　用】

(1)香砂六君丸适用于脾虚失运,清浊不分引起大便溏烂,迁延反复,食少,食后脘闷不舒,稍进油腻则大便次数明显增加,粪便中夹有未消化食物,面色萎黄,脘腹胀闷不舒,神疲倦怠,舌质淡,苔白,脉细之泄泻。

(2)香砂六君丸对脾胃气虚,胃气阻滞引起胃脘不适,疼痛胀闷,喜温喜按,劳累或受凉后发作或加重,泛吐清水,神疲乏力,胸闷嗳气,食少纳呆,大便溏泄,舌淡苔白,脉细弱之腹痛亦有较好的疗效。

(3)香砂六君丸治脾胃气虚,健运失职,胃气阻滞,升降失司所致的脘腹满闷,时轻时重,喜温喜按,胸胁胀满,嗳腐吞酸,恶心呕吐,食少便溏,少气懒言,舌淡红,苔白腻,脉细弱的痞满证。

(4)香砂六君丸常用于溃疡病、慢性胃肠炎、胃肠功能紊乱等消化系疾病有效。

【注意事项】 孕妇忌用。

五、附子理中丸

【来　源】 《太平惠民和剂局方》。

【组　成】 制附子、党参、炒白术、干姜、甘草。

【规　格】 丸剂,每8粒相当于原生药3克。

【用　法】 口服。每次8～12粒,每日3次。

【功　效】 温中健脾,补气健脾。适用于脾胃虚寒,阳气不足引起的脘腹冷痛,呕吐腹泻,腹鸣腹胀,不思饮食,手足不温等证。

【方　解】 附子味辛,性热,有毒;归心、肾、脾三经。方中制附子毒性已减,热势也缓和。本方取其温中散寒,温肾暖胃,为主药。干姜温中祛寒,协助附子加强温中散寒作用,为辅药。党参补中益气;白术健脾益气渗湿。两药相互,助附子补中益气,健脾燥湿。正如宋代张元素所说:"附子以白术为佐,乃除寒湿之圣药,温药少加之引经。"故为佐药。甘草缓中清热,调和诸药,减缓附子、干姜辛燥之烈性,为使药。诸药相合,共奏温中健脾,补气健脾之功。

【应　用】

(1)附子理中丸具有温中助阳之功效,能治脾胃冷弱,心腹绞痛,呕吐泄痢,霍乱转筋,体冷微汗,手足厥寒,心下逆满,腹中雷鸣,呕吐不止,饮食不进及一切沉寒痼冷之证。

(2)附子理中丸治中焦寒凝,脾胃气虚所致的便秘、腹痛,以及脾胃虚弱,气机不和,升降失司,胃气上逆所致的呃逆病症。

(3)附子理中丸对小儿尿失禁、慢惊风属脾肾阳虚者疗效

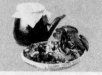

显著。

(4)有报道附子理中丸治疗脚气、带状疱疹、Ⅰ度烧伤等,疗效满意。

【注意事项】 附子理中丸含附子,含有毒成分乌头碱,注意不得超量或长期服用。附子理中丸阴虚阳盛,热证疼痛患者不宜服用;温热燥气之失血者禁用。附子理中丸过敏反应:可出现面部水肿;不良反应:心律失常,表现为胸闷、气短、头晕,甚至晕厥,面色苍白,口唇轻度发绀,心率减慢或加快,口干舌燥,麻辣感,舌头卷缩,失去味觉,同时甲状腺微肿,咽喉不适。

六、纯阳正气丸

【来　源】 经验方。

【组　成】 广藿香、丁香、肉桂、土木香、麝香、朱砂、冰片、雄黄、硝石、硼砂、金礞石、陈皮、半夏、苍术、白术、茯苓。

【规　格】 水丸,每100粒重6克。

【用　法】 口服。每次1.5～3克,每日1～2次。

【功　效】 温中散寒。适用于暑天感寒受湿,腹痛吐泻,胸膈胀满,头痛恶寒,肢体酸重。

【方　解】 纯阳正气丸中广藿香辛微温,芳香辟秽,化湿和中为主药。丁香、肉桂温中散寒,土木香健脾和胃,行气止痛,共为辅药。麝香、朱砂清心解毒,活血通络,驱秽浊;冰片、雄黄、硝石、硼砂、金礞石温散寒结,醒脑除痰开窍;配陈皮、半夏和胃止呕,白术、苍术、茯苓健脾燥湿,共为佐使药。诸药合用,使暑秽得化,寒湿得驱,具有温中散寒之效。

【应　用】

(1)纯阳正气丸多用于暑月感寒受湿,腹痛吐泻,胸膈胀满,头痛恶寒,肢体酸重者。

(2)对寒湿内盛,湿浊不化引起的恶心呕吐,四肢厥冷,大便溏薄,舌质淡苔白腻,脉沉弦的呕吐,以及见有上述证候的急性胃炎、功能性消化不良者有明显疗效。

（3）纯阳正气丸亦用于暑令感寒引起腹痛腹泻,肠鸣腹胀,食欲缺乏,舌质淡苔白腻,脉沉弦的泄泻、急性肠炎。

【注意事项】 纯阳正气丸对湿热中阻的腹痛吐泻者不宜用。

七、清宁丸

【来　源】 《银海指南》。

【组　成】 大黄、厚朴、陈皮、香附、法半夏、白术、麦芽、生侧柏、桑叶、车前草、黑豆、绿豆、桃枝、牛乳、黄酒。

【规　格】 蜜丸,每丸重6克。

【用　法】 口服。每次1丸,每日2次。

【功　效】 清热泻火,理气化滞,润燥通便。适用于火毒内蕴导致的咽喉肿痛,口舌生疮,头晕耳鸣,目赤牙痛,腹中胀满,大便秘结。

153

【方　解】 清宁丸中大黄苦寒清泻胃肠积热,导热下行通便;配香附、厚朴、陈皮理气消胀除满;白术、法半夏健脾燥湿;生侧柏、桑叶清热凉血,兼治热伤血络,便干带血;并以黑豆、绿豆、桃枝清热解毒,散结消肿;麦芽消积导滞;车前草清热利小便;取牛乳滋阴补血润燥之功;黄酒缓和大黄苦寒之性,又引大黄药性上行,驱热下降之效。全方配伍,具有泻火润燥,化滞通便之功效。

【应　用】

（1）清宁丸用于咽喉肿痛,口舌生疮,头晕耳鸣,目赤牙痛,腹中胀满,大便秘结。

（2）清宁丸治疗因火毒内盛,蕴热毒结的喉痹、口疮、口糜、牙宣、尽牙痛时,可配合适用外用药物,以增强疗效。

【注意事项】 清宁丸用于火毒内蕴所致病症,阴虚火旺者慎用。偶见急性溶血性贫血,表现为发热,小便呈红褐色,四肢无力,

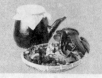

头晕,面黄,唇色苍白,巩膜黄染,尿胆原呈阳性。

八、麻子仁丸

【来　源】《伤寒论》。

【组　成】麻仁、熟大黄、苦杏仁、白芍、枳实、厚朴。

【规　格】胶囊,每粒0.35克;软胶囊,每粒0.6克;合剂;大蜜丸,每丸9克。

【用　法】口服。胶囊,每次2～4粒,早晚各1次,或睡前服用,5日为1个疗程;合剂,每次10～20毫升,每日2次;丸剂,水蜜丸每次6克,小蜜丸每次9克,大蜜丸每次1丸,每日1～2次;软胶囊,每次3～4粒,早晚各1次;小儿服用减半,并先搅拌溶解在开水中,可加适量蜂蜜后服用。

【功　效】润肠泄热,行气通便。适用于肠胃燥热,津液不足,大便干结,小便频数(本方常用于虚人及老人肠燥便秘、习惯性便秘、产后便秘、咽炎、痔疮术后便秘等属胃肠燥热者)。

【方　解】麻子仁丸中以质润多脂的火麻仁润肠通便,为主药。大黄清下热结,除胃肠燥热,杏仁,肃肺,降气润肠,白芍养阴和胃,皆能加强主药的作用,为辅药。枳实、厚朴能行气下气,以助通便之力,共为佐药。诸药合用,具有润肠通便之功效。

【应　用】麻子仁丸适用于胃肠燥热,津液亏虚引起大便干结难下,腹部胀满,小便短赤,身热,心烦,口干咽燥,舌红苔黄,脉滑数的便秘,习惯性便秘,老年人便秘,痔疮便秘者。

【注意事项】麻子仁丸虽为润肠缓下之剂,但含有攻下破滞之品,津亏血少者不宜常服;孕妇慎用。

第五章 脾胃病药食调摄

"四季脾旺不受邪",一年四季脾胃的功能旺盛,就不容易受到病邪的侵害。养好脾胃也是"治未病"的关键。明代医家张景岳说:"善治脾者,能调五脏,即所以治脾胃了也。能治脾胃,而使食进胃强即所以安五脏也。"明末医家孙文胤在《丹台玉案·脾胃门》中也指出:"脾胃一伤,则五脏皆无生气。"意思是说,五脏必资于谷气,谷入于胃,和调五脏而血生,脾胃运化功能健旺,则气血充盈,营养五脏;脾胃受损,则气血生化之源亏乏,导致五脏失养,气机失调,变生各种疾病。"百病皆由脾胃衰而生",而"治脾胃即可以安五脏"。

155

第一节 脾胃病药膳

药膳发源于我国传统的饮食和中医食疗文化,药膳是在中医学、烹饪学和营养学理论指导下,严格按照药膳配方,将中药与某些具有药用价值的食物相配伍而做成的美食,是以充分发挥中药效能的美味佳肴,满足人们"厌于药,喜于食"的天性,又"寓医于食"。《内经》记载:"药以祛之,食以随之。"根据食性理论,以药物、食物的四气、五味、归经、阴阳属性等与人体的生理密切相关的理论和经验作为指导,针对患者的证候,根据"五味相调,性味相连"的原则,以及"寒者热之,热者寒之,虚者补之,实者泻之"的法则,应用相关的食物和药膳进行调养,既将药物作为食物,又将食物赋以药用,药借食力,食助药威,两者相辅相成,相得益彰;既具有较高的营养价值,又可防病治病、保健强身、延年益寿。

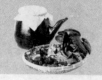

一、百合炒

【原　料】　百合粉 50 克,里脊肉片 50 克,食盐、鸡蛋清、湿淀粉、味精、植物油各适量。

【制　法】　将百合粉、里脊肉片用食盐、鸡蛋清、湿淀粉拌和,同入油锅翻炒至热,加入适量的味精调味即成。

【功　效】　具有补益五脏,养阴清热之功效。

【应　用】　适用于胃口不开、食欲下降者。

【按　语】　百合炒味醇而不腻,脆甜清香,能增进食欲。

二、山药芝麻圆

【原　料】　山药粉 50 克,熟芝麻 50 克,肥膘肉 400 克,鸡蛋3 枚,豆粉 100 克,植物油、白糖各适量。

【制　法】　将肥膘肉煮熟,捞出后在凉水中稍浸,入盘内;分别将蛋黄、蛋清盛入 2 只碗内,将山药粉、豆粉入蛋清调至无疙瘩硬心,再加入蛋黄调匀。把肥膘肉切成丁,放入沸水中余一下,捞出,散开晾凉,用蛋糊调匀。锅内入植物油烧沸,用筷子夹调好的肉丁入油锅中炸至蛋糊凝固时捞出,掰去棱角,再放至沸油中炸至捞在勺里发脆响声时,沥油;锅内加入清水少许,放入白糖,小火炒至糖汁金黄色时,加入炸好的肉圆,收锅离火铲动,撒上熟芝麻,继续铲动,待芝麻都沾在肉圆上时,入盘内即成。

【功　效】　具有补肾益精,润肺生津,乌发生发之功效。

【应　用】　适用于脾肾两虚、肤发枯燥、肺虚燥咳者。

【按　语】　可佐餐或当点心食用。

三、山药芝麻酥

【原　料】　鲜山药 300 克,黑芝麻 15 克,白糖、植物油各适量。

【制　法】　将黑芝麻淘洗干净,炒香待用;鲜山药削去外皮,切成菱角块。锅置火上,放入植物油,待烧至七成热时下入山药块,炸至外硬,中间酥软,浮于油面时捞出;炒锅烧热,用植物油滑锅后,放入白糖,加少量水溶化,待至糖汁成米黄色,倒入山药块不停地翻炒,使外面包上一层糖浆,直至全部包牢,撒上黑芝麻,装盘即成。

【功　效】　具有补脾胃,益肺肾,润五脏之功效。

【应　用】　适用于脾虚食少、肺虚久咳喘气、肾虚遗精、须发早白等病症。

【按　语】　常食可防癌、抗衰老。

四、生地黄芪猪胰汤

【原　料】　生地黄 30 克,黄芪 30 克,淮山药 30 克,山茱萸 15 克,猪胰 1 条,猪瘦肉 60 克,食盐、绍酒、味精各适量。

【制　法】　将生地黄、黄芪、淮山药、山茱萸洗净,放入锅内,加清水适量,用大火煮沸后,改用小火煲 1～2 小时。然后把猪胰洗净、去油脂、切片,猪瘦肉洗净,切片一起放入容器内,加入食盐、绍酒适量,腌 15 分钟,放入已煲好的汤内,加盖煲 15 分钟,加入味精调味即成。

【功　效】　具有滋肾补脾,生津止渴之功效。

【应　用】　适用于脾肾阴亏的消渴病,症见口渴引饮、神疲乏力、腰酸膝软、失眠健忘、头晕眼花等;或肺胃实热之咽干渴饮。

【按　语】　常食可健脾胃、强肌体。

五、山药腐竹鸡片

【原　料】　鲜山药 250 克,腐竹 25 克,鸡肉 200 克,葱花、姜末、绍酒、植物油、湿淀粉、鲜汤、食盐各适量。

【制　法】　将山药洗净,刨去外表皮,切成薄片,放入碗中备用;腐竹用温水泡发,切成片待用;鸡肉洗净,切成片,放入另碗,加

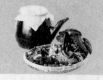

入绍酒、湿淀粉、葱花、姜末,拌和均匀,上浆。炒锅置火上,放植物油,用大火烧至九成熟,下入腐竹,炸脆,捞起,沥油后放入碟中;锅留余油,烧热后,加入葱花、姜末煸炒出香,加入鸡肉片不断翻炒,加入鲜汤和山药片,翻炒均匀,用湿淀粉勾薄荚,加少许食盐,拌匀,盛入碗中,将腐竹撒在上面即成。

【功　效】　具有补脾胃,消蛋白之功效。

【应　用】　适用于肝肾阴虚,脾运失健,症见形体消瘦、倦怠乏力、食欲差及慢性肾炎蛋白尿长期不消者。

【按　语】　可当佐餐,随量食用。淮山药补脾气,益脾阴,滋精固肾;腐竹为豆类制品,有营养、补养的作用;鸡为五畜,"五畜为益",益有补益、增益的意思,为"血肉有情之品",有补养、滋养的作用,促进和修复人体组织功能。

六、山药杞煲鸽

【原　料】　淮山药25克,枸杞子25克,瘦鸽2只,龙眼肉30克,生姜1片,食盐、绍酒各适量。

【制　法】　将瘦鸽凉水涮过,适量水煲滚,放入瘦鸽、淮山药、枸杞子、姜片、龙眼肉、绍酒煲滚,用小火煲3小时,放入适量食盐调味即成。

【功　效】　具有健脾补肾之功效。

【应　用】　适用于脾肾亏虚所致的消瘦乏力、腰部疼痛、纳差食少、虚劳瘦弱、失眠、健忘、惊悸、怔忡及慢性肾小球肾炎患者。

【按　语】　淮山药,性味甘平,健脾,补肺,固精,益精,治脾虚泄泻,久痢,虚劳咳嗽,消渴,小便频数。枸杞子,性味甘平,滋肾,固肺,补肝,明目,含有丰富的胡萝卜素和维生素C,有助于增强人体免疫功能。鸽肉,性味甘咸平,补肝肾,益精气,为久病体弱,妇女血虚经闭的补益食品。龙眼肉,性味甘温,具有益心脾,补气血,安神之功效。

七、鹌鹑肉片

【原　料】　鹌鹑肉 100 克,冬笋 50 克,枸杞子 10 克,黄瓜 15 克,鸡蛋清 1 枚、酱油、绍酒、花椒水、食盐、水豆粉各适量。

【制　法】　将鹌鹑肉切成薄片,用鸡蛋清和水豆粉拌匀;冬笋、黄瓜均切成片;炒勺内放入猪油,烧至五成熟时,放入鹌鹑肉片,炒熟,倒入满勺内;炒勺内加清汤适量,放入食盐、绍酒、花椒水、酱油、冬笋、枸杞子、黄瓜和炒熟的鹌鹑肉片,煮沸后,除去浮沫,盛入碗内即成。

【功　效】　具有补肾健脾,利水消肿之功效。

【应　用】　适用于脾肾气虚的水肿、腰膝酸软、倦怠乏力、肾病综合征、食欲缺乏、面色不华者。

【按　语】　枸杞子,能滋肾润肺,补肝明目,治疗肝肾阴亏,腰膝酸软,头晕等。鹌鹑,性味甘平,有滋补五脏,益中续气的作用,为"动物人参"之称。冬笋,营养丰富,味道鲜美,含有蛋白质、脂肪、糖类、钙、磷、铁、胡萝卜素、B 族维生素、维生素 C 等,能祛热消痰,利水道,通九窍,可增强机体的抵抗力,减轻水肿等症状。

八、莲子猪肚

【原　料】　猪肚 1 个,水发莲子 40 枚,香油、食盐、葱、姜、蒜各适量。

【制　法】　将猪肚洗净,装入莲子(去心),用线缝合,入锅内,加适量水,炖熟。捞出晾凉,猪肚切成细丝,同莲子一起放入盘中,将香油、食盐、葱、姜、蒜等与猪肚丝、莲子拌匀即成。

【功　效】　具有补益脾胃,固肾涩精之功效。

【应　用】　适用于脾肾两虚、食欲缺乏、遗精滑泄,以及肾气不固的蛋白尿、隐血尿等。

【按　语】　常食可健脾养胃、促进消化吸收。

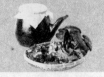

九、芡实煮老鸭

【原　料】　芡实120克,老鸭1只,葱、姜、绍酒、食盐、味精各适量。

【制　法】　将芡实纳入洗净的鸭腹中,放入锅中,加适量水和葱、姜、绍酒,用小火煮2小时,至肉熟烂,用食盐、味精调味即成。

【功　效】　具有滋阴养胃,健脾利水,固肾涩精之功效。

【应　用】　适用于秋燥骨蒸劳热、脾虚水肿、肾虚遗精,以及慢性肾炎、肾病综合征蛋白尿等。

【按　语】　湿热内蕴、感冒未清者不宜用。

十、香菇核桃仁

【原　料】　水发香菇25克,鲜核桃仁150克,里脊肉100克,食盐、味精、胡椒粉、酱油、姜末、湿淀粉、红油、植物油、香油各适量。

【制　法】　将香菇去蒂,控干水,剖为两半;核桃仁用沸水烫透、撕去皮,入油锅中炸至酥脆,捞出备用;里脊肉洗净后切成薄片,加入食盐、味精、胡椒粉、湿淀粉拌匀;用另一碗将酱油、味精、红油、胡椒粉、湿淀粉、香油调成汁。炒锅上中火,放入香油适量,烧至五成熟,将肉片下入滑炒至八成熟倒入漏勺中;再在锅中放适量植物油,将香菇下入煸香,放入葱花、姜末炒透,倒入肉片、桃仁,浇上调好的汁,将锅颠翻几下即成。

【功　效】　具有补气养胃,补肾润肺,定喘润肠之功效。

【应　用】　适用于胃虚气弱、肾虚气喘者。

【按　语】　常食可益智补脑、防癌抗癌。

十一、香酥鹌鹑

【原　料】　鹌鹑5只,食盐、酱油、姜末、葱花、白糖、绍酒、八角茴香、味精、植物油各适量。

【制　法】　将鹌鹑掐断脊骨,去毛,剖腹,挖去内脏,洗净后沥干水;将食盐、酱油、姜末、葱花、白糖、绍酒、八角茴香、味精拌匀,腌渍洗净的鹌鹑1小时左右;然后将腌渍后的鹌鹑上笼蒸半小时至熟,取出晾凉。锅置火上,加入植物油约500毫升,待八成熟时,投入鹌鹑炸至表皮发脆即成。

【功　效】　具有补益五脏,清热利湿之功效。

【应　用】　适用于各种虚损,如肾虚阳痿、早泄,以及肝虚头晕眩、脾虚大便溏泄等病症。

【按　语】　鹌鹑有补五脏、益中续气、实筋骨、耐寒暑、消结热之功能。因此,本品特别适宜于孕妇食用。

十二、枸杞烩海参

【原　料】　枸杞子20克,水发海参、冬菇各30克,青豆50克,葱白20克,植物油、白糖、食盐各适量。

【制　法】　将水发海参切成薄片,枸杞子洗净,去杂质,冬菇洗净,一切两半,葱白切段待用。然后将炒勺置大火上,加植物油烧至六成热时,改用中火,放入葱白炒香,加入海参、冬菇、青豆、食盐翻炒,加水1 000毫升,煮40分钟,加入枸杞子稍炒即成。

【功　效】　具有补肝肾,健身体之功效。

【应　用】　适用于脾肾两虚,症见腰酸、头晕耳鸣、小便频数热痛、水肿等。

【按　语】　海参补肾壮阳,益气滋阴,养血润燥。

十三、黄鳝煲猪肉

【原　料】　黄鳝250克,猪肉100克,核桃仁30克,葱、姜、食盐各适量。

【制　法】　将黄鳝洗净后切段,猪肉切块,加适量水、核桃仁、

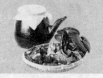

葱、姜和食盐,上笼蒸熟即成。

【功　效】　具有补五脏,通血脉之功效。

【应　用】　适用于脾肾两虚的肾虚、腰痛,以及久病肾所致的虚损。

【按　语】　黄鳝,性味甘热,补虚助力,善祛风寒湿痹,通血脉,利筋骨;猪肉,性味咸平,补肾养血,滋阴润燥,补中益气;核桃仁,性味甘温,滋补肝肾,补气养血,温肺润肠。

十四、栗子蒸母鸡

【原　料】　老母鸡1只,新鲜栗子1 000克,绍酒、食盐、姜丝各适量。

【制　法】　将母鸡宰杀,去毛、爪,剖腹弃肠杂,切成小块;栗子切开,去皮。两物共放入瓷盆中,撒上姜丝、食盐,淋上绍酒,上锅隔水蒸3小时即成。

【功　效】　具有养胃健脾,补肾壮腰,强筋活血,止血消肿之功效。

【应　用】　适用于脾肾两亏肾病综合征,症见尿频、腰膝酸软、体瘦乏力、纳呆食少等。

【按　语】　栗子,性味甘温,能益气厚胃、健脾补胃;鸡肉,性味甘平、温,具有温中、益气,补精,填髓之功效。

十五、黄芪蒸鹌鹑

【原　料】　鹌鹑2只,黄芪10克,姜片、葱段、胡椒粉、食盐、味精各适量。

【制　法】　将鹌鹑宰杀,去毛,开腹弃肠杂,洗净;黄芪切成薄片,分两份塞入鹌鹑腹内,牙签穿合,置碗中,加入姜片、葱段、食盐、胡椒粉,上蒸笼蒸约30分钟,离火,用味精调味即成。

【功　效】　具有补气健脾,益肺之功效。

【应　用】　适用于脾肾气虚所致的泄泻、水肿、小便不利、蛋白尿等病症。

【按　语】　鹌鹑,性味甘平,有滋补五脏和益中续气的作用;黄芪,性味甘、微温,有补中益气和利水消肿的作用。

十六、党参黄精猪肚

【原　料】　党参 30 克,黄精 30 克,山药 60 克,橘皮 15 克,糯米 150 克,猪胃 1 具,食盐、姜、花椒各适量。

【制　法】　将猪胃洗净;党参、黄精煎水取汁,橘皮切细粒,加入食盐、姜、花椒少许,与糯米一起拌匀,纳入猪胃内,扎紧两端;置碗中蒸熟即成。

【功　效】　具有补脾益气,理气健胃之功能。

【应　用】　适用于脾胃虚弱、少食便溏、消瘦乏力者。

【按　语】　常食可暖脾胃,促进消化吸收。

163

十七、黄精猪肘煲

【原　料】　黄精 9 克,党参 6 克,大枣 5 枚,猪肘肉 750 克,棒子骨汤 2 500 毫升,生姜、食盐、味精各适量。

【制　法】　将猪肘肉除尽毛桩,刮洗干净;黄精切成薄片,先用温水浸泡 4 小时;党参切成 4 厘米长的节;大枣选择色红,圆润,无虫蛀者,洗净;生姜洗净,拍破。然后把黄精、党参、大枣、猪肘肉、生姜同放入高压锅内,加入棒子骨汤,置大火上煮沸,改用中火煮 30 分钟后停火,晾凉,倒入煲内,加入味精、食盐,置大火上煮沸即成。

【功　效】　具有补脾润肺之功效。

【应　用】　适用于脾胃虚弱、食欲缺乏、肺虚咳嗽、病后体虚、更年期综合征等。

【按　语】　常食可增强补脾胃作用。

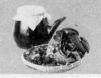

十八、黄精炒香菇

【原　料】　黄精20克,香菇250克,绍酒、姜、葱、食盐、鸡精、植物油各适量。

【制　法】　将黄精润透,切片;香菇、姜洗净,分别切片,葱切段。然后将炒锅置大火上烧热,加入植物油,烧至6成热时,下入姜片、葱段爆香,加入香菇、绍酒、黄精炒熟,加入食盐、鸡精调味即成。

【功　效】　具有补中益气,滋阴润肺之功效。

【应　用】　适用于体虚乏力、心悸气短、肺燥、干咳等病症。

【按　语】　黄精性味甘平,入脾、肺、肾经,有补中益气、润心肺、强筋骨之功能;香菇性味甘平,入肝、胃经,有扶正补虚、健脾开胃、化痰理气、防癌抗癌之功能。

十九、清炖鲫鱼

【原　料】　鲫鱼1条,吴茱萸2克,橘皮10克,生姜、葱、胡椒、绍酒、食盐、味精各适量。

【制　法】　将鲫鱼去鳞及内脏;生姜切片后,放在鱼上几片,其余与橘皮、胡椒、吴茱萸一起纱布包填鱼腹内,加入绍酒、食盐、葱和水(15毫升),隔水清蒸半小时,取出药包加入味精即成。

【功　效】　具有温胃止痛之功效。

【应　用】　适用于虚寒胃痛、清水腹泻、寒性腹痛者。

【按　语】　鲫鱼具有益气健脾、消润胃阴、利尿消肿、清热解毒之功能,并有降低胆固醇的作用。

二十、丁香鸭

【原　料】　丁香5克,肉桂5克,草豆蔻5克,鸭子1只(约1 000克),生姜、葱、食盐、卤汁、冰糖、香油各适量。

【制　法】　将鸭子宰杀后,除去毛和内脏,洗净;丁香、肉桂、草豆蔻放入锅内,加水适量煎熬2次,每次水沸后20分钟滗出汁,共收药液约3 000毫升;生姜、葱拍破待用;药液倒入锅内,加入生姜和葱,放入鸭子,在小火上煮至六成熟,捞起晾冷;卤汁放入锅内,放入鸭子,用小火卤熟后捞出,揩净浮沫;卤汁入锅内,加入食盐、冰糖屑、味精拌匀,再放入鸭子,置小火上边滚动鸭子边浇卤汁,直至卤汁均匀地粘在鸭子上面,颜色红亮时捞出,再均匀地涂上香油即成。

【功　效】　具有温中和胃,暖肾助阳之功效。

【应　用】　适用于脾胃虚寒 、胃脘冷痛、呕吐反胃、食少、腹泻等病症。

【按　语】　鸭肉性味寒,味甘、咸,有滋五脏之阴、清虚劳之热、补血行水、养胃生津的作用。

二十一、砂仁肚条

【原　料】　砂仁10克,猪肚1 000克,花椒、胡椒粉、葱段、姜片、绍酒、猪油、食盐、味精、湿淀粉各适量。

【制　法】　将砂仁烘脆后打成细末待用;猪肚洗净,下沸水锅氽透捞出,刮去内膜。另将锅中掺入清汤,放入猪肚,再下姜片、葱段、花椒煮熟,撇去泡沫,捞起猪肚待冷,切成指条;将原汤500毫升煮沸,下入肚条、砂仁末、胡椒粉、绍酒、猪油,再加入食盐、味精调味,用湿淀粉勾欠,炒匀起锅装盘即成。

【功　效】　具有温中化湿,行气止痛之功效。

【应　用】　适用于胃脘冷痛、胀闷不舒、不思饮食、呕吐泄泻等病症。

【按　语】　砂仁主要作用于人体的胃、肾和脾,能行气调味,和胃醒脾;猪肚有健脾养脾、止渴、养胃健胃、补气的作用。

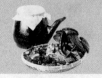

二十二、五味烤牛肉

【原　料】　牛肉2500克,荜茇、陈皮各15克,草果、砂仁、高良姜各10克,胡椒、姜、葱、食盐各适量。

【制　法】　将牛肉剔去筋膜,洗净,投入沸水中余至变色,切成大块;胡椒、荜茇、陈皮、草果、砂仁及高良姜研成粉;葱、姜绞汁拌上述药粉加食盐和水调成糊状;再将牛肉用此药糊拌匀后,码于坛内封好口,腌制2~3日后取出,入烤炉烤熟即成。

【功　效】　具有暖脾胃,理气宽中之功效。

【应　用】　适用于脾胃久冷、食欲缺乏等病症。

【按　语】　常食可增强补脾胃作用。

二十三、冬瓜牛膝煨排骨

【原　料】　怀牛膝3克,枸杞子3克,排骨500克,冬瓜300克,胡椒、姜、葱、食盐各适量。

【制　法】　将排骨切段,用沸水去骨杂质,再用冷水冲净血水;罐内加入清水和排骨、怀牛膝、枸杞子、冬瓜,煨煮2小时后,加入胡椒、姜、葱、食盐,用小火煮沸即成。

【功　效】　具有散瘀血,消肿痛,健脾和胃,和中益气之功效。

【应　用】　适用于脾胃虚弱者。

【按　语】　排骨有补钙、补肾养血、滋养脾胃、强健筋骨、增强体力之功能,并能改善贫血,滋阴壮阳。

二十四、怀菊山药大枣汤

【原　料】　淮山药250克,怀菊花2克,大枣2.5克,胡萝卜200克。

【制　法】　将胡萝卜、淮山药洗净,切成块;大枣去核。把胡萝卜、大枣、淮山药一起放入罐内,加入适量水,煨制4小时后放入怀菊花,稍煮片刻即成。

【功　效】　具有健脾补肾,益气补血,悦颜色,润心肺,生津液之功效。

【应　用】　适用于脾胃虚弱者。

【按　语】　淮山药有养血、补脑、益肾、抗衰老等功能;怀菊花有清热、解毒、祛风、清肝、明目等功能;大枣有增强肌力、消除疲劳、扩张血管、增加心肌收缩力、改善心肌营养等功能。

二十五、淮山肉桂煨猪肚

【原　料】　淮山药3克,肉桂皮40克,猪肚1个,姜、白胡椒、食盐各适量。

【制　法】　将猪肚切开,用食盐反复搓洗干净,再用滚水氽烫。罐内加入清水和所有的食材,煨煮2小时后,加入白胡椒、食盐小火煮沸即成。

【功　效】　具有健脾补虚,驱寒暖胃之功效。

【应　用】　适用于脾胃虚弱、胃不舒服者。

【按　语】　山药,可补脑益肾、抗衰老;猪肚,可补虚损、健脾胃;肉桂,能温阳通脉、健胃温肾、清散寒气、有助消化;胡椒,温肠胃、有助消化、除体内寒热。

二十六、鲩鱼煮豆腐

【原　料】　鲩鱼1尾(约1 000克),豆腐250克,青蒜10克,雪里蕻10克,绍酒、酱油、白糖、猪油、食盐、味精、鸡汤各适量。

【制　法】　将鲩鱼去腮、鳞,除内脏洗净,切成3段;雪里蕻洗净,切小条;豆腐切成小块;青蒜洗净,切段。炒锅上火,放入猪油烧热,再放入鱼段、雪里蕻、绍酒、酱油、白糖及鸡汤,煮至鱼熟,放入豆腐、青蒜烧入味,最后放入食盐、味精调味即成。

【功　效】　具有暖胃和中,平肝祛风,清热益气,行气宽中之

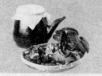

功效。

【应　用】　适用于脾胃虚弱、消化不良者。

【按　语】　常食可增强补脾胃作用。

二十七、芥菜莲子肉片汤

【原　料】　芥菜50克,莲子30克,猪瘦肉30克,食盐、味精、植物油各适量。

【制　法】　将芥菜洗净,沥干水分,切碎,用食盐腌制待用;猪瘦肉洗净,切片备用。然后将莲子放入砂锅中,加适量水煮到烂熟,在铁锅中倒入植物油,烧至八成熟,放入腌制好的芥菜,煸炒片刻后倒入煮熟的莲子汤中,加入肉片,稍煮后,用食盐、味精调味即成。

【功　效】　具有温中健脾散寒之功效。

【应　用】　适用于脾胃虚寒、不思饮食、消化不良者。

【按　语】　此菜不宜多食,多食者可致视力模糊。

二十八、山药糯米炖猪肚

【原　料】　淮山药50克,猪肚1只,糯米250克,食盐、绍酒、姜、葱、味精、胡椒粉各适量。

【制　法】　将淮山药洗净,削皮切片;糯米淘洗干净;猪肚洗净;姜切片,葱切段。把山药、糯米装入猪肚内,缝上口,置入锅中,加入姜片、葱段、绍酒和适量水,用大火煮沸,改用小火炖煮45分钟,加入食盐、味精、胡椒粉调味即成。

【功　效】　具有暖脾胃,补中气,固腰肾之功效。

【应　用】　适用于脾胃虚寒、虚劳咳嗽者。每日1次,佐餐食用。

【按　语】　常食可增强补脾胃作用。

二十九、黄精参薪鸡

【原　料】　黄精、党参、山药各 30 克，仔母鸡 1 只（约 1 000 克），绍酒、葱、生姜、花椒、食盐、味精各适量。

【制　法】　将仔母鸡宰杀后，洗净，剁成 1 寸左右小方块，入沸水锅中烫 3 分钟捞出，洗净血沫，装入汽锅内，加入黄精、党参、山药、仔母鸡、绍酒、葱、生姜、花椒、食盐、味精，盖好锅盖，上笼蒸约 3 小时即成。

【功　效】　具有温肾补脾之功效。

【应　用】　适用于腰膝酸软、怕冷者；也能缓解体倦乏力。

【按　语】　常食能温中补脾、益气养阴、补肾益精。

三十、韭菜炒胡桃

【原　料】　韭菜 500 克，核桃 100 克，虾仁 20 克，香油、食盐、味精各适量。

【制　法】　将韭菜洗净，切成 3 厘米长的段备用；虾仁用温开水浸泡 30 分钟后再洗净备用；核桃去壳取肉，洗干净备用。将锅用大火加热，放入植物油，烧至八成热后入核桃仁、虾仁，改用中火炒至熟后，再入韭菜翻炒片刻，加入食盐、味精调味后即成。

【功　效】　具有补肾固精，润肠通便之功效。

【应　用】　适用于肾虚腰酸足软、阳痿遗精、肺虚久咳、肠燥便秘等病症。

【按　语】　疮疡、阴虚内热者不宜食用。

三十一、韭菜炒三丝

【原　料】　韭菜 200 克，豆腐片 200 克，猪肉丝 100 克，香油、花椒油、酱油、绍酒、食盐、味精、葱花、姜末各适量。

【制　法】　将豆腐片切成丝；韭菜洗净，切成 3 厘米长的段。

169

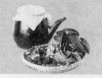

将香油下入锅内，加入猪肉丝煸炒，放入葱花、姜末、酱油、食盐、绍酒，搅拌均匀，再加入豆腐丝、韭菜同炒几下，撒入花椒油、味精调味即成。

【功　效】　具有健胃提神，温肾壮阳之功效。

【应　用】　适用于神疲乏力、阳痿遗精者。

【按　语】　当佐餐用，一般人均可食用。韭菜偏热性，多食易上火，因此阴虚火旺者不宜多吃；胃虚有热、消化不良不宜食用。夏季韭菜老化，纤维多而粗糙，不易被人体肠胃消化吸收，加之夏季胃肠蠕动，功能降低，多会引起胃肠不适或腹泻，因此夏季热时不宜多食。另外，韭菜虽有强精作用，但过量食用会败肾、流眼屎，不宜天天食用；凡阴虚内热或眼疾、疮痒肿毒不宜食用。

三十二、肉桂羊肉汤

【原　料】　肉桂5克，小茴香5克，羊肉500克，绍酒、食盐、味精、酱油、葱段、姜片、白糖各适量。

【制　法】　将羊肉洗净，下沸水锅余一下，捞出洗净切块；将肉桂、小茴香分别洗净，放入纱布袋内扎口。锅内加入适量水，放入羊肉、药袋、绍酒、食盐、酱油、白糖、葱段、姜片，大火煮沸后，改用小火炖煮，煮至羊肉熟烂，拣去药袋、葱段、姜片，加入味精调味即成。

【功　效】　具有温补脾胃，祛寒止痛之功效。

【应　用】　适用于脾胃虚寒所致的腹部隐痛、消化不良，以及寒劳虚羸、肾虚阳痿等病症；亦可作为白细胞减少患者食疗菜肴。

【按　语】　内热上火、痰热咳嗽、风热感冒、血热出血及妇女经期量多者切忌食用。

三十三、枸杞炖羊肉

【原　料】　羊肉(后腿)1000克，枸杞子20克，姜、葱、绍酒、食盐、味精各适量。

【制　法】　将羊肉洗净，投入沸水锅内煮透，捞出羊肉，入冷水中洗去血沫，切成肉块；生姜切片，葱切段。将铁锅烧热后投入羊肉和姜片煸炒，烹入绍酒炝锅；炒透后将羊肉和姜片一并倒入砂锅内，放入枸杞子、清汤（2 000 毫升）和适量食盐、葱段，用大火煮沸，撇去浮沫，加上锅盖，改用小火炖煮，以羊肉熟烂为度，拣去葱段、姜片，加入味精调味即成。

【功　效】　具有益精明目，补肾温中之功效。

【应　用】　适用于脾肾亏虚、性欲减退、阳痿早泄；年老体弱者也可食用。

【按　语】　羊肉肉质细嫩，容易消化，高蛋白、低脂肪、含磷脂多，较猪肉和牛肉的脂肪含量都要少，胆固醇含量少，是冬季防寒温补的美味之一。

171

三十四、淫羊藿蒸羊腰

【原　料】　淫羊藿 20 克，羊腰 400 克，香菜 30 克，姜、葱、食盐、绍酒、酱油、五香粉、白糖各适量。

【制　法】　将淫羊藿洗净，用 200 毫升水煎煮 25 分钟，滤去药液；羊腰洗净，切成两半，除去臊线，洗净，切成腰花；香菜洗净，切成段；姜切片，葱切段。然后将羊腰花放入碗内，加入淫羊藿药液、姜、葱、食盐、味精、绍酒、酱油、五香粉、白糖，抓匀，腌渍 35 分钟；再将羊腰花捞起，放入蒸碗内，置大火上蒸 35 分钟，停火，取出蒸碗，撒上香菜即成。

【功　效】　具有补肾壮阳，强筋健骨，祛风除湿，止咳平喘之功效。

【应　用】　适用于阳痿、腰膝酸软、四肢麻痹、神疲健忘、高血压、更年期综合征等病症。

【按　语】　淫羊藿性烈，伤阳助火，有头晕、呕吐、口干、手足

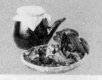

心发热、潮热、盗汗等症状,属中医学阴虚相火易动者,则不宜服用淫羊藿。

三十五、淫羊藿炖猪腰

【原　料】　淫羊藿 15 克,猪腰 2 个,绍酒、姜、葱、食盐、鸡精、鸡油、胡椒粉各适量。

【制　法】　将淫羊藿洗净,放入锅内,加水 150 毫升,煎煮 25 分钟,取药液 50 毫升;猪腰洗净,一切两半,去臊线,切成腰花;姜切片,葱切段。然后把淫羊藿药液、猪腰、绍酒、姜片、葱段同放锅内,加水 800 毫升,置大火上煮沸,改用小火炖煮 35 分钟,加入食盐、鸡精、鸡油、胡椒粉即成。

【功　效】　具有补肾壮阳,强筋健骨,祛风除湿,止咳平喘之功效。

【应　用】　适用于脾肾亏虚所致腰膝酸软、四肢麻痹、神疲健忘、更年期综合征、高血压、骨质疏松等病症。

【按　语】　《本草纲目》说:"淫羊藿,性温不寒,能益精气,真阳不足者宜之。"《本草经疏》说:"淫羊藿,其气温而无毒。"《本草述》说:"淫羊藿,《本经》首主阴痿绝伤,《日华子》亦首言其疗男子绝阳,女子绝阴,则谓入命门、补真阳者是也。盖命门为肾中之真阳,即人身之元气也,其所谓绝阳绝阴,不本之元气,何以嘘之于既槁。所谓益气力,强志,并治冷气劳气,筋骨挛急等证,皆其助元气之故。至若茎中痛,小便不利,皆肝肾气虚所致,此味入肾而助元阳,即是补肾气,而肝肾固同一治也。老人昏耄,中年健忘,皆元阳衰败而不能上升者也。以是思功,功可知矣。须知此味以降为升,其升由于能降也。"

三十六、仙茅煮猪腰

【原　料】　仙茅 12 克,猪腰子 2 个,绍酒、葱、姜、食盐、上汤各适量。

【制　法】　将仙茅洗净,装在纱布袋内;猪腰子洗净,一切两半,去白色臊腺,切成 4 厘米长的块;姜切片,葱切段。然后把上汤放入炖锅内,放入猪腰子、绍酒、姜片、葱段、食盐和仙茅药袋。把炖锅置大火上煮沸,改用小火炖煮 35 分钟即成。

【功　效】　具有补气血,益肾阳之功效。

【应　用】　适用于高血压、阳痿、腰痛者。每 2 日 1 次,每次食半只猪腰子,喝汤。

【按　语】　《本草纲目》说:"仙茅,性热。补三焦、命门之药也。唯阳弱精寒,禀赋素怯者宜之。若体壮相火炽盛者,服之反能动火。"

三十七、巴戟天狗肉汤

【原　料】　狗肉 150 克,巴戟天 24 克,肉苁蓉 15 克,小茴香子 5 克,姜、食盐、植物油各适量。

【制　法】　将狗肉、生姜、巴戟天、肉苁蓉、小茴香子洗净。锅上火,放入植物油烧热,放入姜片、狗肉,煎炒片刻,铲起。把全部用料一起放入瓦锅内,加水适量,用大火煮沸后,改用小火煮至狗肉熟烂为度,加入食盐调味即成。

【功　效】　具有补肾壮阳之功效。

【应　用】　适用于糖尿病并发阳痿的肾阳不足者,症见阳事不举,或临房举而不坚,伴腰膝酸软,头晕目眩,夜尿频数量多,精神萎靡,面色苍白,舌淡胖苔白润,脉沉细者。

【按　语】　巴戟天,味辛甘,性微温;归脾、肾二经。《本草汇》说:"巴戟天,为肾经血分之药,盖补助元阳则胃气滋长,诸虚自退,其功可居草薢、石斛之上。但其性多热,同黄柏、知母则强阴,同苁蓉、锁阳则助阳,贵乎用之之人用热远热,用寒远寒耳。"《本草求真》也说:"巴戟天为补肾要剂,能治五痨七伤,强阴益精,以其体润

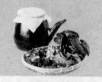

故耳。然气味辛温,又能祛风除湿,故凡腰膝疼痛,风气脚气水肿等证,服之更为有益。"因此,糖尿病并发阳痿属于相火旺者,不宜饮用。

第二节　脾胃病药粥

　　脾胃之气为人之后天本,重在顾护脾胃。饮食的营养,要注意脾胃功能的正常与否,因脾胃是消化、吸收的脏器,胃为阳土,主腐熟水谷,脾为阴土,主运化水谷,只有脾胃功能的正常,才能把摄入的饮食物充分发挥其营养人体的作用,所以李东垣有"人之真气衰旺,皆在饮食入胃,胃和则谷气上升"和"元气之充足,皆由脾胃之气无所伤,而后能滋养元气"的论述,说明脾胃对饮食物消化、吸收在补益功能上的重要作用。因此,科学合理地调配饮食,并持之以恒,能够起到药物所不能达到的效果。

　　粥,李时珍说:粥字像米在釜中相属形。《释名》记载:煮米为糜,使糜烂也。粥浊于糜,育育然也。浓曰饘,薄曰酏。药粥是以谷类为主,配合水果、蔬菜、鱼肉蛋类、药物等制成的稀饭。药粥的选择是遵循中医辨证论治的原则和中药四气五味的理论,自古有药食同源,既了解食物的偏性,也要知道药物的性味。做到"辨证施粥",才能起到治病防病的作用。本节介绍补脾养胃粥,适合自身体质来熬制药粥,达到"药祛之,食以随之"和"谷肉果菜,食养尽之"的目的。

一、百合粥

　　【原　料】　鲜百合50克(干百合30克),粳米、白糖各适量。

　　【制　法】　将鲜百合洗净,去皮,或是将干百合磨成粉备用;粳米淘洗干净,入锅内,加清水6杯,先置大火上煮沸,改小火煮至粥将成时,加入百合或干百合粉,继续煮至粥成,再加入白糖调匀,待糖溶化即成(另外,在百合粥内加入银耳,具有较强的滋阴润肺之功效;加入绿豆,可加强清热解毒之功效)。

【功　效】　具有润肺止咳,清心安神之功效。

【应　用】　适用于阴虚久嗽,痰中带血,热病后期,余热未清,或情志不遂所致的虚烦惊悸、失眠多梦、精神恍惚;痈肿;湿疮。

【按　语】　百合,含有蛋白质 21.29%,脂肪 12.43%,还原糖 11.47%,淀粉 1.61%,以及钙、磷、铁。每 100 克百合含 1.443 毫克 B 族维生素和 21.2 毫克维生素 C 等营养素外,还含有一些特殊的营养成分,如秋水仙碱等多种生物碱。这些成分综合作用于人体,不仅具有良好的营养滋补之功效,而且还对秋季气候干燥而引起的多种季节性疾病有一定的防治作用。《本草经疏》说:"百合,主邪气腹胀。所谓邪气者,即邪热也。邪热在腹故腹胀,清其邪热则胀消矣。解利心家之邪热,则心痛自瘳。肾主二便,肾与大肠二经有热邪则不通利,清二经之邪热,则大小便自利。甘能补中,热清则气生,故补中益气。"风寒咳嗽及中寒便溏者忌用。

175

二、生地黄粥

【原　料】　生地黄汁 50 毫升(干地黄 60 克),粳米 100 克。

【按　语】　将新鲜生地黄洗净后切段,每次榨取生地黄汁约 50 毫升,或用干地黄 60 克煎取药汁。粳米洗净入锅内,加适量水,煮沸后加入地黄汁,煮成稀粥即成。

【功　效】　具有清热生津,凉血止血之功效。

【应　用】　适用于消渴病及热病后期,阴液耗伤,低热不退,劳热骨蒸,或高热心烦,口干作渴,口鼻出血。食此药粥时,忌吃葱白、韭菜、薤白及萝卜。

【按　语】　《本草正义》记载:"地黄,能补养中土,为滋养之上品。"《本草经疏》也记载:"干地黄,乃补肾家之要药,益阴血之上品。"

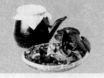
三、黄精粥

【原　　料】　黄精 30 克,粳米 100 克,冰糖适量。

【制　　法】　将黄精煎水取汁,入洗净的粳米煮至粥熟,加入冰糖适量调匀即成。

【功　　效】　具有滋养脾肺之功效。

【应　　用】　适用于阴虚肺燥,咳嗽咽干,脾胃虚弱。

【按　　语】　黄精是百合科黄精属的植物,归脾、肺、肾三经。葛洪《抱朴子》记载:"昔人以本品得坤土之气,获天地之精,故名。"具有补气养阴,健脾,润肺,益肾之功效。现代药理研究表明,黄精具有降血压、降血糖、降血脂、防止动脉粥样硬化、延缓衰老和抗菌等作用,黄精多糖具有免疫激活作用。用于阴虚肺燥,干咳少痰,及肺肾阴虚的劳嗽久咳;脾胃虚弱,既补脾阴,又益脾气,以及肾虚精亏的头晕,腰膝酸软,须发早白,消渴等病症。中寒泄泻、痰湿痞满气滞者忌用。

四、玉竹粥

【原　　料】　玉竹 15～20 克(鲜品 30～60 克),粳米 100 克,冰糖适量。

【制　　法】　将新鲜玉竹洗净,去掉根须,切碎并取浓汁后去滓;或用干玉竹煎汤去渣,入洗净的粳米,加水适量煮为稀粥,粥成后放入冰糖,稍煮 1～2 沸即成。

【功　　效】　具有滋养脾肺之功效。

【应　　用】　适用于胃火炽盛或阴虚内热消谷善饥之胃炎患者。

【按　　语】　中医学认为,玉竹性味甘、平,归脾、胃经,具有润肺滋阴,生津养胃之功效。适用于阴虚肺燥、干咳痰稠、咽干口渴、胃脘隐痛、食欲缺乏等。早在《本经》中已将其列为"上品"药材,说其"主诸不足,久服去面黑䵟,好颜色润泽,轻身不老"。《本草便读》说:"萎蕤,质间之品,培养肺、脾之阴,是其所长。"《本草纲目》也说其"主风温自汗灼热及劳疟寒热,脾胃虚乏"。煮粥食,常用于温热病后、肺阴不足、肺虚有热所引起的咽痒咳嗽、干咳痰少、胃阴不足引起的津伤口渴和消谷易饥等。柔润多脂、脾虚及痰湿内盛者不宜用。

五、山药粥

【原　料】　山药适量,粳米 100 克。

【制　法】　将山药洗净,刮去外皮,切成小块;粳米淘洗干净,锅中加适量水,放入山药、粳米,小火慢煮成粥即成。

【功　效】　具有健脾益胃补肺,除烦止泻之功效。

【应　用】　适用于脾虚腹胀、病后虚弱者。

【按　语】　山药健脾益胃,助消化,滋肾益肺,含有淀粉酶、多酚氧化酶等物质,有利于脾胃消化吸收功能,是一味平补脾胃的药食两用之品。不论脾阳亏或胃阴虚,皆可食用。临床上常用于脾胃虚弱、食少体倦、泄泻等病症;山药含有多种营养素,有强健机体、滋肾益精的作用。大凡肾亏遗精、妇女白带多、小便频数等病症,皆可服之;山药含有皂苷、黏液质,有润滑、滋润的作用,故可益肺气,养肺阴,治疗肺虚痰嗽久咳之病症。现代药理表明,山药含有黏液蛋白,有降低血糖的作用,可用于治疗糖尿病,是糖尿病患者的食疗佳品;山药还含有大量的黏液蛋白、维生素及微量元素,能有效阻止血脂在血管壁的沉淀,预防心血管疾病,取得益志安神和延年益寿的功效。故《本草纲目》概括其"益肾气,健脾胃,止泻痢,化痰涎,润皮毛"的五大功效。

六、山药百合红枣粥

【原　料】　山药 90 克,百合 40 克,大枣 15 枚,薏苡仁 30 克,粳米适量。

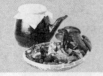
【制　法】　将山药、百合、大枣、薏苡仁洗净于锅内,加入洗净的粳米适量,放入适量水,用小火共煮粥即成。

【功　效】　具有滋阴养胃,清热润燥之功效。

【应　用】　适用于脾胃虚弱、倦怠无力、食欲缺乏、久泄久痢、肺气虚燥、痰喘咳嗽、肾气亏耗、腰膝酸软、下肢痿弱、消渴尿频、遗精早泄、带下白浊、皮肤赤肿、肥胖等病症。

【按　语】　山药补脾和胃,百合清热润燥,大枣健脾益胃,薏苡仁健脾祛湿。诸物合用具有滋阴养胃、清热润燥的作用。山药百合红枣粥特别适合胃病中医辨证属胃阴不足者。

七、莲子芡实粥

【原　料】　莲子50克,芡实50克,糯米100克。

【制　法】　将莲子、芡实洗净,糯米淘洗干净。取锅放入适量水、莲子、芡实、糯米,用大火煮沸后,改小火熬煮至粥熟即成。

【功　效】　具有健脾益气,涩肠止泻之功效。

【应　用】　适用于脾虚肠滑泄泻、肾虚遗精者。

【按　语】　莲子,《本草纲目》说:"莲之味甘,气温而性涩,禀清芳之气,得稼穑之味,乃脾之果也。土为元气之母,母气既和,津液相成,神乃自生,久视耐老,此其权舆也。昔人治心肾不交,劳伤白浊,有清心莲子饮;补心肾,益精血,有瑞莲丸,皆得此理。"《玉楸药解》说:"莲子甘平,甚益脾胃,而固涩之性,最宜滑泄之家,遗精便溏,极为良效。"《医林纂要》也说:"莲子,去心连皮生嚼,最益人,能除烦、止渴、涩精、和血、止梦遗、调寒热。煮食仅治脾泄、久痢,厚肠胃,而交心肾之功减矣。更去皮,则无涩味,其功止于补脾而已。"现代研究表明,莲子含大量的淀粉和棉子糖,蛋白质占16.6%,脂肪占2.0%,碳水化合物占62%,还含有钙、磷、铁及氧化黄心树宁碱等。具有收敛、镇静、强心、抗衰老等多种作用;氧化黄心树宁碱尚有抑制鼻咽癌生长的作用。

八、芡实粥

【原　料】　芡实 150 克,糯米 150 克,白糖 10 克。

【制　法】　将芡实洗净,泡软,蒸熟;糯米洗净,加水适量浸泡20 分钟,移到炉火上煮沸,改用小火先煮 10 分钟,再加入蒸熟的芡实同煮成粥,加入白糖调味,搅匀后即成。

【功　效】　具有健脾止泻,益肾固精,止带之功效。

【应　用】　适用于脾虚止泻、肾虚腰膝酸痛、遗精、白浊、小便不禁、带下者。

【按　语】　《本草新编》说:"芡实,佐使者也,其功全在补肾去湿。夫补肾之药,大多润泽者居多,润泽者则未免少湿矣。芡实补中祛湿,性又不燥,故能去邪水而补真水,与诸补阴药同用,尤能助之以添精,不虑多投以增湿也。芡实不特益精,且能涩精补肾。与山药并用,各为末,日日米饭调服。"《本草经百种录》也说:"鸡头实,甘淡,得土之正味,乃脾肾之药也。脾恶湿而肾恶燥,鸡头实淡渗甘香,则不伤于湿,质黏而涩,而又滑泽肥润,则不伤于燥,凡脾肾之药,往往相反,而此则相成,故尤足贵也。"至于芡实如何补脾益肾,《本草求真》说:"芡实如何补脾,以其味甘之故;芡实如何固肾,以其味涩之故。唯其味甘补脾,故能利湿,而泄泻腹痛可治;惟其味涩固肾,故能闭气,而使遗带小便不禁皆愈。功与山药相似,然山药之阴,本有过于芡实,而芡实之涩,更有甚于山药;且山药兼补肺阴,而芡实则止脾肾而不及于肺。"由于芡实有较强的收涩作用,便秘、尿赤者及孕妇皆不宜食用。

179

九、何首乌粥

【原　料】　制何首乌 30 克,粳米 50 克,大枣(去核)5 枚,冰糖适量。

【制　法】　将制何首乌入砂锅内,水煎取浓汁,去渣后,再入

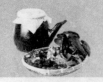

洗净的粳米、大枣及少许冰糖,同煮为粥即成。

【功　　效】　具有补肝肾,抗衰老,添精髓,黑须发之功效。

【应　　用】　适用于肝肾亏损、阴虚血枯、头晕耳鸣、神经衰弱、肠燥便秘等病症。

【按　　语】　何首乌是一种良好的滋补强壮药,因其制法不同而分成3种:经过煮熟的何首乌称制何首乌,经过晒干的称生何首乌,未经制过的新鲜的称鲜何首乌。《何首乌录》中记载:"何首乌长筋益精,能食,益气力,长肤,延年益寿。"《天宝本草》中称其"黑须发,悦颜色,久服长筋骨,延年不老"。为此,自古至今,何首乌一直作为我国传统的延年益寿药物,始终受到世人的青睐。研究结果表明,何首乌之所以有延年益寿的作用,是因为它含有卵磷脂的缘故。卵磷脂与人体的生长有密切关系。同时因为何首乌能强壮精神,所以它可以防治心力衰竭,治疗神经衰弱,并有助于血液的生长,能缓解动脉粥样硬化的形成。大便溏泻及湿痰较重者不宜用。

十、栗子粥

【原　　料】　栗子100克,粳米100克,冰糖100克。

【制　　法】　将栗子用刀砍开,去壳取肉,切成碎米粒大小;粳米淘洗干净,放入锅内,加入栗子及适量水,上火煮沸,加入冰糖熬煮成粥即成。

【功　　效】　具有补肾壮阳,强身健体之功效。

【应　　用】　适用于脾胃虚弱所致的反胃不食、泄泻、小儿筋骨不健、肾虚腰膝酸软等。

【按　　语】　栗子,又称板栗、大栗、栗果,号称"干果之王",是我国的特产。俗话说:"果中栗,最有益。"栗子含糖及淀粉62%～70%,蛋白质5.7%～10.7%,脂肪2%～7.4%。此外,尚有胡萝卜素、维生素B_1、维生素B_2、烟酸、维生素C等多种维生素。故

《名医别录》把栗子列为上品之药,认为它有"益气、厚肠胃、补肾气"的作用。《本草纲目》言其"益气,厚肠胃,补肾气,令人耐肌"。《千金食治》说栗子"生食之,甚治腰脚不遂"。现代医学发现,栗子有预防高血压,动脉硬化的作用,老年人常用栗子煮粥食用,正如《本草纲目》所言:"栗子粥,补肾气,益腰脚。"治肾病患者,如《千金食治》中说"肾之果也,肾病煮宜食之"。《粥膳养生秘诀》记载,相传,古时候有位老翁患腰脚痿弱病,令其到栗树下,食栗数升,不久便能如常人般行走。唐宋八大家之一的苏辙,晚年曾患了腰酸腿软的毛病,早晚都要吃一些生栗子,他还寄物抒怀,写了一首赞栗诗:"老去自添腰脚病,山翁旧传方。客来为说晨兴晚,三咽徐收白玉浆。"若老年肾亏、小便频数者,每日早晚各吃生栗子2枚,久之亦有疗效。栗子是大众化的补品,也是老年人的珍果。但一次如吃得过多,"反致伤脾",有"气滞难消"之弊,故应少吃常食,方能达到健康延年的目的。

十一、薏苡仁粥

【原　料】　薏苡仁30克,粳米60克。

【制　法】　将薏苡仁、粳米清洗干净,入锅内,加水适量,用小火煮成粥即成。

【功　效】　具有健脾利湿之功效。

【应　用】　适用于脾胃虚弱的肠功能紊乱。肠功能紊乱又称为胃肠道神经症(原称胃肠神经官能症),是指以腹痛或腹部不适、腹胀、肠鸣、腹泻、便秘为主要表现的一种肠道功能紊乱性疾病。每日2次,温食。

【按　语】　薏苡仁是禾本科植物薏苡的种仁,营养价值很高,被誉为"世界禾本科植物之王",在欧洲,它被称为"生命健康之友"。薏苡仁含丰富的碳水化合物,其主要成分为淀粉及糖类,并含有脂肪、蛋白质、薏苡仁酯、亮氨酸、精氨酸、维生素 B_1 等营养物

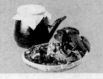

质。薏苡仁药用价值高,能抑制癌细胞的增殖,多种恶性肿瘤之人可食用,并有利水渗湿、健脾、除痹、清热排脓之功能。薏苡仁还含有丰富的亚油酸、维生素,容易消化吸收,对减轻胃肠负担,增强体质有很好的效果。它可以治湿痹,利肠胃,消水肿,健脾益胃,久食轻身益气。现代人精神压力大,心气虚,饮食不节,运动量少,脾虚湿盛,既要祛湿,又要补心,还要健脾胃,将其熬成粥,意在使其有效成分充分为人体所吸收,同时也不给脾胃造成任何负担。此外,薏苡仁还是一种美容食品,常食可以保持人体皮肤光泽细腻。薏苡仁力缓,宜多食久食。脾虚无湿、大便燥结者及孕妇慎用。

十二、薏苡莲子百合粥

【原　料】　粳米100克,薏苡仁50克,莲子50克,干百合50克,红糖或蜂蜜适量。

【制　法】　将薏苡仁洗净泡发一晚,干百合洗净泡发,粳米洗净浸泡,莲子洗净。锅中加入薏苡仁、粳米及适量水,水开后加入莲子和百合。大火煮沸后改为小火煮30分钟左右。稍微冷却后加入红糖或蜂蜜调味即成。

【功　效】　具有健脾祛湿,润肺止泻,健肤美容之功效。

【应　用】　适用于脾虚大便溏烂、下肢湿疹、面部痤疮等病症。

【按　语】　薏苡仁含有丰富的亚油酸、维生素,容易消化吸收,对减轻胃肠负担和增强体质有很好的效果。药用价值也很高,有很好的防癌作用。它可以治湿痹、利肠胃、消水肿、健脾益胃,久食轻身益气。现代人精神压力大,心气虚,饮食不节,运动量少,脾虚湿盛,既要祛湿,又要补心,还要健脾胃,将其熬成粥,意在使其有效成分充分为人体吸收,同时也不给脾胃造成任何负担。

十三、薏苡海参粥

【原　料】　薏苡仁50克,水发海参100克,粳米120克,食盐、香油、味精各适量。

【制　法】　将海参发透，剖开肚腹，去内脏与肚腹中的泥沙，洗净，切成小片备用。粳米淘洗干净，置于砂锅中，加入海参片、薏苡仁及适量水，用大火煮沸后改为小火煨粥。粥成时加入食盐、香油、味精，拌匀即成。

【功　效】　具有健脾和胃，补肾益精，养血润肤之功效。

【应　用】　适用于脾胃功能差、精血亏损、体质虚弱、性功能减退、遗精、夜尿多、皮肤粗糙等病症。

【按　语】　薏苡仁味甘、淡，性微寒，有利水渗湿、健脾除痹、清热除脓的功能；可用于治疗泄泻、湿痹、筋脉拘挛、屈伸不利、水肿、脚气、肺痿、肠痈、淋浊、白带过多等病症。海参味咸，性温，有滋阴补肾、益气壮阳、润燥利肠、调经养血的功能；可用于治疗神疲体弱、精血亏损、阳痿遗精、肠燥便秘、中风麻痹等病症。

十四、莲子粥

【原　料】　粳米40克，莲子35克，枸杞子5克，冰糖适量。

【制　法】　将粳米洗净，莲子去除掉外皮和心，放入锅中，加入适量水，用中火熬粥，粥将成时加入枸杞子、冰糖，熬至米熟稠即成。

【功　效】　具有健脾补肾之功效。

【应　用】　适用于脾虚食少、便溏、乏力、心虚失眠、健忘、心悸、心烦口渴、腰痛脚弱、耳目不聪、肾虚、尿频、遗精、淋浊、久痢、虚泻，以及妇女崩漏带下等病症。可作为病后体弱者之保健膳食；空腹食用或当饭吃。

【按　语】　莲子性平、味甘涩；归心、脾、肾三经。具有如下功效：①防癌抗癌。莲子善于补五脏不足，通利十二经脉气血，使气血畅而不腐，莲子所含氧化黄心树宁碱对鼻咽癌有抑制作用，由此构成了莲子的防癌抗癌的营养保健功能。②降血压。莲子所含非

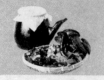

结晶形生物碱 N-9 有降血压作用。③强心安神。莲子中央绿色的心,称莲子心,含有莲心碱、异莲心碱等多种生物碱,味道极苦,有清热泻火之功能,还有显著的强心作用,能扩张外周血管,降低血压;可以治疗口舌生疮,并有助于睡眠;用作补益药,补脾止泻,益肾涩精,养心安神;治疗脾虚久泻、泻久痢、肾虚遗精、滑泄、小便失禁、妇女崩漏带下、心神不宁、惊悸、不眠。④滋养补虚、止遗涩精。对于久病、产后或老年体虚者,更是常用营养佳品;莲子碱有平抑性欲的作用,对于青年人梦多、遗精频繁或滑精者,食用莲子有良好的止遗涩精作用。此粥一般人群均可食用,尤适宜中老年人、失眠、食欲缺乏及癌症患者。中满痞胀及大便燥结者忌用,体虚或者脾胃功能弱者慎用。

十五、莲子扁豆粥

【原　料】 白扁豆、薏苡仁、莲子各 25 克,红糖 20 克,大枣 10 枚,粳米 200 克。

【制　法】 将白扁豆、薏苡仁、莲子以温水泡发,然后煮熟;大枣、粳米清洗干净。薏苡仁、白扁豆、莲子、大枣、粳米一起放入锅内,加适量水,用大火煮沸后改为小火煮粥,粥将成时加入红糖调味即成。

【功　效】 具有养胃健脾之功效。

【应　用】 适用于胃痛反复发作、食欲差、乏力及稍劳累或饮食不节即出现胃隐痛者。

【按　语】 白扁豆和莲子煮稀粥营养价值很高,口感清香甜美,白扁豆维生素、植物蛋白质含量丰富,为脾虚湿滞常用之品;有调和脏腑、安养精神、益气健脾、消暑化湿和利水消肿的功能;莲子有清心醒脾、补脾固精、补中养神、健脾补胃、滋补元气的功能;薏苡仁有利水渗湿、健脾除痹、清热除脓的功能;一起食用健脾益胃、养心安神、醒脑明目的作用更好。

184

十六、黑米党参粥

【原　料】　党参15克,茯苓15克,生姜5克,黑米100克,冰糖适量。

【制　法】　将党参、生姜、茯苓切片,加水煎汁去渣,取药汁与洗净的黑米共煮为稀粥,粥将成时加入冰糖调味即成。

【功　效】　具有补中益气,健脾养胃之功效。

【应　用】　适用于气虚体弱、脾胃虚弱而致全身倦怠无力、食欲缺乏、大便稀薄等病症。

【按　语】　黑米是一种药、食兼用的大米,属于糯米类。黑米是由禾本科植物稻经长期培育形成的一类特色品种。粒型有籼、粳两种,粒质分糯性和非糯性两类。糙米呈黑色或黑褐色。黑米外表墨黑,营养丰富,有"黑珍珠"和"世界米中之王"的美誉。黑米种植历史悠久,是我国古老而名贵的水稻品种。不少地方都有生产,具有代表性的有陕西黑米、贵州黑糯米、湖南黑米等。其食用价值高,除煮粥外,还可以制成各种营养食品和酿酒。中医学认为,黑米具有滋阴补肾,健脾暖肝,明目活血等功效。现代医学研究表明,黑米含蛋白质、脂肪、碳水化合物、B族维生素、维生素E,以及钙、磷、钾、镁、铁、锌等营养元素,营养丰富。黑米具有清除自由基、改善缺铁性贫血、抗应激反应及免疫调节等多种生理功能。黑米中的黄酮类化合物能维持血管正常渗透压,减轻血管脆性,防止血管破裂和止血;又有抗菌、降低血压,抑制癌细胞生长的功效;还具有改善心肌营养,降低心肌耗氧量等功效。黑米的颜色之所以与其他米不同,据资料表明,其主要是因为它外部的皮层中含有花青素类色素,这种色素本身具有很强的抗衰老作用。党参具有补中益气,健脾益肺的功效,用于脾肺虚弱、气短、心悸、食少便溏、虚喘咳嗽,内热消渴等。《本草从新》记载:"补中益气、和脾胃、除烦渴。中气微弱,用以调补,甚为平妥。"党参药理研究表明,具有

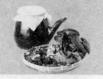

调整胃肠运动功能,抗溃疡,增强机体免疫功能,增强造血功能,抗应激,强心,抗休克,调节血压,抗心肌缺血和抑制血小板聚集等作用。党参还具有益智、镇静、催眠、抗惊厥、养生等作用。湿热、胃热者忌用。

十七、黑米莲子粥

【原　料】　黑米 100 克,莲子 20 克,冰糖适量。

【制　法】　将黑米、莲子洗净后入锅内,加入适量水,用大火煮沸后,改用小火煮粥,粥将熟时加入冰糖调味即成。

【功　效】　具有滋阴养心,补肾健脾之功效。

【应　用】　适用于孕妇、老年人、病后体虚者食用;健康人食之亦可防病。

【按　语】　黑米所含锰、锌、铜等无机盐比大米高 1～3 倍;更含有大米所缺乏的维生素 C、叶绿素、花青素、胡萝卜素及强心苷等特殊成分,因而黑米比普通大米更具营养。莲子为睡莲科植物莲成熟的种子,是常见的滋补之品,有很好的滋补作用;对于久病、产后或老年体虚者,更是常用营养佳品。

十八、桑葚粥

【原　料】　粳米 100 克,桑葚 30 克,白糖适量。

【制　法】　将干桑葚用水浸泡半小时,去柄,洗净;粳米淘洗干净,然后锅置火上,放入水适量,再放入桑葚、粳米,用大火煮沸,改为中小火熬至粳米开花,粥汁黏稠时,加入白糖拌匀,片刻后离火即成。

【功　效】　具有滋阴养血,益气和中之功效。

【应　用】　适用于脾胃虚弱、气血亏损所致的妇女产后失血所致的贫血。

【按　语】　桑葚,《随息居饮食谱》说:"滋肝肾,充血液,祛风

186

湿,健步履,息虚风,清虚火。"《滇南本草》说:"益肾脏而固精,久服黑发明目。"桑葚能延缓衰老,常食可以明目,缓解眼睛疲劳干涩的症状,它可以促进血红细胞的生长,防止白细胞减少。桑葚还有滋阴养血,生津润燥,治大肠津亏之大便秘结。脾胃虚寒便溏者禁用。

十九、黑芝麻粥

【原　料】　黑芝麻500克,粳米50克。

【制　法】　将黑芝麻淘洗干净,晒干后小火炒熟、研细、凉过装瓶备用。每次取洗净的粳米50克,如常法煮粥,粥将熟时加入黑芝麻粉15克调匀即成。

【功　效】　具有益肝肾,润肠胃,添精髓,补血虚之功效。

【应　用】　适用于肝肾不足、头晕目眩、关节疼痛、大便干燥之证。每日1剂。

【按　语】　黑芝麻,《本草经疏》说:"芝麻,气味和平,不寒不热,益脾胃,补肝肾之佳谷也。金刃伤血,则瘀而作痛,甘平益而润燥,故疗金疮止痛也。"《食疗本草》说芝麻"润五脏,填骨髓,补元气"。《本草求真》也说:"胡麻,本属润品,故书载能填精益髓。又属味甘,故书载能补血、暖脾、耐饥。凡因血枯而见大便艰涩,须发不乌,风湿内乘发为疮疥,并小儿痘疹变黑归肾,见有燥象者,宜以甘缓滑利之味以投。"黑芝麻药力平和,寒热适中,香美可口,不伤脾胃,可作为食疗久食。

二十、玉米粥

【原　料】　玉米粉、粳米各适量。

【制　法】　将粳米洗净,入锅内加适量水,用小火煮粥;玉米粉适量,冷水溶和,粳米粥煮熟后,调入玉米粉同煮,直至煮熟止即成。

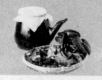

【功　　效】　具有调中开胃,益肺宁心,清湿热,利肝胆之功效。

【应　　用】　适用于脾胃虚弱,伴有湿热不化之病症。

【按　　语】　玉米粉是禾本科植物玉蜀黍的种子磨成的粉,俗称玉米面,有很高的营养价值。据研究表明,玉米所含的蛋白质和维生素的数量高于大米,脂肪的含量仅次于大豆,脂肪中含有较高的维生素 E。还含有烟酸、胡萝卜素、维生素 B_1、维生素 B_2 及钙、磷、镁、铁等多种成分。玉米中含有丰富的不饱和脂肪酸,是胆固醇吸收的抑制剂。在玉米胚芽中的脂肪酸人体吸收率高达 95%,它与玉米胚芽中的维生素 E 协同作用,可降低血液胆固醇浓度,并防止其沉积于血管壁,因此对冠心病、动脉粥样硬化、高脂血症及高血压等具有一定预防和治疗作用。维生素 E 还可延缓细胞衰老,防止肌肉萎缩和骨质疏松,抗衰延年。玉米中含有大量的赖氨酸,有明显的抗癌作用。

二十一、黄豆粥

【原　　料】　粳米(或小米)250 克,黄豆 70 克,白糖、酱油、食盐各适量。

【制　　法】　将黄豆浸泡后入锅内,加适量水,用小火煮至黄豆粒开花;粳米(或小米)洗净,用大火煮沸后,放入熟黄豆、白糖、酱油或食盐,改用小火煮至黏稠即成。

【功　　效】　具有健脾宽中,润燥消水,消炎解毒,化湿利尿,利肠催乳,增强免疫力,防癌抗癌之功效。

【应　　用】　适用于疳积泻痢、腹胀消瘦、疮痛肿毒、高脂血症、贫血、高血压、骨质疏松者。

【按　　语】　黄豆所含的皂草苷,能降低胆固醇,黄豆及其制品是高血压、冠心病患者良好的蛋白食品。黄豆还含有一定的微量元素硒,具有抑制癌症发生的功能。

二十二、山楂山药粥

【原　　料】　山楂20克，山药30克，粳米60克，白糖适量。

【制　　法】　将山楂、山药切片，上笼蒸熟备用；粳米洗净入锅内，加入适量水，用大火煮沸，改为小火煮粥至八成熟时，加入山楂、山药熬成粥，粥将熟时加入白糖调味即成。

【功　　效】　具有健脾消食，和中止泻之功效。

【应　　用】　适用于小儿脾虚泄泻、不思饮食、消化不良等。每日2次，早晚温食。

【按　　语】　山楂味甘、酸，性微温；归脾、胃、肝三经。具有消食健胃，活血化瘀，驱虫之功效。主治肉食积滞、小儿乳食停滞、胃脘腹痛、瘀血经闭、产后瘀阻、心腹刺痛、疝气疼痛、高脂血症等。《本草求真》说："山楂，所谓健脾者，因其脾有食积，用此酸咸之味，以为消磨，俾食行而痰消，气破而泄化，谓之为健，止属消导之健矣。"山药味甘，性平；归肺、脾、肾三经。具有滋养强壮，助消化，止泻之功效。主治脾虚腹泻、肺虚咳嗽、糖尿病消渴、小便短频、遗精、妇女带下及消化不良的慢性肠炎。

189

二十三、扁豆花桂花粥

【原　　料】　扁豆花50克，桂花10克，粳米、白糖各适量。

【制　　法】　将扁豆花、桂花烘干，研细为末；每次取1汤匙调入煮好的粳米粥内，再加入白糖调味即成。

【功　　效】　具有醒脾开胃，清暑化湿之功效。

【应　　用】　适用于消化不良等。每日1~2次。

【按　　语】　扁豆花，性平，味甘淡，无毒；归脾、胃、大肠三经。具有解暑化湿，和中健脾之功效。主治夏伤暑湿、发热、泄泻、痢疾、赤白带下、跌打伤肿。《本草便读》说："扁豆花赤者入血分而宣瘀，白者入气分而行气，凡花皆散，故可清暑散邪，以治夏月泄痢等

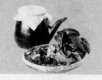

证也"。桂花,散寒破结,化痰止咳。用于牙痛、咳喘痰多、经闭腹痛。

二十四、枸杞子粥

【原　料】　枸杞子30克,粳米100克。

【制　法】　将粳米洗净,入锅内,加入适量水,用小火熬成粥,起锅前将洗净的枸杞子放入锅内,再煮几分钟即成。

【功　效】　具有补肝肾,益精气之功效。

【应　用】　适用于肝肾不足引起的腰膝酸软、阳痿、早泄、遗精、目视物昏花、头晕、阴血不足者。

【按　语】　枸杞子为茄科植物宁夏枸杞的成熟果实,其味甘、性平;归肝、肾二经。《药性本草》言其"补精气诸不足,益颜色变白,明目安神,令人长寿"。《本草纲目》言其"滋肾,润肺,明目"。枸杞子为平补之品,既补阳,又补阴,能益肾养精,平肝明目,凡肝肾不足之人,常食之效好。

二十五、八宝粥

【原　料】　大豆100克,玉米100克,银耳50克,大枣10枚,香菇9个,莲子50克,枸杞子30克,蜂蜜适量。

【制　法】　将银耳、香菇放入碗内,用开水浸泡,水冷却后将其蒂去掉,滤干;大豆、玉米、大枣、莲子和枸杞子洗净,同银耳、香菇一起放入砂锅中,加入适量水,用小火煮沸,熬成粥状,稍微放凉后将蜂蜜调入粥中即成。

【功　效】　具有强身健体,抗癌防癌,抗衰老之功效。

【应　用】　适用于心脾两虚所致的失眠及体虚乏力虚肿者。分3次食用,每日晨食1次。

【按　语】　八宝粥的食材,因各地物产而有不同。有配合初八日,以八样食物混合煮食,又称腊八粥,是一种在腊八节用由多种食材熬制成的粥,民间传说来自天竺。中国南宋文人周密撰《武林旧事》说:"用胡桃、松子、乳蕈、柿、栗之类做粥,谓之腊八粥。"八宝粥具有健脾养胃,消滞减肥,益气安神的功效。可作为肥胖及神经衰弱者食疗之用,也可作为日常养生健美之食品。

二十六、健脾胃八宝粥

【原 料】 芡实6克,薏苡仁15克,白扁豆10克,莲子仁6克,山药15克,大枣5枚,桂圆6克,百合6克,粳米150克。

【制 法】 将上述8味药入锅内,加适量水,煎煮40分钟,再加入洗净的粳米继续煮烂成粥即成。

【功 效】 具有健脾胃,补气益肾,养血安神之功效。

【应 用】 适用于失眠及体虚乏力、虚肿、泄泻、口渴、咳嗽少痰等。分顿调糖食用,连吃数日。

【按 语】 本品适合平和体质、湿热体质、阴虚体质者;不适合糖尿病患者大量食用。

191

二十七、橘皮粥

【原 料】 陈橘皮10克(或蜜饯橘饼1个),粳米50克。

【制 法】 将陈皮研成细末,或将蜜饯橘饼1个切碎备用,再用洗净的粳米如常法煮成粥,粥将熟时,把陈皮末(或橘饼碎块)调入粥中,待粥熟即成。

【功 效】 具有健脾理气,祛风化痰之功效。

【应 用】 适用于肝郁气滞、脾运不健的食滞胀痛、胸闷呃逆、呕吐、咳嗽痰多、食欲缺乏等。

【按 语】 橘皮性温,味辛、苦;归脾、肺二经。具有散寒理气,燥湿化痰之功效。据药理研究表明,橘皮内富含有机化合物、橙苷、柠檬醛等成分,对治疗脂肪肝、高血压、心肌梗死有一定的功效。

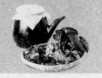
二十八、橘皮茯苓粥

【原　料】　橘皮 10 克,法半夏 10 克,茯苓 15 克,甘草 5 克,粳米 50 克,白糖适量。

【制　法】　将上述药材分别洗净,放入砂锅内,加水 1 000 毫升,煎煮 30 分钟,去渣留汁于砂锅中;然后将粳米淘净后放入砂锅内,用小火慢熬成粥,加入白糖调味即成。

【功　效】　具有健脾燥湿,理气和胃之功效。

【应　用】　适用于痰湿内阻型小儿厌食症,症见面色苍白、身倦无力。

【按　语】　橘皮能理气,调中,燥湿,化痰;主治脾胃气滞之脘腹胀满或疼痛、消化不良,以及湿浊阻滞之胸闷腹胀、纳呆便溏。茯苓性味甘淡平,入心、肺、脾经;具有渗湿利水、健脾和胃、宁心安神的功能;主治小便不利、水肿胀满、痰饮咳逆、呕逆、恶阻、泄泻、遗精、淋浊、惊悸、健忘等病症。

二十九、砂仁粥

【原　料】　砂仁 10 克,粳米 30 克。

【制　法】　将粳米洗净,入锅内,加适量清水如常法煮粥,待粥将熟时,调入捣碎的砂仁,再煮一二沸即成。

【功　效】　具有健脾开胃,助消化,理中气之功效。

【应　用】　适用于脾胃虚寒、消化不良、腹痛泻痢、食欲缺乏、气逆呕吐等病症。

【按　语】　砂仁,又称缩砂仁,为姜科多年生草本植物阳春砂的种子,简称砂仁。属热带植物,主产于我国广东、广西等地,尤以广东阳春市产的为佳,故特称之为阳春砂仁。中医学认为,砂仁性温,味辛,归脾、胃二经,有行气和中和开胃健脾的作用,多用于消化不良、胃肠胀气、食欲缺乏的治疗。《本草纲目》中说:"砂仁补肺醒脾,养胃益肾,理元气,通滞气,散寒气胀痞、噎膈呕吐。"为此,历代医家都把它当作醒脾调胃的要药。用砂仁与粳米同煮为稀粥温食,对中老年人脾胃虚寒、消化功能衰退引起的胃肠不适有很好的治疗效果。《老老恒言》中记载:"砂仁粥可以治呕吐,腹中虚痛,兼治上气,咳逆,胀痞,醒脾胃,通滞气,散寒饮,温肝肾的作用。炒去翳,研末点入粥。"据药理研究表明,砂仁中的有效成分是挥发油,它含有龙脑、龙脑乙酸脂、右旋樟脑、芳香醇等。如煎过久,这些成分极易挥发,则影响砂仁的药用效果。因此,在煮制砂仁粥时,最后加入砂仁,不易久煮。

三十、人参粥

【原　料】　人参 3 克(或人参须),粳米 50 克,冰糖适量。

【制　法】　将人参切成小块(或人参须),与淘洗干净的粳米同入砂锅内,加适量水,如常法煮粥,待粥将熟时,加入冰糖适量调味即成。

【功　效】　具有补五脏,助精神,益元气,抗衰老,明目益智之功效。

【应　用】　适用于年老体弱、心慌气短、失眠健忘、食欲缺乏、慢性腹泻、性功能减退者。

【按　语】　人参为五加科多年生本草植物人参的根,是家喻户晓的名贵药材,也有人称"人身"的。这是由于人参年深,根如人形,有神,故又有"神草"之名。人参有野生和栽培两种。野生参以支大、纹密、芦头(根)细长及有珠点者为佳。人工栽培的人参叫园参,虽然作用比野生参较弱,但价格便宜。主产于吉林、辽宁两地。人参性微温,味甘、苦;归脾、肺二经,既能补虚扶正,又能抗老防衰。《神农本草经》中记载:"人参主补五脏,明目益智,久服轻身延年。"我国最早的药学专著《神农本草经》把它列为"上品"。用人参同米一起煮粥温食,让人感到体力充沛,精神旺盛,具有开心益智

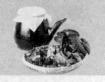
和延年益寿的功能。现代研究证明，人参含有人参苷及人体所需的氨基酸等多种物质，所以功用非常广泛，能增强机体各脏器，特别是脑、心、肝、肾的功能，提高老年人的抗病能力，调节人体胆固醇代谢，对高血压、冠状动脉硬化、心绞痛等有一定的预防和治疗作用；对性功能紊乱和糖尿病也有疗效。此外，人参还有保护肝功能和破坏癌细胞的特殊作用。正因为人参有大补元气的作用，所以中老年人经常吃些人参粥，可以补益身体，健康长寿。在食用人参粥期间，不可同时吃萝卜，特别是生萝卜。因为萝卜中含有大量酶素，能降低人参的功效。此外，阴虚发热者慎用。

三十一、人参茯苓粥

【原　料】　人参3～5克，白茯苓15～20克，生姜3～5克，粳米100克。

【制　法】　将人参、生姜切成薄片，把茯苓捣碎，浸泡半小时，共煎取药汁；然后再煎取汁，将两次煎药汁合并，同洗净的粳米入锅内，加适量水如常法煮粥即成。

【功　效】　具有益气补虚，健脾养胃之功效。

【应　用】　适用于气虚体弱、脾胃不足、倦怠无力、面色苍白、饮食减少、食欲缺乏、反胃呕吐、大便稀薄等病症。每日2次，早晚温食。

【按　语】　人参味甘，大补元气。近代研究表明，慢性胃炎伴有胃酸缺乏或胃酸过低者，服人参后可见胃痛消失、食欲增强、大便正常。茯苓味甘，性平，有益脾和胃和利水渗湿的作用。王好古称其能"益脾胃"，其与人参、粳米煮粥，用于脾胃气虚、运化力弱、食少、便溏等病症，很有效验。此方力缓，可长年食用，一般分早晚2次，空腹温食。茯苓既能健脾，又能渗湿，对于脾虚运化失常所致泄泻、带下，应用茯苓有标本兼顾之功效。对于脾虚不能运化水湿，停聚化生痰饮致痰湿入络，肩背酸痛者，具有治疗作用。茯苓药性平和,利水而不伤正气,为利水渗湿要药。凡小便不利、水湿停滞者,不论偏于寒湿,或偏于湿热,或属于脾虚湿聚,均可配合应用。至于阴虚而无湿热、虚寒滑精、气虚下陷者慎用。

三十二、人参黄芪粥

【原　料】　人参 5 克,黄芪 20 克,白术 10 克,粳米 80 克,白糖 5 克。

【制　法】　将人参、黄芪、白术去净灰渣加工成片,清水浸泡 30 分钟后,放入砂锅中,加适量水煎煮,再用小火慢煎成浓汁,取出药汁后,再加水煎开后取汁。粳米洗净入锅内,加适量水如常法煮粥,粥将熟时分别加入药汁、白糖趁热调味即成。

【功　效】　具有补正气,疗虚损,抗衰老之功效。

【应　用】　适用于五脏虚衰、久病体弱、食欲缺乏、未老先衰。早晚温食,每日 2 次,5 日为 1 个疗程。

【按　语】　黄芪,在《珍珠囊》一书中说:"黄芪甘温纯阳,其用有五:补诸虚不足,一也;益元气,二也;壮脾胃,三也;去肌热,四也;排脓止痛,活血生血,内托阴疮,为疮家圣药,五也。"《本经逢原》也说:黄芪"性虽温补,而能通调血脉,流行经络,可无碍于壅滞也"。"黄芪同人参则益气,同当归则补血,同白术、防风则运脾湿,同防己、防风则祛风湿,同桂枝、附子,则治卫虚亡阳汗不止"。黄芪常用具有补气固表的作用,《本草备要》说:"生用固表,无汗能发,有汗能止,温分肉,实腠理,泻阴火,解肌热;炙用补中,益元气,温三焦,壮脾胃。生血生肌,排脓内托。"黄芪性甘,微温。在应用上,则《本草害利·肺部药队》有说:"黄芪极滞胃口,胸胃不宽,肠胃有积滞者勿用。实表,有表邪及表旺者勿用。助气,气实者勿用。患者多怒则肝气不和,勿服。能补阳,阳盛阴虚,上焦热甚,下焦虚寒者均忌,恐升气于表,而里愈虚耳。痘疮血分热者禁用。"

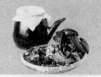

三十三、黄芪粥

【原　料】　黄芪、大枣、粳米各适量

【制　法】　将粳米洗净,浸泡适时。黄芪洗净,放入锅中,加入适量水(宜多),大火煮滚,转中火煲30分钟,将煮好的黄芪汁倒入砂锅中,放入洗净的大枣、粳米,加适量水,用大火煮粥,见到粥已黏稠,可关火,用砂锅余温再焖一下即成。

【功　效】　具有健脾和胃之功效。

【应　用】　适用于脾气虚、气短乏力者。

【按　语】　黄芪为补气之要药,全身之气皆能补益,故清朝名医黄宫绣在《本草求真》中将黄芪推崇为"补气诸药之最",所以人称黄芪为"一药多能"。黄芪能促进机体代谢、抗疲劳、促进血清和肝脏蛋白质的更新,有明显的利水消肿的功效。黄芪粥具有补中益气,固表止汗之功效,如长期食用黄芪粥,对改善中老年人的心肺功能有一定的作用,又具有保护肝脏、防止肝糖原减少的作用,可作为慢性肝炎的补助饮食。对于老年人水肿,黄芪有利尿补虚消肿的作用。由于黄芪对五脏之虚均有补益作用,老年人若能经常食用黄芪粥,可起到强心、护肝、补肺、固表的作用。

三十四、黄芪粥(《太平圣惠方》)

【原　料】　黄芪40克,人参10克,茯苓15克,桑白皮15克,生姜6克,大枣5枚,粳米100克。

【制　法】　将前5味药水煎,去渣取汁,再下入洗净的粳米及大枣,加适量水,如常法煮粥即成。

【功　效】　具有健脾补肺之功效。

【应　用】　适用于脾肺气虚、气短乏力或肢体水肿、尿少等病症;亦可用于肺气虚而咳嗽痰多者。空腹温食。

【按　语】　论补气良药,黄芪当属第一;黄芪补中气,相对温和,效果却不逊色,且比人参固表作用更强,所以成为最常用的补气药;黄芪有扩张血管的作用,又能降血压,老年人喝黄芪粥,可以防治卒中和高血压;年轻人喝黄芪粥,可以增强抵抗力,预防感冒。黄芪还有利尿消肿和托毒生肌的作用,不仅适合肾炎、水肿患者做食疗,对于虚胖的人,还有减肥作用;尤其适合胃及十二指肠溃疡患者食用。

三十五、黄芪野鸭肉粥

【原　料】　黄芪30克,青头雄鸭1只,葱白3茎,粳米适量。

【制　法】　将黄芪洗净切片,青鸭肉切细,一同放入砂锅内,煮至肉极烂,去黄芪药渣,再加入洗净的粳米、葱白煮粥(或用黄芪鸭汤煮粥)即成。

【功　效】　具有补脾益气,利水消肿,滋阴养血之功效。

【应　用】　适用于脾肾虚、妊娠水肿,以及肾炎水肿、肝硬化腹水等。每日2次,空腹温热食用,5日为1个疗程。

【按　语】　鸭肉是人们进补的优良食品。鸭肉的营养价值很高,可食部分鸭肉中的蛋白质含量为16%～25%,其蛋白质主要是肌浆蛋白和肌凝蛋白,另一部分是间质蛋白,其中含有溶于水的胶原蛋白和弹性蛋白。此外,还有少量的明胶,其余为非蛋白氮。因此,具有补虚劳,滋五脏之阴,清虚劳之热,补血行水,养胃生津的功效。凡体内有热者适宜食鸭肉,对于体质虚弱、食欲缺乏、发热、大便干燥和水肿者食之更为有益。

三十六、海参粥

【原　料】　海参适量,粳米(或糯米)100克。

【制　法】　将海参浸透,剖洗干净,切片,入锅内,加入洗净的粳米(或糯米)及适量水,如常法煮粥即成。

【功　效】　具有补肾益精,养血润燥之功效。

197

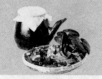

【应　用】　适用于精血亏损、虚弱劳怯、阳痿、梦遗、小便频数、肠燥便艰等病症。每日早晨空腹温食。

【按　语】　海参，为刺参科动物刺参或其他种海参的全体，性温，味咸。《中医大辞典》记载："补肾益精，养血润燥。主治精血亏损、虚弱劳祛、阳痿、梦遗、肠燥便艰。"《药性考》说："降火滋肾、通肠润燥。"《本草求新》说："润五脏，滋精利水。"可见海参的营养价值之丰富，药理活性作用之广泛。

三十七、海参鸭肉粥

【原　料】　水发海参 100 克，鸭脯肉 100 克，粳米 100 克，食盐、葱末、熟油各适量。

【制　法】　将已发好的海参冲洗干净，切成细丁；鸭脯肉放入沸水锅内汆一下捞出，切成丁块；粳米淘洗干净。锅内放入适量水煮沸，加入粳米、海参、鸭肉，煮至熟烂粥成，再加入食盐、葱花、熟油调味即成。

【功　效】　具有滋阴养胃，利水消肿，补肾益精，养血润燥，润肤养颜之功效。

【应　用】　适用于阴虚所致的虚劳赢弱、骨蒸潮热、自汗盗汗、咳嗽咯血、咽干口渴者；腰酸水肿、肾虚不固、精血虚少、阳痿遗精、尿频，以及血虚乏力、面色萎黄、营养不良、病后产后体虚、肠燥便秘等病症。

【按　语】　海参是海底动物群落中的一种，体圆柱形，柔软，色暗，多肉刺。海参咸、温；归心、肾二经。具有补肾益精和养血淘燥的功效。海参同人参、燕窝、鱼翅齐名，是世界八大珍品之一。海参不仅是珍贵的食品，也是名贵的药材。海参能增强体质、调整机体免疫力、延缓衰老、改善睡眠、提高记忆力、抗疲劳、调节血脂、调节血糖、改善骨质疏松、促进生长发育。

三十八、山茱萸粥

【原　料】　山茱萸 15～20 克,粳米 100 克,白糖适量。

【制　法】　将山茱萸洗净,去核,与洗净粳米同入砂锅内,加适量清水如常法煮粥,待粥将熟时,加入白糖调味即成。

【功　效】　具有补益肝肾,收敛固涩之功效。

【应　用】　适用于肾病肝肾不足、头晕目眩、腰酸耳鸣、遗精、遗尿、小便频数、崩漏带下、大汗虚脱、内热消渴等病症。每日1剂。

【按　语】　山茱萸为常用名贵中药材,别名枣皮,性微温,味酸;归肝、肾二经。其补力平和,壮阳而不助火,滋阴而不腻膈,收敛而不留邪。《本草新编》说:"山茱萸,味酸涩,气平、微温,无毒;归肾、肝二经。温肝经之血,补肾脏之精,兴阳道以长男茎,暖腰膝而助阳气,经候可调,小便能缩,通水窍,去三虫,强力延年,轻身明目。"据化学分析,山茱萸含有生理活性较强的山茱萸苷、酒石酸、没食子酸、苹果酸、树酯、鞣质和多种维生素等有效成分,具有增强免疫、抗炎、抗菌等药理作用。对发热期间,或小便淋涩者,不宜用。

199

三十九、复元粥

【原　料】　山药 50 克,肉苁蓉 20 克,菟丝子 10 克,核桃仁 2个,羊瘦肉 500 克,羊脊骨 1 具,粳米 100 克,葱白 3 根,生姜、花椒、大茴香、绍酒、胡椒粉、食盐、味精各适量。

【制　法】　将羊脊骨剁成数段,用清水洗净;羊肉洗净,入沸水锅中氽去血水,切成 5 厘米长的条块;把山药、肉苁蓉、菟丝子、核桃仁分别洗净,一起装入纱布袋内系好。生姜、葱白拍碎,粳米淘洗干净,连同羊脊骨、羊肉块、药袋、生姜、葱白一起放入砂锅内,加入适量水,大火煮沸,撇去浮沫,再放入花椒、大茴香、绍酒,用小火炖至米烂粥稠为止。食用前可用胡椒粉、食盐、味精调味即成。

【功　效】　具有温补肾阳之功效。

【应　用】　适用于脾胃虚弱、肝肾不足的腰膝酸痛、阳痿、遗精、止带等病症。

【按　语】　山药性平,味甘,归脾、肺、肾三经,可益气养阴、补脾肺肾、固精止带;菟丝子为补肾缩尿、止遗精之常用药,其性柔润,平补肝肾而不燥;羊瘦肉含有丰富的蛋白质,具有补肾壮阳,暖中祛寒,温补气血,开胃健脾之功效。

四十、胡桃粥

【原　料】　胡桃仁 120 克,粳米 100 克。

【制　法】　将胡桃仁、粳米淘洗干净,加水适量,如常法煮成稀粥即成。

【功　效】　具有补脾益肾之功效。

【应　用】　适用于肺肾两虚引起的咳喘、大便干结,或体虚乏力者。

【按　语】　核桃,又称胡桃,它与扁桃、腰果、榛子并称为世界著名的“四大干果”。中医学认为,核桃性温、味甘、无毒,具有健胃,补血,润肺,养神等功效。《神农本草经》将核桃列为久服轻身益气、延年益寿的上品。《食疗本草》中说,吃核桃仁可以开胃,通润血脉,使骨肉细腻。《开宝本草》中说,核桃仁“食之令肥健,润肌,黑须发,多食利小水,去五痔”。《本草纲目》记载,核桃仁有“补气养血,润燥化痰,益命门,处三焦,温肺润肠,治虚寒喘咳,腰脚重疼,心腹疝痛,血痢肠风”等功效。核桃含有丰富的 B 族维生素和维生素 E,可防止细胞老化,能益智健脑、增强记忆力及延缓衰老。核桃还广泛用于治疗神经衰弱、高血压、冠心病、肺气肿、胃痛等病症,有益人的健康。宋代《海上名方》认为,胡桃粥通过补骨益肺健脾而使气血充盛,润燥生津,肌肤润泽,形体健美,乌须黑发。因此,常食此粥不仅有润肤之功,且有排石之能,但大便溏薄者不宜用。

四十一、生姜粥

【原　料】　鲜生姜6～9克,粳米50克,大枣2枚。

【制　法】　将鲜生姜剁成细末,大枣洗净,与姜末、大枣一起入锅内,加适量水,如常法同煮成粥即成。

【功　效】　具有温中散寒,暖脾健胃止呕之功效。

【应　用】　适用于脾胃虚寒、呕吐清水、腹痛泄泻、伤风感冒、头痛鼻塞等病症。

【按　语】　生姜为蘘荷科(又名姜科)植物姜的根状茎。姜起源于我国,已有3 000多年的历史,除东北外,我国大部分地区均有栽培。主产于四川、广东、山东、陕西等地。生姜既是居家必备的调味品,盐渍可当菜,糖渍可当果,又是温胃散寒的良药,内服外用均可疗疾。古籍中记载生姜"治伤寒、伤风、头痛、九窍不利。入肺开胃,祛腹中寒气,解臭秽"。至今,民间仍广泛使用姜片、葱白同煮,加红糖热服发汗,以治疗风寒感冒。前人还认为:"姜能助阳,茶能助阴。"因此,用生姜煮粥,确有温肺暖胃和驱风散寒的效果,对中老年人的慢性胃炎、慢性气管炎、伤风感冒等阳气不足、脾胃虚寒的病症颇为适宜。《兵部手集方》中记载:"反胃羸弱:用母姜一千克,捣汁作粥食。"《本草纲目》中说:"生姜粥温中避恶。"可见,生姜粥的临床应用,可谓久远。据研究发现,生姜中主要含有姜辣素及姜油酚、姜油醇等成分,可促使体内血液循环加快,全身会有温热的感觉,故可发汗、御寒。老年人脾胃虚寒,使正常的消化吸收能力降低,会产生腹泻、泛水,或胸腹作痛。当喝了生姜粥后,姜辣素首先刺激舌头上的味觉器官,以后又会刺激胃黏膜上的感受器官,通过神经反射促使胃肠道加快蠕动,较多地分泌出消化液,从而起到暖胃健脾和散寒止呕的功效。

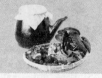

四十二、生姜羊肉粥

【原　料】　生姜 20 克,羊肉 100 克,粳米 100 克,葱花、绍酒、食盐各适量。

【制　法】　将生姜洗净,切片;羊肉洗净,余去血水,切块;粳米淘洗干净。锅内放入粳米、姜片、绍酒、羊肉,加适量水,大火煮沸,改用小火煮成粥,撒上葱花,加入食盐调味即成。

【功　效】　具有发散风寒,化痰止咳,温中止呕,解毒,暖脾胃,增食欲之功效。

【应　用】　适用于胃酸过少、脾胃虚寒、食欲缺乏者。

【按　语】　本品有补虚损、益气血、暖脾胃、祛寒壮阳作用。特别适合体弱羸瘦、腰膝酸软、腰背怕冷者,如男子阳气不足、肾亏阳痿、遗精早泄,女子月经不调、血虚痛经等病症患者食用。

四十三、大蒜粥

【原　料】　紫皮大蒜 30 克,粳米 50 克。

【制　法】　将紫皮大蒜去皮后,放入沸水中煮 1 分钟后捞出;粳米洗净,入锅内加适量水,放入蒜水,如常法煮成稀粥,粥将熟后把煮过的蒜加入粥中,煮一二沸即成。

【功　效】　具有行气滞,暖脾胃,解毒,止痢,降血压之功效。

【应　用】　适用于脾胃虚寒、脘腹冷痛、呕吐呃逆、肠鸣腹泻等。

【按　语】　大蒜,又称葫蒜,为百合科植物蒜的地下茎盘(鳞茎)。大蒜是调味品,也是天然药剂。《本草纲目》记载:"大蒜除风邪、杀毒气、除风湿、疗疮癣、健脾胃、治肾气、止霍乱、解瘟疫。"中医学认为,大蒜性温,味辛辣;归脾、胃、肺三经。具有行气滞、暖脾胃、解毒、止痢、降血压之功效。药理研究表明,大蒜中含有的大蒜素,具有十分强烈的杀菌能力,对葡萄球菌、痢疾杆菌、霍乱弧菌、大肠埃希菌、伤寒杆菌、炭疽杆菌等均有杀灭作用;有明显消炎、杀菌、止泻、利尿、降压、祛痰的作用；还可以降低胆固醇，抑制血液在体内的自发凝固，可使糖尿病患者的血糖下降，增强体内胰岛素的能力，可防治心脏冠状动脉栓塞。不足的一是大蒜刺激胃黏膜，使胃酸增多，对患有胃及十二指肠溃疡的人，不易多食；二是吃了大蒜后，口有臭味。但细嚼少许茶叶，可除蒜臭。

四十四、葱白粥

【原　料】　新鲜连根葱15根，粳米60克，食醋适量。

【制　法】　将新鲜连根葱洗净，切段备用；粳米洗净入锅内，加入适量水，如常法煮粥，待米半生半熟时，加入备好的葱段同煮成粥，熟烂后加入食醋少许即成。

【功　效】　具有发汗散寒，温中止痛之功效。

【应　用】　适用于年老体弱而患伤风感冒、鼻塞流涕、无汗头痛、发热及腹痛泻痢等病症。

【按　语】　葱白为百合科植物大葱的鳞茎，具有很高的药用价值。庄子说："春月饮酒加葱以通五脏。"明代李时珍说："大葱性味辛温，入肺、胃经。有散血解毒，利尿健胃之功能。"据药理研究表明，大葱含有挥发油，主要成分为大蒜辣素，对痢疾杆菌、链球菌等多种病菌有杀灭、抑制作用。大葱中所含的草果酸和磷酸糖等，具有刺激神经，加速血液循环的功能。而常食大葱粥，能减少胆固醇在血壁上的积累，避免血栓的发生。

四十五、韭菜粥

【原　料】　新鲜韭菜30～60克（或用韭菜子5～10克），粳米100克，食盐适量。

【制　法】　将新鲜韭菜洗净，切细（或取韭菜子研为细末）待用；把洗净的粳米倒入锅内，加水适量煮粥，待沸后数分钟，加入韭菜或韭菜子细末，同煮成稀粥，加入食盐少许调味即成。

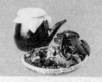

【功　效】　具有补肾壮阳，健脾暖胃之功效。

【按　语】　韭菜，虽然四季常青，终年供人食用，但以春天吃最好，正如俗话所说："韭菜春食则香，夏食则臭。"春天气候冷暖不一，需要保养阳气，而韭菜性温，最宜人体阳气。正如《本草拾遗》里所说："在菜中，此物最温而益人，宜常食之。"明代医药学家李时珍说："韭叶热根温，功用相同，生则辛而散血，熟则甘而补中，乃肝之菜也。"所谓肝之菜，是说吃韭菜对肝的功能有益。当春天刚刚来临，春寒料峭、冷气尚在袭人的时候，就可用"黄韭试春盘了"。唐代著名诗人杜甫有"夜雨剪春韭，新炊间黄粱"的诗句。这说明韭菜自古以来就受到人们的喜爱。据现代药理分析，每500克韭菜含蛋白质5～10克，糖类5～30克，维生素A 20毫克，维生素C 89毫克，钙263毫克，磷212毫克，以及挥发油等。它具有调味和杀菌的功效。除此以外，韭菜的突出优点是含粗纤维较多，而纤维素现在已被人们称为第七大营养素，是人们必不可缺少的物质。此粥宜鲜煮鲜吃，隔日粥不要吃。阴虚内热，或身患疮疡及患有眼疾者忌用；炎夏季节亦不宜用或少食用。

四十六、干姜粥

【原　料】　干姜3克，高良姜3克，粳米60克。

【制　法】　将干姜、高良姜水煎，取汁入锅内，再加入洗净的粳米，如常法煮粥即成。

【功　效】　具有温中和胃，祛寒止痛之功效。

【应　用】　适用于脾胃虚寒、脘腹冷痛、呕吐呃逆、肠鸣腹泻。早晚各1剂。

【按　语】　干姜在《神农本草经》和《名医别录》中被列为中品。《本草求真》记载："干姜，大热无毒，守而不走，凡胃中虚冷，元阳欲绝，合以附子同投，则能回阳立效。"至于夜不食姜之说，中医学认为天人相应，白天阳气旺盛的时候应该多活动，温补性质的药物吃下去就可以帮助阳气生发,可以摄入适当的阳性(温性)食物,如生姜等。晚上阴气逐渐旺盛时,阳气就要收敛起来,不能再像白天那样亢奋,这时如果摄入过多的温热食物,则会影响睡眠、影响身体合成代谢,不利于劳累后机体的自我修复,对身体有害。所以,补益的药物中,温补的(如鹿茸、红参等)应该早晨、白天吃,这样白天就精神;养阴的补品应该下午、晚上吃,人体更易吸收、利用,利于睡眠。由此,从一般意义上来说,白天吃姜有益,晚上不宜吃姜。高良姜味辛、性热,归脾经、胃经。具有温胃散寒,消食止痛之功效。用于脾胃中寒、脘腹冷痛、呕吐泄泻、噎膈反胃、食滞、疟疾、冷癖。与干姜同用,用于胃脘冷痛。与香附同用,可以散寒、行气、止痛。干姜、高良姜,胃热者忌用;阴虚内热、血热妄行及体质偏热者禁用。

四十七、花椒粥

【原　料】　粳米 100 克,花椒粉 1 小匙,葱末、姜末、食盐各适量。

【制　法】　将粳米洗净,放入砂锅内,加适量水煮成粥,待粥将熟时下入葱末、姜末,加入食盐调味后稍煮,趁热撒入花椒粉即成。

【功　效】　具有温中散寒之功效。

【应　用】　适用于中焦虚寒者,症见吐逆腹泻、脘腹冷痛、呕吐、泄泻等。

【按　语】　花椒,《本经》说:“主风邪气,温中,除寒痹,坚齿发,明目。”温中散寒,除湿,止痛,杀虫,解鱼腥毒。主治积食停饮、心腹冷痛、呕吐、噫呃、咳嗽气逆、风寒湿痹、泄泻、痢疾、疝痛、齿痛、蛔虫病、蛲虫病、阴痒、疮疥。葱味辛,性微温,具有发表通阳、解毒调味的作用。生姜味辛,性微温,具有发汗解表、温中止呕、温肺止咳的作用。阴虚火旺者及孕妇忌食;女性月经期不宜食用。

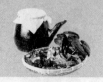

四十八、菟丝子粥

【原　料】　菟丝子30克,粳米60克,白糖适量。

【制　法】　将菟丝子洗净后捣碎,加适量水煎煮取汁,去渣,入洗净的粳米,如常法煮粥,粥将熟时加入白糖调味,稍煮片刻即成。

【功　效】　具有补肾固精,养肝明目,安胎之功效。

【应　用】　适用于肾虚腰膝酸软、阳痿、遗精、早泄、尿有余沥、遗尿、尿频、腰膝酸软、目昏耳鸣、肾虚胎漏、胎动不安、脾肾虚泻、妇女带下等。每日2次,空腹食用,7～10日为1个疗程。

【按　语】　菟丝子在《神农本草经》中被列为上品,性味辛,甘,平,无毒。《本草汇言》说:"菟丝子,补肾养肝,温脾助胃之药也。但补而不峻,温而不燥,故入肾经,虚可以补,实可以利,寒可以温,热可以凉,湿可以燥,燥可以润。非若黄柏、知母,苦寒而不温,有泻肾经之气;非若肉桂、益智,辛热而不凉,有动肾经之燥;非若苁蓉、锁阳,甘咸而滞气,有生肾经之湿者比也。如《神农本草》称为续绝伤,益气力,明目精,皆由补肾养肝,温理脾胃之征验也。"一般情况下,被列为上品的可以久用,久用明目轻身延年。阳虚火旺、阳强不痿及大便燥结者禁用。

四十九、黑豆龙眼枣粥

【原　料】　黑豆30克,龙眼肉、大枣各15克,粳米50克,白糖、桂花糖各适量。

【制　法】　将黑豆用水泡涨,大枣去核,粳米洗净。粳米、大枣、黑豆放入锅中,加水适量,用大火煮沸,改用小火慢熬,至黑豆八成熟时,加入龙眼肉,稍煮片刻,停火后焖5分钟,粥好后加入白糖、桂花糖调味即成。

【功　效】　具有益气补肾,健脾养血,利尿之功效。

【应　用】　适用于脾肾亏虚的急性肾炎恢复期、慢性肾炎脾虚水湿、肾性贫血等。每日1剂。

【按　语】　黑豆入肾，能治水，消胀、下气、制风热而活血解毒。黑豆的功能从两个方面说，一是补肾。从中医的角度上来讲，认为黑豆是肾之补。这个黑色正好是肾的本色，而龙眼实际上是通过补肾。通过肾经的充盈来间接补充人的肝血，使肝血得到滋养后就能眼明目俏。中医学认为，人的肌肤光泽是靠肾气的滋养，肾气的充盈、温煦，靠肾经的滋润。所以，常吃黑豆既可以补充肾气，也可以补充肾阴，这就可以延缓人的皮肤衰老和皱纹的出现。同时常吃黑豆，可以降低由于色素沉着引起的黄褐斑和老年斑，所以说黑豆是很好的肌肤美容之品。二是益脾。黑豆除了归肾经外，因为它味甘，还入脾经，除了有补肾的作用外，还有健脾益气的作用。常吃黑豆，既可以使人的气机得到提高，又有祛水的作用。如有些人水肿，面部红肿，长期吃黑豆都有很好的利水作用。研究结果发现，黑豆皮提取物能够提高机体对铁元素的吸收，带皮食用黑豆能够改善贫血症状。

五十、肉苁蓉粥

【原　料】　肉苁蓉15克，精羊肉100克，粳米50克。

【制　法】　将肉苁蓉入锅内，加水100毫升，煮烂去渣；精羊肉切片，入砂锅内，加水200毫升，煎数沸，待肉烂后，再加水300毫升。将洗净的粳米入砂锅内，如常法煮粥，煮至米开汤稠时加入肉苁蓉汁及羊肉再同煮片刻，停火，盖上盖焖5分钟即成。每日早晚温食。

【功　效】　具有补肾壮阳，润肠通便之功效。

【应　用】　适用于阳痿、遗精、早泄、性功能减退等。每日2次，早晚温食。

【按　语】　肉苁蓉味甘、性温，具有补肾壮阳，填精补髓，养血

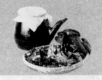

润燥、悦色延年等功效。肉苁蓉可药食两用，长期食用可增加体力、增强耐力及抵抗疲劳，同时又可以增强人类及动物的性能力及生育力。《本草汇言》说：肉苁蓉，养命门，滋肾气，补精血之药也。男子丹元虚冷而阳道久沉，妇人冲任失调而阴气不治，此乃平补之剂，温而不热，补而不峻，暖而不燥，滑而不泄，故有从容之名。《玉楸药解》说：肉苁蓉，暖腰膝，健骨肉，滋肾肝精血，润肠胃结燥。《本经逢原》也说：肉苁蓉，《本经》主劳伤补中者，是火衰不能生土，非中气之本虚也。治妇人癥瘕者，咸能软坚而走血分也。肉苁蓉止泄精遗溺，除茎中热痛，以其能下导虚火也。老人燥结，宜煮粥食之。肉苁蓉的食用，适宜于体虚便秘、产后便秘、病后便秘及老年便秘者；男子遗精、早泄、阳痿、精子稀少不育等患者；妇女带下、不孕症、四肢不温、月经不调、腰膝酸痛等患者；也适宜于高血压患者的食用。经常大便溏薄者，则不宜用；大便泄泻、相火偏旺者忌用。

208

五十一、羊肉粥

【原　料】　新鲜羊瘦肉 100 克，生姜 2 片，粳米 50 克，大料 1 个。

【制　法】　将新鲜羊瘦肉洗净，切成小块，入锅内，放入大料、姜片，加适量水煮烂；除去姜片与大料，再将洗净的粳米加入羊肉汤内，如常法煮粥即成。

【功　效】　具有补虚损，益气血，暖脾胃，添热能之功效。

【应　用】　适用于气血亏损、阳气不足、恶寒怕冷、腰腿酸软等。

【按　语】　羊为牛科动物，种类较多，最常见的有山羊与绵羊。中医学认为，羊肉性温，助元阳，补精血，益虚劳，是一种良好的滋补强壮食品。对其补益之功，前人曾把羊肉同人参相比，虽然羊肉和人参都有"补可去弱"的作用，但羊肉属有情之品。"人参补气，羊肉补形"。著名医家李东垣曾说："羊肉，甘热，能补血之虚，有形之物也,能补有形肌肉之气。"羊肉的营养价值远在其他肉类之上,据研究分析,羊肉含有大量的蛋白质、脂肪、维生素 B_1、维生素 B_2、烟酸及钙、钾、铁、磷等,而胆固醇的含量最低。其性温味甘,偏重于温养助阳。用羊肉煮粥,对老年人虚损体弱,尤其是血虚气衰者,颇有补益之功。因此,羊肉粥可称为老年保健佳品。

五十二、羊骨粥

【原　料】　羊胫骨、脊骨、尾骨约 1 000 克,粳米 100 克,姜丝、食盐各适量。

【制　法】　将羊胫骨、脊骨、尾骨洗净,捶碎,入锅内,加水适量,煎取浓汁;去渣后,向汁内加入洗净的粳米如常法煮粥,待粥将熟时,加入适量的姜丝、食盐,再煮一二沸即成。

【功　效】　具有健胃补肾,强筋壮骨之功效。

【应　用】　适用于腰膝无力、筋骨挛痛、白浊、淋痛、久泻、久痢等病症。

【按　语】　羊骨俗称羊骨头、羊蝎子,主要指羊胫骨、脊骨和尾骨。其性温味甘,内含大量的磷酸钙及少量的碳酸钙、磷酸镁,还有微量的氟、钠、铁、钾等元素。此外,还含有骨胶原、骨类黏蛋白、弹性硬蛋白及中性脂肪、糖原等物质,具有补肾和强筋骨之功效。《食疗本草》中指出:"羊骨热,主治虚劳。"《本草纲目》中记载:"羊脊骨,补肾温通督脉;羊胫骨,除湿热,健腰脚,固牙齿;羊尾骨,益阴明目,补下焦虚冷。"可见,老年腰痛、身倦乏力、胃气较弱、阴虚火旺等,用羊骨汤,煮粥常食,具有较好的作用。《食医心鉴》中还记载了用羊脊骨治疗肾虚的便方:羊脊骨一具,嫩者,捶碎,煮烂,和蒜空腹食之,兼饮酒少许,可治肾虚冷,腰脊转动不得。这就更充分说明了羊骨的治疗、补益的作用。羊骨粥不仅有补肾之效,也有益胃之功,可治疗肾虚腰痛、强筋壮骨。由于羊骨中含有丰富的钙质,所以老年人经常食用羊骨粥,可起到防治和改善骨质疏松

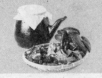
的作用。

五十三、狗肉粥

【原　料】　净狗肉250克,粳米150克,葱段、姜片、食盐、味精、绍酒、胡椒粉、香油各适量。

【制　法】　将狗肉洗净切成大块,入锅内,放入适量水,加入葱段、姜片、绍酒,熬煮至狗肉熟烂,捞出狗肉,拣去葱段、姜片,加入洗净的粳米,再煮成粥。把狗肉撕碎,放入粥内,用食盐、味精调味,撒上葱花、胡椒粉,淋入香油即成。

【功　效】　具有温补脾胃,去寒助阳,轻身益气之功效。

【应　用】　适用于脾胃虚寒、腹满少食、脘腹冷痛、四肢不温、肾阳虚衰、腰膝酸软、遗尿、尿频、夜尿多、阳痿早泄、肾虚耳聋者。

【按　语】　狗肉营养丰富,既是味道鲜美的食品,又是一味滋养强壮的中药。在《史记》中记载:"时人食狗,亦与羊豕同。"可见,民间吃狗肉的习俗历史悠久。狗肉咸温、性热,含有嘌呤类、肌酸、蛋白质和钙、镁、钾、钠、磷、铁等成分,能提供人体需要的各种营养和热能,是温补脾肾、祛寒助阳的滋补佳品,具有填精益髓之功。《食疗本草》中记载:"狗肉补血脉,厚肠胃,实下焦,填精益髓。"《日华子本草》中也记载:狗肉"补胃气,壮阳,暖腰膝,补虚劳,益气力"。用狗肉煮粥食用,治疗脾胃虚弱及气虚水肿,在《食医心鉴》中就有所记载:"治脾胃虚冷,腹满刺痛,肥狗肉半斤,以米同盐、豉煮粥,食一二顿。治气水鼓胀水肿,狗肉一斤,细切,和米煮粥,空腹食之。"老年人,尤其是患有肾虚体弱、阳气不足、畏寒肢冷、腰膝力衰、水肿者,吃些狗肉粥,大有益处。特别是在寒冬及春寒季节,食之最适宜。凡有内热、多痰者忌食。此外,食用狗肉粥期间,不可与杏仁、大蒜、商陆等同时食用。心肝胃火热盛者,或阴虚阳亢者忌食狗肉。

第四节　脾胃病茶疗

"茶香幽远千年史,茗色不减万古情"。茶滋润了国人几千年,故绿茶被誉为"国饮"。自古以来,便有"以茶养生"之说。时至今日,喝茶依旧是人们的乐趣所在,品茶,品茗茶。而茶疗,则以药茶为主,并有广义与狭义的概念。狭义的是指单味茶入药治病的,称为药茶;广义的是指除单味茶叶外酌加适量药物,构成一个复方来应用。这包括人们将选择介绍的单味茶、茶加药、代茶,以及某些方中虽无茶,但在煎服法中规定用"茶汤送下"的茶,药并饮。用茶治病防病也称为茶疗,唐代即有"茶药"一词;宋代《山家清供》中,"茶,即药也"的论断。茶就是药,被《本草纲目》所记载。"茶为万病之药",明代于慎行《穀山笔尘》称茶能"疗百病皆瘥"。茶有对多种疾病的疗效功能,以及良好的延年益寿、抗衰强身的作用。

林乾良教授于 1983 年明确提出"茶疗"这一词汇。茶叶以清明前后枝端初发嫩叶时,采摘其嫩芽最佳,有"明前"茶,"雨前"茶之称。故有"雨前椿芽嫩如丝"之说。茶叶性凉,味苦,无毒。《雷公炮制药性解》说茶:"入心、肝、脾、肺、肾五经。"茶具有清头目,除烦渴,化痰,消食,利尿,解毒之功效。饮茶也是人们日常生活不可缺少的,适当配制甘凉而有芳香辛散之气的花茶,有利于助发春阳。其茶味香韵,如珠联璧合,以茶疏利气血,使压抑的心情得以舒,借花升发阳气,令人心旷神怡,精神、情志、气血亦如春阳升发,不仅有清脑提神,强身健体之功效,更有祛病抗衰,益寿延年的效果。

一、茉莉花茶

【原　料】　茉莉花 3 克(或茉莉花 3 克,代代花 2 克,玫瑰花 5 克)。

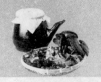

【制　法】　将茉莉花茶放入茶杯中,以开水冲入,加盖闷5分钟即成(利用烘青毛茶及其他茶类毛茶的吸味特性和鲜花的吐香特性,将茶叶和鲜花拌和窨制而成,以茉莉花茶最为有名。这是因为,茉莉花香气清婉,入茶饮之浓醇爽口,峻郁宜人)。

【功　效】　具有理气解郁,辟秽和中之功效。

【应　用】　适用于肝气郁滞、嗳气不舒者。泡茶代饮。

【按　语】　高档花茶的泡饮,应选用透明玻璃盖杯,取花茶适量,放入杯中,用初沸开水稍凉至90℃左右冲泡,随即盖上杯盖,以防香气散失。3分钟后即可品饮,顿觉芬芳扑鼻,令人心旷神怡。南宋王十朋《茉莉》诗:"茉莉名佳花亦佳,远从佛国至中华。老来耻逐蝇头利,故向禅房觅此花。"佛国之地印度,洁白代表纯净,为佛家本色,代表着纯洁、清静。茉莉花香气之浓、清、久、远是其特点,若邀朋宴客,亲自摘取几朵新鲜茉莉花,再配上绿茶,即可以泡成一杯香茗,一边聊天,一边赏花,一边品茶,赏心悦目,健康有益。

二、麦芽茶

【原　料】　大麦芽10克,绿茶1克。

【制　法】　将大麦芽、绿茶用冷水快速洗净,倒入小锅中,加水半碗,用中火煮沸后,立即冲入预先放好茶叶的杯中,加盖闷5分钟即成。

【功　效】　具有疏肝利气,开胃消食,回乳消胀之功效。

【应　用】　适用于肝郁气滞、两胁胀痛、食欲缺乏者,对身体肥胖的患者尤为适宜。饭前饮用。除首次煎沸外,以后均用沸水冲饮,饮淡为止。

【按　语】　大麦芽性温,味甘;归肝、脾二经。具有益气健脾,和胃调中,疏肝利气,回乳之功效。体质虚弱慎用,或将用量减半饮用;孕妇及哺乳期妇女忌用。

三、白菊花茶

【原　料】　白菊花适量。

【制　法】　将白菊花适量入茶杯中,用开水冲泡,加盖稍泡片刻即成。

【功　效】　具有疏散风热,平肝明目,养护肝脾,清热解毒之功效;对于外感风热或温病初起及肝阳上亢、肝火目疾等有很好的辅助疗效。

【应　用】　适用于养肝、平肝,尤其春季多伴有肝火旺盛者。

【按　语】　菊花是人们喜爱的名花,以其耐寒傲霜的倔强品格赢得美誉。晋代诗人陶渊明有"采菊东篱下,悠然见南山"的恬淡生活,怡然自得。并写下了"方菊开林耀,青松冠岩列,怀此贞多姿,卓为霜下杰"的诗词。菊花的千姿百态,花繁似锦,清香扑鼻。屈原在《离骚》中有"朝饮木兰之坠露兮,夕餐秋菊之落英"的诗句。菊花品质清高而倔强,不怕风霜。宋代爱国诗人陆游以"菊花如端人,独立凌冰霜。纷纷零落中,见此数枝黄,多情守幽贞,大节凛介刚"的诗句来借喻。菊花为多年生宿根草木花卉,可在庭院绿化四周种植,除赏菊外,还有食用菊、药用菊。菊花入药治病,久服或饮菊花茶能令人长寿。宋代诗人苏辙以"南阳白菊有奇功,潭上居人多老翁"。菊花可以做成精美的佳肴。如菊花鱼球、油炸菊叶、菊花鱼片粥、菊花羹、菊酒、菊茶等,这些菊餐不但色香味俱佳,而且营养丰富。清代宫廷的很多养生保健品,多以菊花为原料,如慈禧用的菊花延龄膏。

四、杞菊养肝乌龙茶

【原　料】　枸杞子20克,乌龙茶5克,菊花适量。

【制　法】　将菊花、枸杞子、乌龙茶放入杯中,开水冲泡,加盖稍泡片刻后即成。

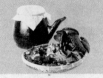
【功　效】　具有提神醒脑，消除疲劳，生津利尿之功效。能促进血液循环与新陈代谢。

【应　用】　适用于预防肝内脂肪囤积、脾胃虚弱、消化不良。

【按　语】　此茶是一道养肝护肝的理想饮品，乌龙茶中含有丰富的胡萝卜素、B族维生素、维生素C、多种氨基酸和钙、磷、铁等多种矿物质成分。具有防癌、降血脂、延缓衰老等作用。

五、橘皮竹茹茶

【原　料】　橘皮12克，竹茹12克，甘草6克，人参3克，生姜9克，大枣5枚。

【制　法】　将橘皮、竹茹、甘草、人参共研粗末备用。每日取混合药30～40克，用纱布包好，置于保温瓶中，加入生姜、大枣，用沸水适量冲泡，加盖闷15分钟即成。

【功　效】　具有降逆止呕，益气清热之功效。

【应　用】　适用于胃虚有热、气逆不降之呃逆、干呕。代茶饮，每日1剂，分3～4次饮用。

【按　语】　橘皮气味芳香，性温，味苦，具有理气调中、燥湿化痰之功效；竹茹，性微寒，味酸甘，能清热化痰、除烦止呕、和胃消食；人参性微温，味甘、微苦，具有大补元气，益智安神职之功效；生姜味辛，性温，归肺、胃、脾三经，能发表散寒、止呕、开痰；大枣味甘，性温，归脾、胃经，补中益气，养血安神，调和诸药；甘草性平，味甘，补脾和中，缓急止痛，润肺止咳，解毒，调和诸药。

六、豆蔻藿香茶

【原　料】　白豆蔻6克，藿香10克，半夏9克，陈皮10克，生姜2片。

【制　法】　将上药按药量比例，加大剂量，研成粗末备用。取混合药30克，用纱布包好，置于保温瓶中，用沸水适量冲泡，加盖闷 15 分钟即成。

【功　效】　具有行气和中,消滞止呕之功效。

【应　用】　适用于气滞、食滞、痰湿内停所致之恶心、呕吐、胸闷腹胀、嗳气及噎膈反胃等。代茶频饮,每日 1 剂。

【按　语】　白豆蔻性温,味辛,具有散寒行气,温胃健脾,燥湿止呕之功能。伤食而中焦积滞空积者不宜用。

七、益脾健胃茶

【原　料】　党参 15 克,炒白术 12 克,炒麦芽 20 克,炒陈皮 9 克。

【制　法】　将上药用作 1 日量,置于保温瓶中,用沸水适量冲泡,加盖闷 20～30 分钟即成。

【功　效】　具有益脾健胃,促进消化之功效。

【应　用】　适用于慢性浅表性胃炎、纳谷欠佳、胃脘微胀而不适;或者脾虚运化不良、纳谷不香,或有胃脘闷而不舒。代茶频饮,每日 1 剂。

【按　语】　党参味甘,性平;归脾、肺二经。具有补气健脾,补中益气,养血之功效。白术性温,味甘、苦。具有补气健脾,燥湿利水,止汗安胎之功效。麦芽味甘,性微寒;归脾、胃二经。具有除热,止渴,利尿,养心除烦,养肝气,益胃,止汗之功效。伤食而中焦积滞空积者不宜用。

八、四陈茶

【原　料】　橘红、陈香橼、陈枳壳、陈茶叶各等份。

【制　法】　将橘红、陈香橼、陈枳壳、陈茶叶研成细末备用。取混合药 15～20 克,用纱布包好,置于保温杯中,以沸水适量冲泡,加盖闷 15 分钟后即成。

【功　效】　具有化痰和胃,理气宣壅之功效。

215

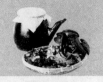
【应　用】　适用于急性胃肠炎、欲吐不得吐、欲泻不得泻、胸闷心烦闷者。代茶频饮，每日2～3次。

【按　语】　茶叶味苦性凉，具有清心明目，降火涤烦，开郁行气，生津止渴，化痰消食，利尿解毒，消炎止痢之功效。用陈茶叶之意，因新芽茶味香气清，功专于上，以清利头目为主；而陈茶味涩气浊，能健胃消食，下气上痢，故治痢多用陈茶。香橼能理气、舒郁、消痰利膈。橘红能消痰利气、宽中、散结。枳壳性寒，味苦，能破气、散痞、泻痰、消积。脾胃虚弱、气虚者及孕妇慎用。

九、苁蓉菊花茶

【原　料】　肉苁蓉10克，菊花6克，绿茶5克。

【制　法】　将肉苁蓉捣碎后，合入菊花、绿茶置于茶杯中，以开水冲泡，加盖闷15分钟即成。

【功　效】　具有平补肝肾，益精明目，降压通便，提神抗衰之功效。

【应　用】　适用于老年心神不宁、腰酸、便溏等。三物相合，温凉相济，药性平和。代茶不拘时饮，每日1剂，可经常饮用。

【按　语】　肉苁蓉性质柔润，温而不燥，补而不滞，助阳益阴，从容和缓。既能补肾益精、坚筋骨，又能润肠通便。据研究表明，还有降血压、增强唾液分泌作用，久服令人身轻体健。菊花甘苦而凉，气香，善疏风清热、平肝明目、解毒，能扩张冠状动脉、增加冠脉血流量、减慢心率、提高心缩力，亦有抗二氧化硫、氟化氢等有毒、有害气体和粉尘的功能。绿茶甘凉，清头目、除烦渴、提神化滞。

十、术归养生茶

【原　料】　生白术10克，当归6克，茶叶6克。

【制　法】　将白术、当归分别捣碎后，合茶叶置于茶杯中，以沸水冲泡，加盖闷15分钟即成。

【功　效】　具有益气养血,补脾益肾之功效。

【应　用】　适用于气血虚及病后虚弱者。代茶不拘时饮。

【按　语】　白术性温,味甘、苦。具有补脾益气,驻颜色,聪耳目,坚筋骨,轻身健体之功效。《抱朴子》言其:"欲长生,服山精。山精,术也。"当归活血养血,助白术有补脾生血之妙。

十一、菊楂决明茶

【原　料】　菊花10克,生山楂10克,决明子(打碎)10克。

【制　法】　将菊花、山楂、决明子入锅内,加水适量煎煮,去渣取液即成。

【功　效】　具有疏风清热,通便解毒,消食降脂,活血降压的功效。

【应　用】　适用于治疗肝火亢盛、肝阳上亢、气滞血瘀等类型的高血压病,尤其是兼有高脂血症、肥胖、冠心病、大便秘结等病症者。饭后代茶饮用。

217

【按　语】　山楂消食导滞,对肉食滞效果尤佳。决明子清肝泻火、养阴明目、降压降脂。可以与其他花草茶搭配,具有排毒排油腻之功效。能达到清热平肝、降脂降压、润肠通便、明目益睛的作用。现代"电视族、电脑族"等易引起眼睛疲劳的人群不妨常喝。孕妇忌用,脾胃虚寒、气血不足者不宜用。

十二、金银花茶

【原　料】　金银花适量。

【制　法】　将金银花放入茶杯中,用适量开水冲泡,加盖稍泡片刻即成。

【功　效】　具有清肝明目,清热解毒,平肝凉血,补血养血,抗病毒之功效。

【应　用】　适用于各种热性病,如身热、热毒疮痈、咽喉肿痛等。

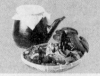

【按　语】　金银花又称忍冬花、二空花、银花,是木质藤本花卉,其藤是左旋绕他物而上,可在房前屋后,庭院中着地种植。金银花观赏其色、香、韵、姿,碧绿生辉,调节空气。金银花全身都是药,藤、花、叶药用价值均很高。其性寒,味甘,归肺、心、胃三经,具有清热解毒,抗炎,补虚疗风之功效,用于胀满下疾、温病发热、热毒痈疡和肿瘤等。对于头昏头晕、口干作渴、多汗烦闷、肠炎、菌痢、麻疹、肺炎、乙脑、流脑、急性乳腺炎、败血症、阑尾炎、皮肤感染、痈疽疔疮、丹毒、腮腺炎、化脓性扁桃体炎等病症,均有一定疗效。应用此茶具有很好的保健功效,春季养肝护肝时节金银花茶是好的饮品之选。

十三、佛手花茶

【原　料】　佛手花3克,代代花2克,绿萼梅6克,厚朴花10克,玫瑰花8克。

【制　法】　将佛手花、代代花、绿萼梅、厚朴花、玫瑰花入锅内,加水适量煎煮,去渣取液即成。

【功　效】　具有调理气机,平肝下气之功效。

【应　用】　适用于肝胃不和、脘腹胀痛、嗳气频频者。代茶频饮。

【按　语】　佛手为名贵的观赏花木,果熟时为黄色,散清香,是室内案头供陈放闻香赏果之佳品。清代李琴夫作《佛手诗》:"白业堂前几树黄,摘来犹似带星霜,自从散得天花后,空手归来总是香。"袁枚《随园诗话》中也有"咏佛手至此,可谓空前绝后矣"之说。由此可见,其香馥郁,赏心悦目,逗人喜欢。

十四、代代花茶

【原　料】　代代花2克,佛手花3克,绿萼梅6克,厚朴花10克,玫瑰花8克,旋覆花(包)10克。

【制　法】　将代代花、佛手花、绿萼梅、厚朴花、玫瑰花、旋覆花入锅内,加水适量煎煮,去渣取液即成。

【功　效】　具有疏肝理气,和胃降逆之功效。

【应　用】　适用于肝郁不舒、脘腹胀痛、嗳气不止者。

【按　语】　代代花为芸香科、柑橘属酸橙的变种,是花、叶共赏的色、香姿、韵俱全的盆栽花卉。代代花与果都是一味养生保健、防病治病的良药。

十五、桂花茶

【原　料】　桂花2克,绿茶3克。

【制　法】　将桂花、绿茶于茶杯中,用适量开水冲泡,加盖稍泡片刻后即成。

【功　效】　具有暖胃平肝,益肾散寒,止吐之功效。

【应　用】　适用于脾胃功能较弱的老年人。

219

【按　语】　桂花含有芳香物质,有芳香醒脾和胃,生津辟浊,化痰理气之功,桂花为四季常绿,八月飘香的名贵花木,花开万点金,三秋压群芳,有"飘香流金,无异仙境"之说。桂花以其芬芳之香味而独占鳌头,可作为各种桂花制品,既可食用,又可入药,用之有益健康。

十六、白芍乌梅茶

【原　料】　白芍5克,乌梅2枚,木瓜3克,绿茶3克。

【制　法】　将白芍、乌梅、木瓜、绿茶置于茶杯中,用适量开水冲泡,加盖稍泡片刻后即成。

【功　效】　具有敛肝养胃之功效。

【应　用】　适用于胃阴不足、纳差、无食欲、口渴和舌红少苔,以及萎缩性胃炎、慢性泻痢、妊娠呕吐日久伤津和甲状腺功能亢进者。代茶频饮,冲饮至味淡。

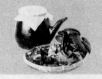

【按　语】　白芍性微寒,味苦、酸;归肝、脾二经。具有养血调经,缓急止痛,敛阴平肝,敛阴止汗之功效。主治月经不调、经行腹痛、崩漏、自汗、盗汗、胁肋脘腹疼痛、四肢挛痛、头痛、眩晕。虚寒之证者不宜用。

十七、芍姜茶

【原　料】　白芍5克,干姜3克,红茶3克。

【制　法】　将白芍、干姜洗净,切片,同红茶一起放入茶包袋内,用沸水冲泡茶包,加盖泡10分钟后即成。

【功　效】　具有温经止痛之功效。

【应　用】　适用于痛经、寒性胃腹疼痛。代茶频饮,冲饮至味淡。

【按　语】　干姜性热,味辛;归脾、胃、肾、心、肺五经。李杲说:"干姜,生辛炮苦,阳也,生用逐寒邪而发表,炮则除胃冷而守中,多用之耗散元气,辛以散之,是壮火食气故也,须以生甘草缓之。辛热以散里寒,同五味子用以温肺,同人参用以温胃也。"

十八、糖蜜红茶饮

【原　料】　红茶5克,蜂蜜、红糖各适量。

【制　法】　将红茶放入保温杯中,用沸水浸泡10分钟,加入适量蜂蜜及红糖调味即成。

【功　效】　具有温中健脾之功效。

【应　用】　适用于胃、十二指肠溃疡。每日3剂,饭前饮用。

【按　语】　红茶性温,味甘、苦;归心、肺、胃三经。具有清热,消食,利尿,收敛,解毒之功效。红糖性温润,味甘、甜;归肝、脾二经。具有润心肺,和中助脾,缓肝气,解酒毒,补血,破瘀之功效。蜂蜜味甘,性平;归肺、脾、心、胃、大肠五经。具有润燥,止痛,解毒之功效。

十九、草姜茶

【原　料】　红茶1～2克,生姜3～5克,炙甘草3克。

【制　法】　将生姜洗净,切片,炒干。各药置于杯内,以开水300毫升,泡5～10分钟即成。

【功　效】　具有温胃散寒止呕之功效。

【应　用】　适用于胃寒呕吐,喜暖恶寒,大便溏薄者。代茶饮,每日1剂,分3次饭后饮。

【按　语】　红茶性偏温,能化痰、消食、开胃;干姜味辛,性热;归脾、胃、肾、心、肺五经,具有温中散寒,回阳通脉,燥湿消痰之功效;甘草,性平,味甘,能补脾和中,缓急止痛,润肺止咳,解毒,调和诸药。阴虚火旺、鼻出血、舌红口干者忌用。

二十、慢性胃炎茶

221

【原　料】　蒲公英15～20克,制香附9克,炒陈皮7克。

【制　法】　将上药按比例加大剂量,研成粗粉备用。每次取20～30克,以纱布包后置于保温瓶中,用沸水适量冲泡,加盖闷15分钟即成。

【功　效】　具有清热和中,行气止痛之功效。

【应　用】　适用于慢性胃炎、浅表性胃炎、胃十二指肠溃疡等,症见胃脘胀痛、纳谷欠佳、消化不良、大便不调等。代茶频饮,1日内饮完。

【按　语】　蒲公英性寒,味甘、苦,能清热解毒,消肿散结。香附性平,味辛、微苦、微甘;归肝、脾、三焦经;理气解郁,止痛调经;主治肝胃不和,气郁不舒,胸腹胁肋胀痛,痰饮痞满,月经不调,崩漏带下;陈皮性温,味辛;归肺、脾二经;具有和胃燥湿,行气健脾之功效。气虚无滞、阴虚血热者忌用。

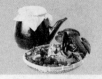

二十一、健胃茶

【原　料】　徐长卿4.5克,北沙参3克,化橘红3克,白芍3克,生甘草2克,玫瑰花1.5克,红茶1.5克。

【制　法】　将上药按比例加大药量,研成粗末备用。每次取15克,以纱布包后,置于保温杯中,以沸水适量冲泡,加盖闷15分钟即成。

【功　效】　具有理气止痛之功效。

【应　用】　适用于浅表性胃炎,症见胃脘隐痛、不思纳谷、身重困倦者。代茶频饮,每日1剂,连饮3个月为1个疗程。

【按　语】　徐长卿性温,味辛,无毒,能镇痛止咳利水;沙参性微寒,味甘,润肺止咳,养胃生津;红茶性偏温,能化痰、消食、开胃;玫瑰花味甘、微苦,性温,归肝、脾、胃三经,香气浓烈,能活血调经,疏肝行气;白芍性微寒,味苦、辛,能清热消痰止痛;甘草性平,味甘,能补脾和中,缓急止痛,润肺止咳,解毒,调和诸药。胃中灼热嘈杂、吞酸口苦者忌用。

222

二十二、温脾胃茶

【原　料】　淫羊藿15克,煨木香9克,炒六神曲15～20克。

【制　法】　将上药共研成粗末(作为1日用量),置于热水瓶中,冲入沸水半瓶,加盖闷15～20分钟即成。

【功　效】　具有温脾助运,暖中开胃之功效。

【应　用】　适用于慢性胃炎,症见精神不振、腹部胀痛、胃口不开、纳谷甚少,或偶觉脘中有冷感。同时,对肾阳不振以致脾胃阳虚、不能腐熟水谷,大便泄泻,1日数次,肠鸣鼓气胀痛不适有效。肝胆湿热引起的纳减腹胀不宜饮用。代茶饮,每次尽量多饮些,饮完再冲再饮。

【按　语】　淫羊藿性温,味辛、甘,补肾壮阳,祛风除湿;木香性温,味辛、苦,行气止痛,温中和胃;神曲味甘、辛,性温,归脾、胃经,具有消食和胃之功效,用于食积不化、脘腹胀满、不思饮食及肠鸣泄泻等。

二十三、理气消滞茶

【原　料】　紫苏梗12克,炒陈皮9克,炒莱菔子7克,炒山楂10克。

【制　法】　按上方比例加大剂量,研成粗粉末备用。每次取药末30～40克,以纱布包后,置于保温瓶中,以沸水适量冲泡,加盖闷15分钟即成。

【功　效】　具有理气和胃,消积导滞之功效。

【应　用】　适用于脾胃气滞或饮食积滞所致的脘腹胀满、疼痛、食欲缺乏、嗳气频作或恶心呕吐、大便泻而不畅等。代茶频饮,1日内饮完。

【按　语】　紫苏味辛,性微温,有微毒;归肺、脾二经;具有发汗散寒,温胃和中,止痛下气之功效。山楂性微温,味酸;归脾、胃二经;具有收敛止泻,增进消化,降低血脂、扩张血管,降低血压之功效。胃气虚者忌用。

二十四、芍药甘草茶

【原　料】　芍药18克,炙甘草9克。

【制　法】　将两者研成粗末,置于保温瓶中,以沸水适量冲泡,加盖闷15分钟后,去渣即成。

【功　效】　具有缓急止痛之功效。

【应　用】　适用于腹部挛痛及脚腿挛急疼痛,辨证为阴阳气血不和所致者。如胃神经痛、胃炎、消化性溃疡疼痛及腓肠肌痉挛等病症。每日1剂,1日内饮完。

【按　语】　白芍味酸,性微寒,养血柔肝,缓中止痛;甘草性

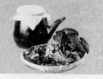

平,味甘,补脾和中,缓急止痛,润肺止咳,解毒,调和诸药。胃肠有实热、积滞者忌用。

二十五、五味沙斛茶

【原　料】　五味子5克,沙参3克,石斛3克,绿茶3克,冰糖10克。

【制　法】　将上药和冰糖混合,放入茶包袋中,置于保温瓶中,用300毫升开水冲泡后即成。

【功　效】　具有养胃益津之功效。

【应　用】　适用于久痢伤津或热病后伤津者。每日1剂,冲饮至味淡。

【按　语】　五味子性温,酸、甘;归肺、心、肾三经。敛肺,滋肾,生津,收汗,涩精。主治肺虚喘咳、口干作渴、自汗、盗汗、劳伤赢瘦、梦遗滑精、久泻久痢。五味沙斛茶是一种保健茶,养胃益津,对久痢伤津或热病后伤津有较好效果。外有表邪,内有实热,或咳嗽初起、痧疹初发者忌用。

二十六、五味枸杞茶

【原　料】　五味子5克,枸杞子5克,冰糖3克。

【制　法】　将五味子、枸杞子放入茶包袋内,用沸水冲泡,加入适量冰糖调味,加盖泡10分钟即成。

【功　效】　具有滋肾敛肺气,滋肾水,补肝肾,健脾胃之功效。

【应　用】　适用于肺脾肾虚、咳嗽少痰、盗汗者。

【按　语】　此茶有健脾胃、补肝肾和生津止渴作用。滋肾阴、助肾阳。适用于"夏虚"之症,是养生补益的有效之剂;尤其适合工作繁忙、压力大者饮用,长期坚持饮用,有助于养心健脑,失眠症状可大大改善。

二十七、白茅根石斛茶

【原　料】　白茅根 15 克,石斛 12 克。

【制　法】　将白茅根、石斛制成粗末,用细纱布包好,制成茶包放入杯中,用沸水冲泡即成。

【功　效】　具有清热凉血,有助排便之功效。

【应　用】　适用于胃中实热型胃痛。代茶饮用,每日 1 剂。

【按　语】　白茅根为禾本科植物白茅的干燥根茎。具有凉血止血,清热利尿之功效。用于血热吐血、鼻出血、尿血、热病烦渴、黄疸、水肿、热淋涩痛和急性肾炎水肿。

二十八、石斛茶

【原　料】　石斛 5 克,绿茶 3 克,冰糖适量。

【制　法】　将石斛、绿茶混合后装入茶包袋中,置于保温瓶中,用 200 毫升沸水冲泡,加冰糖适量调味即成。

225

【功　效】　具有益胃生津,清热养阴之功效。

【应　用】　适用于热病伤津、口干烦渴、病后虚热。

【按　语】　石斛为药用植物,性寒,味甘、淡、微咸,寒;归胃、肾、肺三经。据资料表明:①石斛善于滋养胃阴,生津止渴,兼能清胃热。配伍相应中药后用于治疗热病伤津、烦渴及舌干苔黑;胃热阴虚之胃脘隐痛或灼痛;病后阴虚津亏滋阴清热等病症。②石斛滋肾阴,降虚火,适用于肾阴亏虚之目暗不明、筋骨痿软、阴虚火旺及骨蒸劳热等病症。③石斛对半乳糖所致的酶活性异常变化有抑制或纠正作用,也能阻止或纠正因半乳糖性白内障所引起的晶状体总脂类与总胆固醇的比例失调。④石斛具有体内抗衰老的作用,一方面通过增强血液中的抗氧化酶活性,促进脾淋巴细胞增殖;另一方面抑制促炎症因子的释放、抑制信号核因子(NF-κB)通路,从而达到抗氧化,促进免疫、抑制炎症来达到抗衰老的目的。

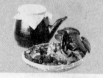

⑤石斛对脾胃病中常见的致病菌幽门螺杆菌有较好的抑制作用，有助于治疗萎缩性胃炎、浅表性胃炎、十二指肠溃疡等幽门螺杆菌阳性的病症。同时，口服石斛煎液能够促进胃液的分泌，增强胃的排空能力，帮助消化。⑥石斛含有丰富的多糖类物质，可以促进淋巴细胞分裂的作用，具有增强免疫功能的作用。现代药理研究还表明，石斛能提高应激能力，具有良好的抗疲劳、耐缺氧的作用。⑦石斛多糖、生物碱、醌类、联苄类和芴类等有效成分通过多途径、多环节同步调节，升高超氧化物歧化酶（SOD）活性和一氧化氢（NO）含量，有效地清除自由基，降低脂质过氧化产物，从而改善血管内皮功能，提供机体抗氧化能力，达到降低血脂的作用。⑧实验证明，在一定的范围内不同浓度的石斛乙醇提取液都有一定的降血压作用，且在一定的范围内随着浓度的增大，其降血压作用越来越明显。

226

二十九、黄芪芝麻奶茶

【原　　料】　黄芪20克，黑芝麻60克，蜂蜜60克，鲜牛奶200毫升。

【制　　法】　将黄芪、黑芝麻烘干研成粉末，用茶包袋装好，放入茶杯中，用沸水冲泡，取汁与牛奶、蜂蜜配成饮料即成。

【功　　效】　具有补气滋阴通便之功效。

【应　　用】　适用于便秘等。早晚空腹饮用，黄芪分2次用，每次10克。

【按　　语】　本品益气养血，润肠通便。实证及阴虚阳盛者忌用。

三十、火麻仁苏子茶

【原　　料】　火麻仁15克，紫苏子10克。

【按　　语】　将火麻仁、紫苏子捣烂，用细纱布包好，放入茶杯中，用沸水冲沏，加盖泡10分钟即成。

【功　效】　具有下气开郁,润燥滑肠之功效。

【应　用】　适用于便秘。代茶饮用,每日1剂。

【按　语】　火麻仁为桑科植物大麻的干燥成熟种子,具有润肠通便之功效。常用于血虚津亏、肠燥便秘。《肘后方》记载有"治大便不通:研麻子,以米杂为粥食之。"紫苏子辛,温;入肺、大肠经。降气消痰,止咳平喘,润肠通便。用于痰壅气逆、咳嗽气喘、肠燥便秘。《本经逢原》说其:诸香皆燥,唯苏子独润,为虚劳咳嗽之专药。性能下气,故胸膈不利者宜之。

三十一、麦冬茶

【原　料】　麦冬9克,党参9克,北沙参9克,玉竹9克,天花粉9克,乌梅6克,知母6克,甘草6克。

【制　法】　将上药共研粗末,用纱布包好,放入茶杯中,用沸水冲泡,加盖泡10分钟后即成。

【功　效】　具有益阴养胃之功效。

【应　用】　适用于胃酸减少的萎缩性胃炎,症见形体消瘦、面色萎黄、身倦肢乏、纳谷不香、食后饱胀、心烦口干,舌质光红苔少,脉细者。每日1剂,代茶频饮。

【按　语】　麦冬性微寒,味甘、微苦;归心、肺、胃经。养阴生津,润肺清心。用于肺燥干咳、阴虚痨嗽、喉痹咽痛、津伤口渴、内热消渴、心烦失眠、肠燥便秘。脾胃虚寒泄泻、气虚发热、痈疽已溃、脓稀色淡者忌用。

三十二、橄榄生姜茶

【原　料】　鲜橄榄7个,生姜5片,红糖15克。

【制　法】　将鲜橄榄洗净并捣碎,加入红糖、生姜,一起放入茶包袋中,用开水200毫升冲泡10分钟,然后滤出汤汁即成。

【功　效】　具有解毒消炎,润肠通便之功效。

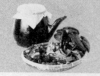
【应　用】　适用于便秘等。待温饮用，每日 2 次。

【按　语】　橄榄味甘、酸，性平；归脾、胃、肺三经。具有清热解毒，利咽化痰，生津止渴，除烦醒酒之功效。适用于咽喉肿痛、烦渴、咳嗽痰血等。《日华子本草》说其"开胃、下气、止泻"。《本草纲目》说其"生津液、止烦渴，治咽喉痛，咀嚼咽汁，能解一切鱼蟹毒"。《滇南本草》也有"治一切喉火上炎、大头瘟症，能解湿热、春温，生津止渴，利痰，解鱼毒、酒、积滞"之说。胃酸过多者不宜用。

三十三、防风葱白茶

【原　料】　防风 10 克，葱白 3 茎，藿香 5 克，白豆蔻 3 克。

【按　语】　将以上 4 味药制为粗末，用细纱布包好，放入茶杯中，用沸水冲泡即成。

【功　效】　具有散寒除湿，行气解表之功效。

【应　用】　适用于寒湿腹泻。代茶饮用，每日 1 剂。

【按　语】　防风性温，味辛、甘；归膀胱、肝、脾经。《本草经疏》记载，防风治风通用，升发而能散，具有祛风解表，胜湿止痛，解痉，止痒之功效。主治外感风寒、头痛身痛、风湿痹痛、骨节酸痛、腹痛泄泻、肠风下血、破伤风、风疹瘙痒、疮疡初起。

三十四、生姜花椒茶

【原　料】　生姜 15 克，花椒 10 克，红糖 10 克。

【制　法】　将生姜洗净切片，花椒捣碎，与红糖一同放入茶包袋内，置于保温杯中，冲入适量沸水，加盖温浸 30 分钟后即成。

【功　效】　具有温中和胃，散寒除湿之功效。

【应　用】　适用于寒湿腹泻，症见便稀腥秽、腹痛肠鸣，或有呕吐、头晕纳呆、胸腹痞闷等。代茶饮用，每日 1 剂。

【按　语】　花椒一般人群均能食用。花椒适宜胃部和腹部冷痛、食欲缺乏、呕吐清水、肠鸣便溏者食用；也适用于女子寒性闭经和寒性痛经者、风湿性关节炎者、蛔虫病腹痛者、肾阳不足和小便频多者。阴虚火旺、孕妇、女性月经期不宜用。

三十五、茵陈陈皮茶

【原　料】　茵陈 15 克,陈皮 10 克。

【制　法】　将茵陈、陈皮混合,放入茶包袋内,置于茶杯中,用适量沸水冲沏即成。

【功　效】　具有清热利湿,理气健脾之功效。

【应　用】　适用于湿热腹泻。代茶饮用,每日 1 剂。

【按　语】　茵陈味苦、辛,性微寒;归脾、胃、肝、胆四经。具有清热利湿,退黄之功效。主治黄疸、小便不利、湿疮瘙痒、传染性黄疸型肝炎等。药理学研究表明,茵陈有利胆、保护肝功能、解热、抗炎、降血脂等作用。民间尚有以米粉做茵陈糕、茵陈团的习惯。茵陈做菜时,要采嫩苗,老的药用是茵陈蒿;故有"二月茵陈,五月蒿"之说。

229

三十六、山楂茶

【原　料】　山楂 15 克,茶叶 9 克,红糖 15 克。

【制　法】　将山楂、茶叶、红糖入锅中,用适量水煎后即成。

【功　效】　具有收敛止泻,抗菌消炎之功效。

【应　用】　适用于痢疾初起者。每日 1 剂,分 2~3 次饮用。

【按　语】　山楂性微温,味酸;归脾、胃二经。具有收敛止泻之功效。山楂有重要的药用价值,为健脾开胃、消食化滞、活血化瘀的良药。

三十七、姜茶饮

【原　料】　绿茶 3 克,干姜丝 3 克。

【制　法】　将绿茶、干姜丝入锅中,用适量水煎后即成。

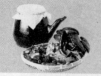

【功　　效】　具有杀菌，收敛之功效。

【应　　用】　适用于细菌性痢疾。

【按　　语】　干姜味辛，性热；归脾、胃、肾、心、肺五经。具有温中散寒，回阳通脉，燥湿消痰之功效。

三十八、绿茶蜜饮

【原　　料】　绿茶5克，蜂蜜适量。

【制　　法】　将绿茶放入瓷杯中，以沸水冲泡，加盖泡5分钟后，稍微放凉片刻，加入蜂蜜适量调味即成。

【功　　效】　具有清热生津，止痢消食，健脾润肺，利尿解毒之功效。

【应　　用】　适用于细菌性痢疾。趁热顿饮，每日3～4次。

【按　　语】　蜂蜜味甘，性平；归肺、脾、心、胃、大肠五经。具有润燥，止痛，解毒之功效。茶叶味苦，性凉；归心、胃、大肠三经。具有清心明目，止渴除烦，化痰消食，利尿解毒，消炎止痢之功效。用于外感发热，腹胀腹泻。

三十九、荠菜花茶

【原　　料】　荠菜花15克，茶叶15克。

【制　　法】　将荠菜花、茶叶入锅内，用适量水煎后即成。

【功　　效】　具有清热解毒，消炎止痢之功效。

【应　　用】　适用于细菌性痢疾、肠炎等肠道疾病。每日3次，饭前饮用。

【按　　语】　荠菜花，味甘，性凉；归大肠经。具有清热止血，平肝明目之功效。用于外感发热，腹胀腹泻。

四十、马齿苋白糖茶

【原　　料】　马齿苋50克，茶叶15克，白糖30克。

【制　法】　将马齿苋、茶叶、白糖入锅内，用适量水煎后即成。

【功　效】　具有清热，利尿，解毒，止痢之功效。

【应　用】　适用于细菌性痢疾。代茶饮，连饮 3～5 日。

【按　语】　马齿苋味甘酸，性寒；归肝、大肠二经。具有泻热解毒，散血消肿，除湿止痢，利尿润肺，止渴生津之功效。白糖味甘，性平；归脾、肺二经。具有润肺生津，补益中气之功效。

四十一、姜茶乌梅饮

【原　料】　生姜 10 克，乌梅肉 30 克，绿茶 5 克，红糖适量。

【制　法】　将生姜洗净，切成丝；乌梅肉用剪刀剪碎，与姜丝、绿茶共放入保温杯中，以沸水冲泡，加盖保温并浸泡半小时，加入适量红糖调味即成。

【功　效】　具有杀菌收敛，消炎止泻之功效。

【应　用】　适用于细菌性痢疾、阿米巴痢疾及"肠风"。趁热顿饮，每日 3 次。

【按　语】　乌梅性平，味酸、涩；归肝、脾、肺、大肠四经，具有生津止渴，敛肺止咳，止泻止血，和胃安蛔之功效。生姜味辛，性温；归肺、胃、脾三经。具有发表散寒，止呕，开痰之功效。红糖味甘甜，性温润；归肝、脾二经。具有润心肺，和中助脾，缓肝气，解酒毒，补血，破瘀之功效。

第四节　补脾养胃膏滋方

　　膏滋，它是由药材和食物加适量水煎煮、去渣、浓缩后加入白糖或炼蜜制成的半流体状的稠膏。具有滋补和润燥的功效，适宜老年人、久病体虚者长期调制服用。服用时，每次一汤匙直接食用或用热水冲化饮用。蜜膏应装在深色大口瓶内，盖紧瓶口，放在阴凉处避光保存。本节介绍补脾养胃的有黄精膏、桑甚蜜膏、两仪膏、龟鹿二仙膏等。

一、黄精膏

【原　料】　黄精、桑葚、枸杞子、云茯苓、淮山药、白茅根等各适量。

【制　法】　将精选黄精、桑葚、枸杞子、云茯苓、淮山药、白茅根等,遵循传统古法、精工秘方配制而成。

【功　效】　具有补养脾肾之功效。

【应　用】　适用于腰膝酸软,五心烦热,或畏寒怕冷者;小腹不适或小便不利者;阳痿早泄、不孕不育者;面目下肢虚浮易肿者;骨骼脊柱不适者;先天禀赋不足,体质虚弱者。

【按　语】　黄精味甘,性平。现代药理表明,黄精含有天冬氨酸、毛地黄糖苷、蒽醌类化合物、黏液质、糖类、烟酸和锌、铜、铁等。有抗缺氧、抗疲劳、抗衰老作用;能增强免疫功能,增强新陈代谢;有降血糖和强心作用;具有滋肾润肺,补脾益气之功效。适用于阴虚肺燥,干咳痰少;消渴多饮;脾胃虚弱,脾气虚或脾阴不足;肾虚精亏,腰膝酸软,须发早白。凡脾虚有湿、咳嗽多痰及中寒泄泻者均忌用。

二、九转黄精膏

【原　料】　黄精、当归各等份,蜂蜜适量。

【制　法】　将黄精、当归水煎取浓汁,加入蜂蜜适量,混匀,煎沸即成。

【功　效】　具有补益脾肾,益精血之功效。

【应　用】　适用于老人身体虚弱、精血不足、早衰白发。每次1～2匙。

【按　语】　本品以黄精补益脾肾、益精血,当归协黄精补血。适合阴虚肺燥,干咳少痰,肺肾阴虚的咳嗽,脾胃虚弱,以及肾虚精亏的头晕、腰膝酸软、须发早白和消渴等病症患者食用。

三、桑葚蜜膏

【原　料】　鲜桑葚1 000克（干品500克），蜂蜜300克。

【制　法】　将桑葚加水适量煎煮，30分钟取煎液一次，加适量水再煎，共取煎液2次，合并煎液，再以小火煎熬浓缩，至较黏稠时，加入蜂蜜，至沸停火，待凉装瓶即成。

【功　效】　具有补肝益肾，滋液息风之功效。

【应　用】　适用于神经衰弱、失眠、健忘、目暗、耳鸣、烦渴、便秘，以及须发早白等病症。每次1汤匙，每日2次，以沸水冲化饮用。

【按　语】　桑葚是桑科桑属多年生木本植物桑树的果实。桑葚既可入食，又可入药。中医学认为，桑葚味甘酸，性微寒，归心、肝、肾三经，为滋补强壮、养心益智佳果。《本草经疏》说："桑葚，甘寒益血而除热，为凉血补血益阴之药。消渴由于内热，津液不足，生津故止渴。五脏皆属阴，益阴故利五脏。阴不足则关节之血气不通，血生津满，阴气长盛，则不饥而血气自通矣。热退阴生，则肝心无火，故魂安而神自清宁，神清则聪明内发，阴复则变白不老。"桑葚具有补血活血，滋阴补阳，生津止渴，润肠燥等功效，用于阴血不足而致的头晕目眩、耳鸣心悸、烦躁失眠、腰膝酸软、须发早白、消渴口干、大便干结等。桑葚中含有多种功能性成分，如芦丁、花青素、白黎芦醇等，具有良好的防癌、抗衰老、抗溃疡、抗病毒等作用。脾胃虚寒便溏者禁用。

233

四、两仪膏

【原　料】　人参120～250克，熟地黄500克，白蜜120～250克。

【制　法】　将人参、熟地黄用好甜水或长流水3.7升浸一宿，以桑柴小火煎取浓汁。若味有未尽，再用水0.5～1升煎渣取汁，

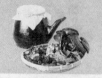

并熬稍浓,乃入瓷罐,重汤熬成膏,入白蜜120～250克收膏即成。

【功　效】　具有滋阴生津,补气养血之功效。

【应　用】　适用于积劳虚损、阴虚精不化气,以致气血两虚、身体消瘦、精神倦怠、惊悸失眠、健忘、耳鸣目眩、面色萎黄、肢软乏力及病后体虚者。每次15克,每日2次,以白汤点服。

【按　语】　人参是闻名遐迩的"东北三宝"之一,与琼珍灵芝、东阿阿胶并称为中药国宝。人参有百草之王之称,具有大补元气,复脉固脱,补脾益肺,生津,安神之功效。适用于调整血压、恢复心脏功能、神经衰弱及身体虚弱等病症,还有祛痰、健胃、利尿、兴奋等功能。熟地黄味甘微温质润,既补血滋阴,又能补精益髓。具有补血滋阴之功效,可用于血虚萎黄、眩晕、心悸失眠、月经不调、崩漏等,亦可用于肾阴不足的潮热骨蒸、盗汗、遗精、消渴等。两药合用,相得益彰。劳损咳嗽多痰者,加贝母120克。脾胃气滞、痰湿内阻的脘腹胀满、食少便溏者忌用。

五、参芪膏

【原　料】　党参500克,黄芪500克。

【制　法】　将党参、黄芪泡透煎煮;每30分钟取药液一次,共煎取3次,再合并药液,用小火熬至黏稠;放凉后加入白糖搅匀,晒干压碎,装入瓷罐内即成。

【功　效】　具有气血双补,补脾益肺之功效。

【应　用】　适用于脾肺气虚、动辄喘乏、四肢无力、食少纳呆、大便溏泄者。口服,每次10克,每日2次。

【按　语】　脾胃虚弱、呕吐泄泻、腹胀便溏、咳嗽痰多者慎用;感冒患者不宜服用。

六、玉灵膏

【原　料】　龙眼肉10克,西洋参1克。

【制　法】　将龙眼肉洗干净，与西洋参粉按照 10：1 的比例搅拌均匀，置于炖盅内，放入锅中隔水蒸，水开后盖上盖，用小火蒸制 30～40 小时，达到龙眼肉之热性得以消散，膏方平和，食后不易上火。每日早、晚盛一小匙玉灵膏放入杯中，开水冲调食用。

【功　效】　具有补血，益气，安神，改善睡眠，以及脾胃之功能。

【应　用】　适用于体弱，神疲体倦，心悸怔忡，食欲缺乏；病后血虚气弱，四肢乏力，头昏，面色萎黄；产妇体弱，精神萎靡，纳谷欠佳；血虚失眠，精神不足，容易劳累；虚劳羸瘦，失眠多梦，心悸健忘，头晕神疲，津少口干等。

【按　语】　龙眼性温，味甘，能益心脾，补气血，安神益智，主治劳伤心脾、气血不足、心悸失眠、神疲体倦、面色萎黄、饮食欠佳等；西洋参性寒，味甘，能益气养阴，生津止渴，主要含人参皂苷，有补益的作用。《医学衷中参西录》说："西洋参性凉而补，凡欲用人参而不受人参之温补者，皆可以此代之。"龙眼肉与西洋参配伍，温而不燥，凉而不寒，是药食两用的滋补上品。大补气血，有很好的补益效用，故清代医家王孟英称它为"代参膏"，说它"力胜参芪"。它不但效力大，而且味道极好，颇受人们的喜欢。孕妇和儿童，以及痰火内盛或湿热蕴阻者不宜服用。

七、固元膏

【原　料】　阿胶 250 克，红枣（去核）750 克，黑芝麻（炒熟）500 克，核桃仁 500 克，松子仁 60 克，冰糖 250，绍酒 500 毫升。

【制　法】　将红枣、核桃仁、黑芝麻、松子仁研成细末；阿胶浸于绍酒中数日，然后与酒同置于陶瓷容器中隔水而蒸，使阿胶完全溶化，再加入红枣、胡桃肉、黑芝麻、松子仁细末，搅拌均匀，加入冰糖溶化即成。

【功　效】　具有美容养颜，补气补血之功效。

【应　用】　适用于面色无华，色素沉着，面部雀斑，肌肤失泽；

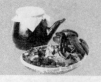

胎元不固,胎动不安;缺铁性贫血,再生障碍性贫血,血小板减少,白细胞减少等;气血亏虚的中青年女性和肾阴阳两亏、肝血不足的老年人,以及体质较差的人群。

【按　语】　固元膏滋腻太重,有一些偏性,不适合所有的人服用,长期服用会慢慢降低肠胃的运化功能。中医学认为,"有胃气则生,无胃气则死",可见胃气的重要性,故固元膏服用可根据体质情况加减制法。阿胶为马科动物驴的皮,经煎煮、浓缩制成的固体胶。《本草纲目》载:"阿胶《本经》上品。弘景曰:'出东阿,故名阿胶'。"阿胶是传统的滋补上品、补血圣药,味甘平,归肺、肝、肾三经,具有补血止血,滋阴润燥等功效,药食两用,长期服用可补血养血、美白养颜、抗衰老、抗疲劳、提高免疫力,适用人群广泛。现代药理研究发现,阿胶对细胞免疫有双向调节作用,并对天然杀伤细胞(是直接从骨髓中衍生而来的重要免疫细胞,具有识别靶细胞、杀伤介质等作用)的活性有较好的增强作用,而天然杀伤细胞在阻抑肿瘤的发生中起到一定的作用。此外,阿胶有促进健康人淋巴细胞转化作用,同时也能提高肿瘤患者的淋巴细胞转化率,用以辅助抗癌,可使肿瘤生长减慢,症状改善,生命延长。故在使用放疗、化疗时,使用阿胶,可减少不良反应,增强体质,增强药物耐受性。

八、龟鹿二仙膏

【原　料】　鹿角胶 500 克,龟甲胶 250 克,枸杞子 30 克,人参(细末)15 克,龙眼肉 30 克,绍酒 500 毫升。

【制　法】　将枸杞子、龙眼肉煎膏,炼白蜜收,然后将鹿角胶、龟甲胶绍酒泡浸,烊枸杞龙眼膏中,候化尽,入人参细末,瓷罐收贮即成。

【功　效】　具有大补精髓,益气养神之功效。

【应　用】　适用于督任俱虚、精血不足、虚损遗泄、瘦弱少气、目视不明。每次 15～20 克,清晨醇酒调服。

【按　语】 鹿角胶为鹿角煎熬浓缩而成的胶状物。味甘、咸，性温；归肝、肾二经。具有温补肝肾，补益精血，安胎止血之功效。主治肾虚、精血不足、虚劳羸瘦、头晕耳鸣、腰膝酸软、阳痿滑精、宫寒不孕、胎动不安、崩漏带下、吐血、衄血、咯血、尿血、阴疽疮疡。龟甲胶为净龟甲经煎熬、浓缩制成的胶质块状物，褐色半透明。具有补血止血，滋阴潜阳，补肾，健骨之功能。主治肾阴不足、骨蒸劳热、吐血、衄血、久咳、遗精、崩漏、带下、腰痛、骨痿、阴虚风动、久痢、久疟、痔疮、小儿囟门不合。两药合用，大补精髓，益气养神，相得益彰。

第五节　补脾养胃药酒

药酒是祖国传统医学与酿酒业发展的成功结合，是我国医药发展史上的重要创举。药酒是中医学方剂学的重要组成部分，也是祖国传统医学养生健体和防病治病的独特医疗方法。药酒在中医上被称为是"酒剂"。药酒是一种浸出剂，是将中药浸泡于酒而制成的保健佳品，可以起到祛病保健、强身健体的作用。药酒配制方便、药效稳定、安全有效。由于酒精是一种良好的有机溶剂，因此可以使得中药的各种有效成分很容易溶解在其中。酒性热，味辛、甘，有小毒；归心、肝、肾三经。具有活血行气，畅通血脉，祛风散寒，健脾养胃，通络止痛，杀虫避瘴，消冷积，厚肠胃，促消化及引药上行，助运药力等多种功效。酒与药物共同制成药酒，之所以能保健祛病，是因为它是中药的良好有机溶剂，中药浸入酒中所含的有效药物成分能充分溶解在酒液中，这样中药的有效成分借助药酒温通血脉和改善循环之功效作用于人体气血、经络、脏腑，从而更快、更有效地发挥药效作用。

大部分药酒具有补益气血，补益脾胃，滋补肝肾，温肾壮阳，养心安神，补虚扶正，健脑益智，延年益寿，平补阴阳等功效。人们可

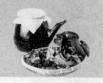

以通过选择道地药材与优质酒来配制适应自身体质的药酒,经常适量饮用,起到养生保健和预防及治疗疾病的功效。

一、人参茯苓酒

【原　料】　人参30克,生地黄30克,茯苓30克,白术3克,白芍30克,当归30克,川芎15克,红曲面30克,龙眼肉120克,冰糖250克,白酒2000毫升。

【制　法】　将上述9味药材一同挫成碎粗末,装入布袋中,扎口,放入干净的器皿中,用高粱白酒浸泡4~5日,去渣后加入冰糖250克,装瓶即成。

【功　效】　具有补气血,益脾胃,宽隔进食之功效。

【应　用】　适用于气血亏损、脾胃虚弱、形体消瘦、面色萎黄者。每日1次,随量徐徐饮下。

【按　语】　人参,味甘微苦,性温,补元气,固脱生津,益气生津,益智安神。白茯苓,味甘淡性平,渗湿利水,健脾益胃,宁心安神,补而不峻,利而不猛,既能扶正,又能祛邪。白术与茯苓配伍同用,能健脾胃,补虚损,久服令人轻捷。当归、白芍、川芎养血和血。龙眼肉益心脾,补气血。冰糖补中益气,和胃清热,润肺生津。

二、党参茯苓酒

【原　料】　党参40克,茯苓、白术、炙甘草、大枣各30克,生姜15克,黄酒1000毫升。

【制　法】　将上药洗净,切碎,装入干净的纱布袋内,置于盛酒容器中,加入黄酒,密封浸泡,每隔5日摇晃一次,20日后除去药袋即成。

【功　效】　具有健脾益气之功效。

【应　用】　适用于脾胃气虚、气短乏力、食少面黄等病症。每次空腹温饮20~50毫升,每日早晚各1次。

【按　语】　此酒补气健脾,特别适合食欲不振、消化不良、精神萎靡和消瘦病症者饮用。

三、党参白术酒

【原　料】　党参30克,生姜20克,炙甘草30克,大枣30克,炒白术30克,茯苓40克,黄酒1000毫升。

【制　法】　将以上前6味加工成粗碎末,置于容器中,加入黄酒1000毫升,密封,浸泡3日后去渣即成。

【功　效】　具有益气健脾之功效。

【应　用】　适用于脾胃气虚、食少便溏、面色萎黄、四肢乏力等。每次15毫升,每日早晚各饮1次。

【按　语】　此酒补气健脾,特别适合脾胃气弱及消化力弱所致大便溏泄、四肢无力患者饮用。

四、人参荔枝酒

【原　料】　人参13克,荔枝肉100克,白酒500毫升。

【制　法】　将人参、荔枝肉捣碎,置于容器中,加入白酒,密封,浸泡7日后即成。

【功　效】　具有大补元气,益脾肺,生津液,安神益智之功效。

【应　用】　适用于体质虚弱、精神萎靡等。每次饮20毫升,每日2次。

【按　语】　常饮此酒,有延年益寿、安神益智作用。

五、陈皮山楂酒

【原　料】　陈皮50克,山楂酒1000毫升,白酒500毫升。

【制　法】　将陈皮撕碎,置于容器中,加入白酒,密封,浸泡7天后,过滤去渣,冲入山楂酒,混匀即成。

【功　效】　具有行气健脾,燥温降逆,止呕开胃之功效。

239

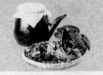

【应　用】　适用于消化不良、食少胃满、脘腹胀满等病症,尤其适宜于脾虚夹湿证者。每次饮30～50毫升,每日2～3次。

【按　语】　陈皮味辛、苦,性温,归脾、胃、肺经;有理气和中、燥湿化痰、利水通便的功能。山楂:味酸、甘,性微温,归脾、胃、肝经;有消食化积、活血散瘀的功能。

六、山楂龙眼大枣酒

【原　料】　山楂片250克,龙眼肉250克,大枣30克,红糖30克,米酒1000毫升。

【制　法】　将山楂片、龙眼肉、大枣、红糖浸入米酒内,密封储存,每日摇荡1次,浸泡15日后即成。

【功　效】　具有益脾胃,助消化之功效。

【应　用】　适用于肉食积滞、脾胃不和、脘腹胀满、消化呆滞、面色萎黄等病症。每次饮30～50毫升,每日1～2次。

【按　语】　本品为脾胃调养、益智补脑、神经衰弱、失眠食谱。能补脾胃、养血安神、消食、活血。山楂不宜与海鲜、人参、柠檬同食。

七、养生酒

【原　料】　当归、菊花各30克,龙眼肉240克,枸杞子120克,白酒浆3500毫升,滴烧酒1500毫升。

【制　法】　将上述药盛入纱布袋内,悬于坛内,加入酒封固,窖藏1个月以上即成。

【功　效】　具有补益强身,养生防病之功效。

【应　用】　适用于体虚者,能养生防病,延缓衰老。每次饮20毫升,每日2次。

【按　语】　养生酒能通血脉、散湿气、行药势、杀百邪恶毒气、除风下气、开胃下食、温肠胃、御风寒、止腰膝疼痛等作用。具有延年益寿、健胃止痛、防治疾病等保健功能。

八、九香虫酒

【原　料】　九香虫40克，白酒400毫升。

【制　法】　将九香虫拍碎，装入纱布袋内，放入干净的器皿中，倒入白酒浸泡，密封7日后开封，去掉药袋即成。

【功　效】　具有补肾壮阳，理气止痛之功效。

【应　用】　适用于胸膈气滞的胃寒胀痛、肝胃气痛，以及肾虚所致的腰膝酸痛、阳痿等病症。每次10～20毫升，每日2次，酒温热后空腹饮用。

【按　语】　九香虫是蝽科昆虫的干燥全虫，属昆虫类壮阳药。其味咸，性温，归肝、脾、肾三经，能理气止痛、温中助阳。

九、玫瑰露酒

【原　料】　鲜玫瑰花3 500克，冰糖2 000克，白酒15升。

【制　法】　将玫瑰花浸入酒中，同时放入冰糖，浸泡月余即成（用瓷坛或玻璃瓶储存，不可加热）。

【功　效】　具有理气止痛之功效。

【应　用】　适用于肝胃不和所致的胃脘胀痛或刺痛、连及两胁、嗳气频繁、食欲缺乏等。每次饮1～2盅。

【按　语】　玫瑰露酒是一种保健品，主要医治胃脘痛。对于寒凝气滞、脾胃虚寒者尤为适宜。

十、佛手开郁酒

【原　料】　佛手片10克，青皮10克，陈皮10克，木香5克，高良姜5克，砂仁3克，肉桂3克，丁香1克，白酒500毫升，黄酒500毫升。

【制　法】　将上述药物粉碎成粗末或切成薄片，装入纱布袋

241

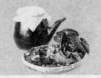

内,扎口,再将白酒、黄酒混合后浸泡药袋,48 小时后将药酒连容器置于锅中,隔水小火煮,待水沸后煮半小时,把容器移至阴凉处;7 日后取出药袋,压榨取液;将榨取液与药酒合并,静置,过滤即成。

【功　效】　具有宽胸解郁,行气开胃,温中之功效。

【应　用】　适用于肝胃不和、胃脘气滞作胀、不思饮食或胃寒胀痛不适等。每次饮 10～20 毫升,每日 2 次。

【按　语】　佛手为芸香科植物佛手接近成熟的果实,其气芳香,性和缓,常配伍青皮、陈皮、木香、砂仁等同用,有行气解郁、宽胸理气的作用。高良姜、丁香、肉桂温中止痛。本品气滞解,寒凝除,胃纳自然恢复正常、开胃进食。若兼有食滞不化,可加谷芽、麦芽各 15 克,莱菔子 15 克。

十一、状元红酒

【原　料】　红曲 15 克,砂仁 15 克,当归 10 克,陈皮 7.5 克,青皮 7.5 克,藿香 4.5 克,丁香 3 克,白豆蔻 3 克,栀子 3 克,麦芽 3 克,枳壳 3 克,厚朴 3 克,木香 1.5 克,冰糖 500 克,白酒 7 500 毫升。

【制　法】　将红曲、砂仁、当归、陈皮、青皮、藿香、丁香、白豆蔻、栀子、麦芽、枳壳、厚朴、木香用纱布袋扎好,放在白酒中,密封,以小火隔水蒸煮 30 分钟,加入冰糖,取出药袋,使冰糖溶化,拌匀,放凉后即成。

【功　效】　具有醒脾开胃,疏肝理气,化滞除胀,和中理气之功效。

【应　用】　适用于肝郁脾虚、脾胃失和所致的呃逆嗳气、胸腹胀闷不适、食欲缺乏等。无明显症状者,饮之亦有醒脾开胃和增进食欲的作用。每次饮 10～20 毫升,每日早晚各 1 次。

【按　语】　阴虚津亏者及孕妇忌饮用。

十二、松子酒

【原　料】　松子 70 克,黄酒 500 毫升。

【制　法】　将松子仁炒香,捣烂呈泥状备用;把黄酒倒入小坛内,放入松子泥,然后置于小火上煮沸,取下待冷,加盖密封,置于阴凉处,3 日后开封,用细纱布滤去渣,储于干净瓶中即成。

【功　效】　具有滋阴润燥,益气生津之功效。

【应　用】　适用于脾阴亏虚所致的形消体瘦、气短懒言、头晕目眩、心烦口渴、干咳少痰、心悸盗汗、皮肤干燥瘙痒、大便秘结等病症。每次用开水送饮 20～30 毫升,每日早、中、晚各 1 次。

【按　语】　脾虚便溏、滑精及胸闷苔腻、咳吐痰浊量多者不宜饮用。

十三、苓术酒

243

【原　料】　白术 500 克,茯苓 300 克,白酒 2 000 毫升。

【制　法】　将白术、茯苓切碎,装入干净瓶中,倒入白酒,加盖密封,置于阴凉干燥处,每日摇动 1 次,10～15 日后即可开封,取澄明液即成。

【功　效】　具有补脾燥湿,和中祛痰之功效。

【应　用】　适用于脾气亏虚、水湿内停所致的食少腹胀、消化不良、泄泻水样、小便不利、肢体水肿、咳吐痰浊水饮等病症。每次空腹温饮 10～15 毫升,每日早、中、晚各 1 次。

【按　语】　阴虚火旺者忌饮用。

十四、薏苡仁酒

【原　料】　薏苡仁 66 克,白酒 500 毫升。

【制　法】　将薏苡仁洗净,装入纱布袋内,扎紧袋口,放入酒罐内,注入白酒,密封罐口,浸泡 7 日即成。

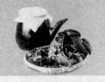

【功　效】　具有健脾胃,强筋骨,祛风湿之功效。

【应　用】　适用于脾虚湿盛所致的周身骨节痹痛、沉重、酸软无力等病症。每次饮 10～20 毫升,每日早晚各 1 次。

【按　语】　薏苡仁味甘、淡,性凉,归脾、胃、肺经;有健脾渗湿、除痹止泻、清热排浓作用,用于水肿、脚气、小便不利、湿痹拘挛、脾虚泄泻、肺痈、肠痈。白酒味苦、甘、辛,性温,有毒,归心、肝、肺、胃经;可通血脉,御寒气,醒脾温中,行药势;主治风寒痹痛、腹筋挛急、胸痹、心腹冷痛。

十五、术苓忍冬酒

【原　料】　白术 60 克,白茯苓 60 克,甘菊花 60 克,忍冬叶 50 克,白酒 1 500 毫升。

【制　法】　将白术、茯苓捣碎,忍冬叶切细,共用细纱布袋装好,扎紧口,放入干净瓶中,倒入白酒,加盖密封,置于阴凉干燥处,每日摇动 1 次,10 日后开封,再添入凉开水 500～800 毫升,继续浸泡 5～7 日即成。

【功　效】　具有补脾和胃,宁心明目,除湿祛风之功效。

【应　用】　适用于脾胃气虚、水湿不运所致的脘腹痞胀、食少便溏、心悸不宁、目暗昏蒙、肢体沉重困倦等病症。每次空腹温饮 15～20 毫升,每日早晚各 1 次。

【按　语】　白术、白茯苓健脾渗湿;甘菊花清心明目;忍冬叶祛风除湿。此酒药性平和,主治脾虚湿盛、脘腹痞胀、心悸、目昏、腰脚沉重等,适宜于中年人脾胃虚弱者饮用。

十六、参术酒

【原　料】　人参 20 克,炒白术 40 克,茯苓 40 克,炙甘草 30 克,生姜 20 克,大枣 30 克,黄酒 1 000 毫升。

【制　法】　将上药 6 味研碎细,用纱布袋装好,置于干净瓶中,倒入黄酒,直接浸泡,加盖密封,放于阴凉处,经常晃动,7日后静置过滤,取澄明液体即成。

【功　效】　具有益气健脾之功效。

【应　用】　适用于脾胃气虚所致的神疲乏力、气短懒言、面色萎黄、形体消瘦、食欲缺乏、便溏腹泻等病症。每次空腹温饮15～20毫升,每日2次。

【按　语】　感冒时不宜饮用。

十七、白术酒

【原　料】　白术200克,白酒700毫升。

【制　法】　将白术捣碎,置于砂锅中,加水600毫升,煮至300毫升;然后将煮取的药与汁置于干净容器中,再将白酒全部倒入,搅匀,加盖密封,置于阴凉处,7日后开封,用细纱布过滤一遍,储入干净瓶中即成。

【功　效】　具有益气健脾,和胃之功效。

【应　用】　适用于脾胃气虚所致食欲缺乏、胸腹胀满、便溏泄泻、小便不利等病症。每日1次,随量饮用,勿过量致醉。

【按　语】　饮用期间,忌食桃子、李子、雀肉。

十八、茯苓白术酒

【原　料】　白术100克,白茯苓250克,黄酒2 250毫升。

【制　法】　将白术、白茯苓捣碎,置于酒坛中,加入黄酒,加盖密封,经7～14日开封,去渣即成。

【功　效】　具有健脾利湿之功效。

【应　用】　适用于脾虚不运、痰饮咳嗽、食少腹胀、消化不良、大便泄泻、水肿、小便不利等病症。每次饮10～20毫升,每日2次。

【按　语】　阴虚火旺者不宜饮用。

245

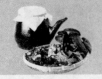

十九、加味四君酒

【原　料】　人参 20 克（或党参 30 克），生姜 20 克，炙甘草 30 克，大枣 30 克，白茯苓 40 克，炒白术 40 克，黄酒 1 000 毫升。

【制　法】　将上药共研碎，置于净坛中，加入黄酒，密封浸泡 3 日后开启，去渣即成。

【功　效】　具有补中益气，健脾养胃之功效。

【应　用】　适用于脾胃虚弱、中气不足所致的食少便溏、面色萎黄、语声低微、四肢无力等病症。每次饮 10～20 毫升，每日 2 次。

【按　语】　人参能大补元气、复脉固脱、补脾益肺、生津安神；生姜能发汗解表、温中止呕、温肺止咳；炙甘草能补中益气、缓和药性；大枣能益气健脾、补血安神；白术能健脾益气、燥湿利水、止汗安胎；白茯苓能利水化饮、健脾宁心。诸药与酒合用，共奏补中益气、健脾养胃之功。

二十、薏米酒

【原　料】　薏苡仁 1 500 克，黄高粱米 1 000 克，酒曲 120 克。

【制　法】　将薏苡仁碾成细粉，酒曲碎成粗末备用；把高粱米煮成稀粥状，倒入干净坛中，待凉后，加入薏苡仁粉、酒曲末备用。再将坛置放于保温处，14 日后开封，视表面有泡状、味香甜制成药酒，压滤去糟，储于干净瓶中即成。

【功　效】　具有益气健脾，利水除湿之功效。

【应　用】　适用于脾胃气虚、运化失常所致的不思饮食、肠鸣腹泻、四肢无力、周身困重、关节酸胀、下肢水肿、小便短少等病症。每次空腹温饮 15～20 毫升，每日早、中、晚各 1 次。

【按　语】　感冒时及阴虚者不宜饮用。

二十一、荔枝酒

【原　料】　鲜荔枝2 000克,糯米2 000克,酒曲250克。

【制　法】　将酒曲研为细末备用;把糯米洗净,蒸煮熟,沥半干,倒入坛内,待凉备用。再将鲜荔枝置入大砂锅内,加水煮至5 000毫升左右,待凉后倒入坛内,加入酒曲末,搅拌均匀,加盖密封,置于保温处,14～20日后开封,压去糟渣,用细纱布过滤一遍,储入干净瓶中即成。

【功　效】　具有补气生津,健脾和胃,滋补肝肾之功效。

【应　用】　适用于脾气亏虚、胃阴不足所致的神倦乏力、不思饮食、气短烦渴、腹胀泄泻、胃脘隐痛、干呕呃逆、产后水肿,以及肝肾精血亏虚所致的眼花、毛发萎黄不泽等病症。每次温饮20～30毫升,每日早、中、晚各1次。

【按　语】　阴虚火旺者不宜饮用。

247

二十二、甘露金不换酒

【原　料】　生黄芪120克,当归90克,白芍60克,白术90克,枸杞子150克,核桃仁150克,龙眼肉150克,茯苓90克,川芎45克,地黄150克,黄精240克,补骨脂30克,小枣150克,党参150克,五加皮240克,远志90克,紫草60克,甘草45克,白糖1 500克,蜂蜜1 500毫升,白酒1 000毫升(也可按用量缩小比例配制)。

【制　法】　将小枣去核;除白糖、蜂蜜外,其他中药研成粗碎,用细纱布袋装好,扎紧口备用。将药袋放入较大瓦坛中,倒入白酒,加盖封口,置入锅中,隔水用小火煮沸,约1小时后取下;再将药坛埋入较潮湿的干净土中,5日后取出,置于阴凉干燥处;然后经7日后开封,去掉药袋,用细纱布过滤一遍,放入干净瓶中,加入白糖、蜂蜜,搅拌均匀,静置二三日后即成。

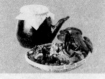

【功　效】　具有益气健脾，养血滋阴，强筋壮骨之功效。

【应　用】　适用于脾胃气血亏虚、阴精不足所致的神疲倦怠、面色无华，或萎黄、心悸心慌、失眠健忘、气短乏力、稍活动则喘促汗出、头晕眼花、视物模糊、食欲缺乏、腹胀便溏、腰膝酸软、肢体麻木、筋骨关节活动不利等病症。每次温饮 10～20 毫升，每日早、中、晚各 1 次。

【按　语】　感冒及发热时不宜饮用。

二十三、加味八珍酒

【原　料】　人参 10 克，当归 25 克，白术 25 克，五加皮 60 克，白芍 20 克，核桃仁 30 克，茯苓 15 克，生地黄 30 克，川芎 10 克，大枣 30 克，甘草 12 克，黄酒 5 000 毫升。

【制　法】　将大枣去核；其他中药研成粗碎，共装入绢袋内，扎紧口备用。把酒倒入坛内，放入药袋，置小火上煮沸，约 90 分钟后取下，待温后加盖密封；再将药坛埋入较潮湿的干净土中，5 日后取出，置于阴凉干燥处，7 日后开封，去掉药袋即成。

【功　效】　具有补益脾胃，养五脏，强精神，悦容颜之功效。

【应　用】　适用于脾胃气血两虚所致面黄肌瘦、神疲倦怠、气短懒言、动则喘促、食欲缺乏、腹胀便溏、头晕眼花、足膝酸困、筋骨软弱、妇女月经量少、颜色浅淡、经期推后、经闭不行等病症。每次温饮 10～15 毫升，每日早、中、晚各 1 次。

【按　语】　感冒时不宜饮用。

二十四、党参酒

【原　料】　党参 40 克，白酒 500 毫升。

【制　法】　将党参清洗干净，切成小段，置于瓶中，加入白酒直接浸泡，加盖密封，经常晃动，放置 7 日后即成。

【功　效】　具有补中益气之功效。

【应　用】　适用于脾气亏虚所致的便溏泄泻、食欲缺乏、四肢无力,以及肺气亏虚所致的气短喘息、声音低微、少气懒言、血虚面色萎黄、头晕心慌、热性病后期津液耗伤口渴等病症。每次空腹温饮 10～15 毫升,每日早晚各 1 次。

【按　语】　老年体虚者可不拘时,随量饮之,佐膳更佳;感冒未除或腹胀硬满邪实者不宜饮用。

二十五、三圣酒

【原　料】　人参 20 克,山药 20 克,白术 20 克,白酒 500 毫升。

【制　法】　将上药破碎,用宽大细纱布袋装好,扎紧口备用。把白酒倒入砂制器内,放入药袋,用小火煮数沸,取下待凉,加盖密封,置于阴凉处,7 日后开封,悬起药袋,沥尽,再用细纱布过滤一遍,储入干净瓶中即成(待将酒服尽后,将药渣爆干为末,每次用温开水送服 6 克)。

249

【功　效】　具有大补元气,健脾和胃之功效。

【应　用】　适用于脾胃气虚、久病元气亏损所致的体虚气弱、面黄肌瘦、气短倦怠、食欲缺乏、腹胀久泻、食物不易消化等病症。每次空腹温饮 10～20 毫升,每日早、中、晚各 1 次。

【按　语】　若不善饮白酒者,可改用绍酒;阴虚火旺者不宜饮用。

二十六、参芪补中酒

【原　料】　党参 30 克,黄芪 30 克,山药 20 克,茯苓 20 克,白术 20 克,扁豆 20 克,甘草 20 克,大枣 30 克,白酒 1 500 毫升。

【制　法】　将上药破碎成粗末,用细纱布袋装好,扎紧口备用。把白酒装入小瓦坛内,放入药袋,加盖密封,置于阴凉处,隔日摇动数下,14 日后开封,去掉药袋,再用细纱布过滤一遍,储入干净瓶中即成。

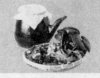

【功　效】　具有补气养血,健脾和胃之功效。

【应　用】　适用于脾胃气虚所致神倦乏力、不思饮食、腹胀腹泻、形体消瘦、面色无华或萎黄、心悸气短、懒言声低、血虚头晕、眼花甲枯、肢体麻木等病症。每次温饮 10～20 毫升,每日早晚各 1 次。

【按　语】　感冒及阴虚者不宜饮用。

二十七、黄芪酒

【原　料】　炙黄芪 30 克,白酒 100 毫升。

【制　法】　将黄芪切片,装入绢袋内,置于玻璃容器中,加入白酒,密封浸泡,每日摇动数次,放置 10 日后即成。

【功　效】　具有补中益气,健脾开胃之功效。

【应　用】　适用于胃下垂的呃逆频频、头晕目眩等。每次饮 30 毫升,每日早晚各 1 次,连续饮 1～2 个月。

【按　语】　黄芪是提气助气之物,泡成酒,在早上升阳之时饮用,对气虚者有一定的补益作用。

二十八、薯蓣酒

【原　料】　山药 120 克,防风 150 克,山茱萸 120 克,人参 100 克,白术 120 克,五味子 120 克,丹参 100 克,生姜 80 克,绍酒 8 000 毫升。

【制　法】　将以上 8 味药切碎,以生绢或纱布袋装好备用。把药袋放入干净瓶中,倒入绍酒直接浸泡,加盖密封,放于阴凉处,经常摇动,放置 7 日后静置至澄明液体即成。

【功　效】　具有健脾补肺,固肾益精,祛风除湿之功效。

【应　用】　适用于脾气亏虚所致的神疲乏力、食欲缺乏、便溏泄泻、肌肉瘦削,以及肺气亏虚所致的气短喘咳、少气懒言、气不接续、动则汗出、容易感冒;肾气不固所致的遗精滑泄、小便频数、夜尿尤多、久泄不止、女子带下;消渴和体虚感受风邪的眩晕、口眼搐动、四肢麻木不仁等病症。每次饮20毫升,每日早晚各1次。

【按　语】 感冒时或腹胀硬满、便下臭秽不爽等邪实中满积滞者不宜饮用。

二十九、山药酒

【原　料】 鲜山药350克,绍酒2000毫升,蜂蜜适量。

【制　法】 将山药洗净、去皮,切片备用。把绍酒600毫升倒入砂锅中煮沸,放入山药,再煮沸后将余酒慢慢地加入,山药熟后取出,在酒汁中再加入蜂蜜,煮沸即成。

【功　效】 具有健脾益气之功效。

【应　用】 适用于虚劳咳嗽、痰湿咳嗽、脾虚咳嗽或泄泻、小便频数等病症。每次饮10毫升,每日2次。

【按　语】 外感咳嗽者忌饮用。

251

三十、参薯七味酒

【原　料】 人参40克,山茱萸30克,山药40克,五味子30克,白术50克,生姜20克,山楂30克,白酒2500毫升。

【制　法】 将上药破碎,用绢袋或细纱布袋装好,扎紧口备用。把白酒倒入干净坛中,放入药袋,加盖密封,置于阴凉干燥处,每日摇动数下,21日后静置至澄明液体即成(即饮即添新酒,味淡即止;将药渣爆干为末,每次用开水送服6克)。

【功　效】 具有益气健脾,补肾固摄之功效。

【应　用】 适用于脾胃气虚所致的倦怠乏力、面色无华或萎黄、不思饮食、消化不良、气短喘促,以及肾阳气虚所致的四肢不温、五更泄泻、久泻不止、遗精滑泄、小便频数、夜尿尤多等病症。每次饭后饮15~20毫升,每日早、晚各1次。

【按　语】 阴虚火旺者不宜饮用;不善饮白酒者,可改用

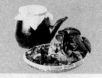

绍酒。

三十一、苁蓉酒

【原　料】　肉苁蓉 30 克,肉豆蔻 15 克,山茱萸 15 克,朱砂 5 克,白酒 600 毫升。

【制　法】　将朱砂研细末或切成薄片,前 3 味药捣碎,装入布袋中,置于容器中,加入白酒,密封浸泡 7 日,每日振摇 1 次,用时过滤去渣即成。

【功　效】　具有温补脾肺,养血安神之功效。

【应　用】　适用于脘腹疼痛、腰酸遗精、食欲缺乏、便溏泄泻等病症。每次饮 7～15 毫升,每日 3 次。

【按　语】　热证及阴虚火旺者忌饮用。

三十二、白药酒

【原　料】　茯苓 15 克,白术 15 克,山药 15 克,天花粉 15 克,芡实 15 克,牛膝 15 克,薏苡仁 15 克,豆蔻 9 克,白酒 800 毫升。

【制　法】　将上药破碎,用细纱布袋装好,扎紧口备用。把白酒倒入干净瓶中,放入药袋,加盖密封,置于阴凉处,经常摇动,放置 7 日后开封,悬起药袋、沥尽,再用细纱布过滤 1 次,储入干净瓶中即成。

【功　效】　具有健脾,开胃,祛湿之功效。

【应　用】　适用于脾胃气阴亏、湿浊内阻所致的不思饮食、食后腹胀满、口腻乏味、胃脘痞闷、恶心干呕、小便不利、大便溏泻等病症。每次饭前温饮 10～20 毫升,每日早、中、晚各 1 次。

【按　语】　本酒方以补益脾胃之药为主,脾胃强健,运化正常,则气血化生有源,故本方是一个间接补益气血的酒方,所选药物皆质白而洁,故名白药酒。其酒醇清纯正,色泽美观,是把杯之佳酿。

三十三、佛手酒

【原　料】　佛手 30 克,白酒 1 000 毫升。

【制　法】　将佛手洗净,用清水润透后切片,再切成 1 厘米见方的小块,待风吹略收水汽后,放入坛(瓶)内,然后加入白酒,封口浸泡,每隔 5 日,将坛搅拌或摇动 1 次,放置 10 日后即可开坛,滤去药渣即成。

【功　效】　具有疏肝理气,和脾温胃之功效。

【应　用】　适用于胃气虚寒、胃脘冷痛、慢性胃炎等病症。饮用时,根据自己的酒量,每次可饮 3~5 毫升。

【按　语】　凡年老体弱、气血不足、脾胃不和而目眩晕不寐、健忘惊悸、贫血者,饮之有很好的保健治疗作用。常饮此酒,能使精血充实、脾胃健旺、须发不白、耳聪目明、容颜不衰、健康长寿。外感发热及温热病患者忌饮用。

三十四、五味九香酒

【原　料】　九香虫 30 克,五味子 30 克,肉豆蔻 30 克,党参 20 克,白酒 1 500 毫升。

【制　法】　将上药粗碎,用细纱布袋装好,扎紧口,置于干净小坛内。把白酒全部倒入药坛内,加盖密封,置于阴凉干燥处,隔日摇动数下,14 日后开封,去掉药袋,静置过滤即成。

【功　效】　具有温补脾肾,散寒止泻之功效。

【应　用】　适用于脾肾阳气亏虚所致的腹部畏寒、脐周冷痛、形寒肢凉、轻度阳痿、食欲缺乏、久泻久痢、五更泄泻、慢性肠炎、慢性痢疾、胃及十二指肠溃疡、慢性胃炎等而属脾肾阳虚证者。每次温饮 10~15 毫升,每日早晚各 1 次。

【按　语】　泄泻初起者不宜饮用。

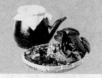

三十五、姜汁葡萄酒

【原　料】　生姜 50 克，葡萄酒 500 毫升。

【制　法】　将生姜洗净，晾干，用捣药罐捣烂如泥，置于玻璃容器中，然后加入葡萄酒，密封浸泡，放置 3 日后，滤出姜渣取液即成。

【功　效】　具有健胃祛湿，散寒止痛之功效。

【应　用】　适用于嗳气呃逆、寒性腹痛等病症。每次饮 50 毫升，每日 2 次。

【按　语】　热性呃逆者忌饮用。

三十六、姜附酒

【原　料】　干姜 60 克，制附片 40 克，白酒 800 毫升。

【制　法】　将干姜、制附片捣碎，装入干净瓶中，倒入白酒，加盖密封，置阴凉干燥处，每日摇动几下，放置 10～15 日后即可开封，取澄明液体即成。

【功　效】　具有温中散寒，通脉化饮之功效。

【应　用】　适用于脾阳亏虚所致的脘腹冷痛、呃逆呕吐、泄泻清冷、完谷不化、咳喘痰白、肢冷汗出等病症。每次饭前温饮 10～15 毫升，每日早、中、晚各 1 次。

【按　语】　阴虚火旺、火热腹痛者及孕妇均不宜饮用。

三十七、温脾酒

【原　料】　人参 20 克，干姜 30 克，制附片 20 克，大黄 30 克，甘草 20 克，白酒 750 毫升。

【制　法】　将以上中药去尽灰渣，共捣为细末，置于干净瓶中，加入白酒，加盖密封，置于阴凉干燥处，经常摇动几下，放置 10 日后即可开封，取澄明液体即成。

【功　效】　具有温中健脾,散寒通便之功效。

【应　用】　适用于脾胃虚寒所致的脘腹冷痛、呕吐清水、四肢不温、不思饮食、肠鸣下利、粪质清冷、大便秘结等病症。每次温饮10～15毫升,每日早晚各1次。

【按　语】　阴血亏虚所致肠燥便秘不宜饮用。

三十八、砂仁酒

【原　料】　砂仁35克,白酒750毫升。

【制　法】　将砂仁除去杂质,用小火微炒后捣碎,装入细纱布袋,扎紧口;再把药袋放入瓶中,倒入白酒,加盖密封,放置7日后即可开封,取澄明液体即成。

【功　效】　具有温中,消食,理气之功效。

【应　用】　适用于脾胃虚寒所致脘腹冷痛、胀满不舒、食欲缺乏、恶心呕吐、消化不良等病症。每次温饮10～15毫升,每日早、晚各1次。

255

【按　语】　实热及阴虚者不宜饮用。

三十九、芝麻杜仲酒

【原　料】　黑芝麻(炒)12克,杜仲12克,淮牛膝12克,丹参6克,白石英6克,白酒500毫升。

【制　法】　将上药捣碎或切成薄片,除黑芝麻外,余药入布袋内,置于容器中,加入白酒和芝麻,搅拌均匀,密封浸泡,放置14日后,过滤去渣即成。

【功　效】　具有活血祛瘀,补肝肾,益精血,坚筋骨,祛风湿之功效。

【应　用】　适用于大便秘结、腰腿酸软、精血亏损、筋骨痿软、头晕目眩、风湿痹痛等病症。每次空腹温饮15毫升,每日3次。

【按　语】　孕妇忌饮用,儿童禁饮用。

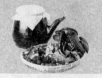

四十、秘传三意酒

【原　料】　枸杞子 500 克,生地黄 500 克,火麻子仁 300 克,白酒 3 500 毫升。

【制　法】　将上药捣碎或切成薄片,装入布袋内,置于容器中,加入白酒,密封浸泡,放置 7 日后,过滤去渣即成。

【功　效】　具有滋阴润燥之功效。

【应　用】　适用于阴虚血少、头晕口干、大便偏干燥等病症。用于肠燥便秘,效果颇佳,还可用于身体羸弱、面色萎黄、倦怠无力、头昏目眩、口干食少等。每次饮 30~50 毫升,每日 3 次。

【按　语】　孕妇忌饮用。

四十一、参附姜术酒

【原　料】　人参 30 克,制附子 20 克,白术 20 克,大茴香 15 克,砂仁 20 克,干姜 15 克,白酒 1 500 毫升。

【制　法】　将上药加工碎细末,用细纱布袋装好,扎紧口备用。把白酒倒入干净瓷器中,放入药袋,加盖密封,置于阴凉干燥处,每日摇动数下,放置 14 日后,即可开封取澄明液体即成(待将酒饮尽后,将药渣爆干为末,每次用温开水冲服 6 克)。

【功　效】　具有温中益气,开胃消食,散寒止痛之功效。

【应　用】　适用于脾胃阳气亏虚所致的脘腹冷痛、不思饮食、泛吐清水、喜温喜按、四肢不温、腹胀腹泻、质稀清冷、完谷不化、遇寒冷则腹痛泄泻加重等病症。每次空腹温饮 10~20 毫升,每日早、中、晚各 1 次。

【按　语】　阴虚火旺者不宜饮用。

四十二、神仙延寿酒

【原　料】　生地黄、熟地黄、天冬、麦冬、当归、牛膝、杜仲、小茴香、巴戟天、川芎、白芍、枸杞子、肉苁蓉、黄柏、云茯苓、知母各15克,补骨脂、砂仁、白术、远志、人参各10克,石菖蒲、柏子仁各8克,木香6克,白酒4 000毫升。

【制　法】　将上述中药全部加工研碎,用细纱布袋装好,扎紧口,放入净坛里,倒入白酒,置小火上煮,约2小时后取下待温,加盖并泥固,再将药酒坛埋入较潮湿的净土中,经5昼夜后取出,置阴凉干燥处;再经7日后即可开封,去掉药袋,过滤即成。

【功　效】　具有补气血,养肝肾,调脾胃,壮精神,泽肌肤,明耳目,健身益寿之功效。

【应　用】　适用于未老先衰等。每次饮20毫升,每日早晚各1次。

【按　语】　孕妇禁饮用。

四十三、丁香豆蔻酒

【原　料】　公丁香、白豆蔻、肉豆蔻、草豆蔻、桂枝、山药、高良姜、红豆蔻各6克,枸杞子、砂仁、佛手、白芷各10克,当归30克,檀香、木香各2克,肉桂、陈皮各20克,沉香4克,红曲162克,白酒5 000毫升,蜂蜜1 000克,冰糖400克。

【制　法】　将前19味药切成薄片或粉碎,装入布袋,置于容器中,加入白酒,加热煮数沸后再加入蜂蜜、冰糖溶化,密封浸泡,放置1~3日后,过滤去渣即成。

【功　效】　具有理脾和胃,温中散寒之功效。

【应　用】　适用于寒湿中阻、脾胃气滞所致的脘满痞塞、腹胀腹痛、泄泻日久、不思饮食、消化不良或呕吐清水、口淡、气滞不顺等病症。每次饮30~50毫升,每日3次,或随量饮用,饮时须将酒烫热。

【按　语】　阴虚内热者忌饮用。

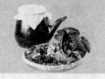

四十四、参附酒

【原　料】　人参30克,制附子20克,白术20克,大茴香15克,砂仁20克,干姜15克,白酒1 000毫升。

【制　法】　将上药加工细碎末,用细纱布袋装好,扎紧口备用。把白酒倒入净器中,放入药袋,加盖密封,置阴凉干燥处,每日摇动数下,放置14日后,过滤去渣即成。

【功　效】　具有补气健脾,开胃消食,散寒止痛之功效。

【应　用】　适用于中阳不振、肝胃虚寒所致的脘腹冷痛、食少纳呆、乏吐清水、喜温喜按、四肢不温、大便稀溏等病症。每次饮30～50毫升,每日3次。

【按　语】　孕妇忌饮用。

第六章　脾胃病的绿色疗法

脾胃疾病为临床上多发常见病。中医学认为，脾胃为"后天之本"，为"气血生化之源"，一旦发生疾病必然会对患者的营养吸收和身体健康产生影响。所以，一定要加强保健养生，以尽快恢复脾胃的正常功能，促进身体康复。本章以保健针、灸、按摩、敷疗、足疗、运动等的绿色理念及方法，达到"正气存内，邪不可干"和"精神内守，病安从来"的目的。

第一节　补脾养胃针刺保健

针、灸、按摩是中医学中的重要组成部分。它不仅是中医治疗学的重要手段，也是中医养生学中的重要保健措施和方法。利用针、灸、按摩进行保健强身，是中医养生法的特色之一。《灵枢·经别篇》说："十二经脉者，人之所以生，病之所以成，人之所以治，病之所以起。"说明人的生长与健康，病的酿成与痊愈，与人体经络有密切关系。针、灸、按摩就是根据有关经络俞穴的理论，运用不同的方法调整经络气血，借以通达营卫，谐调脏腑，达到增强体质，防病治病的目的。而用于保健强身、益寿延年者，则属于养生范畴，称之为保健针、灸、按摩。

针、灸、按摩，方法各有不同，但其基本点是相同的，都以中医经络学说为基础，以调整经络、刺激俞穴为基本手段，以激发营卫气血的运行，从而起到和阴阳、养脏腑的作用。针、灸、按摩3种方法不同之处，在于使用的工具、实施的手法及形式不同。就其作用而言，也有所侧重。针法是用不同的针具刺激人体的经络腧穴，通

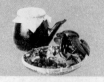

过实施提、插、捻、转、迎、随、补、泻等不同手法，以达到激发经气、调整人体功能的目的。其所用工具为针，使用方法为刺，以手法变化来达到不同的效果。灸法则采用艾绒或其他药物，借助于药物烧灼、熏熨等温热刺激，以温通气血。其所用物品为艾绒等药物，使用方法为灸，以局部温度的刺激来达到调整机体的作用。按摩则是用手指、掌或辅助按摩器械对人体的经络、腧穴、肢体、关节等处，施以按、点、揉、搓、推、拿、抓、打、压等手法，以舒筋活血，和调表里。3种方法其实均施以手法为主，并以不同手法达到不同的目的。3种方法各有特长，针刺有补有泻；灸法长予温补、温通；按摩则侧重于筋骨关节，属于中医外治法中3种不同类型的方法。

在中医养生的实际应用中，灸法及按摩运用较为普遍，针刺古代多有运用，而今似不如灸及按摩虚用得广泛。三者常可配合使用。欲获近期效果时，可用针法。然而对禁针的穴位，或不宜针法者，则可用灸。灸法往往效缓而持久，欲增强其效果，亦可配以针法。针而宜温者，可针、灸并施。不宜针、灸者，可用按摩法。

一、针刺保健的概念

中医养生学认为，针刺保健与针刺疗疾的方法相同，但各有侧重。保健而施针刺，着眼于强壮身体，增进机体代谢能力，旨在养生延寿；治病而用针法，则着眼于纠正机体阴阳、气血的偏盛偏衰，扶正驱邪，意在祛病除疾。针刺保健，就是用毫针刺激一定的穴位，运用迎、随、补、泻的手法以激发经气，使人体新陈代谢功能旺盛起来，达到强壮身体，益寿延年的目的，这种养生方法，称之为针刺保健。

针刺之所以能够养生，是由于刺激某些具有强壮效用的穴位，可以激发体内的气血运行，使正气充盛，阴阳谐调。而用于保健者，在选穴、施针方面，亦有其特点。选穴则多以具有强壮功效的穴位为主；施针手法的刺激强度宜适中，选穴亦不宜过多。

二、针刺保健的作用

中医养生学认为,针刺之所以能够养生,是由于刺激某些具有强壮效用的穴位,可以激发体内的气血运行,使正气充盛,阴阳谐调。概括起来,针刺保健的作用有如下三种:一是通经络,针刺的作用主要在于疏通经络,使气血流畅。《灵枢·九针十二原》中指出:"欲以微针,通其经脉,调其血气。"针刺前的"催气、候气",刺后的"得气",都是在调整经络气血。如果机体某一局部的气血运行不利,针刺即可激发经气,促其畅达。所以,针刺的作用首先在于"通"。经络通畅无阻,机体各部分才能密切联系,共同完成新陈代谢活动,人才能健康无病。二是调虚实,人体的生理功能活动随时都在进行着。"阴平阳秘"是一种动态平衡,在正常情况下,也容易出现一些虚实盛衰的偏向。体质的好坏、体力的强弱、机体耐力、适应能力,以及智力、反应灵敏度等。对于不同的个体,不同的时期,都会出现一定的偏差。针刺保健则可根据具体情况,纠正这种偏差,虚则补之,实则泻之,补、泻得宜,可使弱者变强,盛者平和,以确保健康。三是和阴阳,阴阳和谐是人体健康的关键。针刺则可以通经络、调虚实,使机体内外交通,营卫周流,阴阳和谐。如此新陈代谢自然会健旺,以达到养生保健的目的。"阴平阳秘,精神乃治",就是这个道理。现代研究表明,针刺某些强壮穴位,可以提高机体新陈代谢能力和抗病能力。如针刺正常人的"足三里"穴,白细胞总数明显增加,吞噬功能加强。针刺法确实具有保健防病、益寿的作用。

三、刺法原则

1. 配穴　针刺保健,可选用单穴,也可选用几个穴位为一组进行。欲增强某一方面功能者,可用单穴,以突出其效应;欲调理整体功能者,可选一组穴位,以增强其效果。在实践中,可酌情

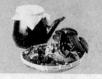

而定。

2. 施针 养生益寿,施针宜和缓,刺激强度适中,不宜过大。一般来说,留针不宜过久,得气后即可出针,针刺深度也应因人而异,年老体弱或小儿,进针不宜过深;形盛体胖之人,则可酌情适当深刺。

3. 禁忌 遇过饥、过饱、酒醉、大怒、大惊、劳累过度等情况时,不宜针刺;孕妇及身体虚弱者,不宜针刺。

四、脾胃养生针刺穴位

1. 足三里 足,指穴所在部位为足部,别于手三里穴之名也。三里,指穴内物质作用的范围也。该穴名意指胃经气血物质在此形成较大的范围,本穴物质为犊鼻穴传来的地部经水,至本穴后,散于本穴的开阔之地,经水大量气化上行于天,形成一个较大气血场范围,如三里方圆之地,故名。《灵枢》记载:邪在脾胃,则病肌肉痛,阳气有余,阴气不足,则热中善饥;阳气不足,阴气有余,则寒中肠鸣腹痛。阴阳俱有余,若俱不足,则有寒有热。皆调于足三里。

【取　穴】 从下往上触摸小腿的外侧,右膝盖的膝盖骨下面,可摸到凸块(胫骨外侧髁)。由此再往外,斜下方一点处,还有另一凸块(腓骨小头)。这两块凸骨以线连结,以此线为底边向下作一正三角形。而此正三角形的顶点,正是足三里穴。

【刺　法】 用毫针直刺1～1.5寸,可单侧取穴,亦可双侧同时取穴。一般人针刺得气后,即可出针。但是,对年老体弱者,则可适当留针5～10分钟,隔日1次,或每日1次。

【功　效】 此穴为全身性强壮要穴,具有健脾胃,助消化,益气增力,提高人体免疫功能和抗病能力之功效。

【应　用】 现代常用于治疗急慢性胃肠炎、十二指肠溃疡、胃下垂、痢疾、阑尾炎、肠梗阻、肝炎、高血压、高脂血症、冠心病、心绞痛、风湿热、支气管炎、支气管哮喘、肾炎、肾绞痛、膀胱炎、阳痿、遗精、功能性子宫出血、盆腔炎、休克、失眠等。

2. 曲池 曲，隐秘也，不太察觉之意。池，水的围合之处、汇合之所。曲池名意指本穴的气血物质为地部之上的湿浊之气。本穴物质为手三里穴降地之雨气化而来，位处地之上部，性湿浊滞重，有如雾露，为隐秘之水，故名曲池。

【取　穴】　位于肘横纹外侧端，屈肘，当尺泽穴与肱骨外上髁连线中点。

【刺　法】　用毫针直刺 0.5～1 寸，针刺得气后，即出针。体弱者可留针 5～10 分钟，每日 1 次，或隔日 1 次。

【功　效】　此穴转化脾土之热，燥化大肠经湿热，提供天部阳热之气。具有调整血压，防止老人视力衰退之功效。

【应　用】　现代常用于治疗肩肘关节疼痛、上肢瘫痪、高血压、荨麻疹、流行性感冒、扁桃体炎、甲状腺肿大、急性胃肠炎等。曲池穴对人体的消化系统、血液循环系统、内分泌系统等均有明显的调整作用。艾灸曲池可使胃蠕动弛缓，针刺曲池又可调节肠道蠕动，空肠、回肠蠕动弱者可即时性增强，强者可使之减弱。此穴容易造成流产，孕妇禁用。

3. 三阴交 足三阴经（足太阴脾经、足少阴肾经、足厥阴肝经）交会穴，故名三阴交。

【取　穴】　位于人体下肢穴位。在小腿内侧，当足内踝尖上3寸，胫骨内侧缘后方。

【刺　法】　用毫针直刺 1～1.5 寸，针刺得气后，即出针，体弱者，可留针 5～10 分钟，每日 1 次，或隔日 1 次。

【功　效】　具有增强腹腔诸脏器之功效，特别对生殖系统的健康有重要作用。

【应　用】　主治腹痛、肠鸣、腹胀、泄泻、便溏、月经不调、崩漏、带下、阴挺、经闭、不孕、难产、遗精、阳痿、遗尿、疝气、足痿、瘾疹、失眠，以及神经衰弱、荨麻疹、神经性皮炎等。现代常用于治疗

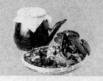

消化系统疾病：急慢性肠炎、细菌性痢疾、肝脾肿大、腹水、水肿、肝炎、胆囊炎、脾胃虚弱、肠鸣腹胀、泄泻、消化不良、腹痛、便血、便秘等；泌尿生殖系统疾病：肾炎、尿路感染、尿潴留、尿失禁、乳糜尿；精神神经系统疾病：癫痫、精神分裂症、神经衰弱；循环系统疾病：高血压、血栓闭塞性脉管炎；糖尿病。孕妇禁用。

4. 关元 属任脉。足三阴、任脉之会。小肠募穴。

【取　穴】　在脐下 3 寸，腹中线上，仰卧取穴。取穴时，可采用仰卧的姿势，关元穴位于下腹部，前正中线上，从肚脐到耻骨上方画一线，将此线五等份，从肚脐往下 3/5 处，即是此穴。

【刺　法】　斜刺 0.5 寸，得气后出针。每周针刺 1～2 次。

【功　效】　具有培补元气，导赤通淋之功效。此穴为保健要穴，可强壮身体。

【应　用】　主治中风脱症、肾虚气喘、遗精、阳痿、疝气、遗尿、淋浊、尿频、尿闭、尿血、月经不调、痛经、经闭、带下、崩漏、腹痛、泄泻、痢疾、尿路感染、功能性子宫出血、子宫脱垂、神经衰弱、晕厥、休克等。现代常用于治疗胃炎、肠炎、痢疾、尿潴留。孕妇禁用。

5. 气海　气，气态物也；海，大也。气海名意指任脉水气在此吸热后气化胀散。本穴物质为石门穴传来的弱小水气，至本穴后，水气吸热胀散而化为充盛的天部之气，本穴如同气之海洋，故名气海。

【取　穴】　位于脐下 1.5 寸。

【刺　法】　斜刺 0.5 寸，得气后，即出针。可与足三里穴配合施针，每周 1～2 次。

【功　效】　此穴位为人体任脉上的主要穴道之一，为保健要穴，具有益气助阳，调经固之功效。经常针此穴，有强壮作用。

【应　用】　主治腹痛、泄泻、便秘、遗尿、疝气、遗精、阳痿、月经不调、经闭、崩漏、虚脱、形体羸瘦。现代常用于治疗急性细菌性痢疾、急性肠炎、单纯性阑尾炎等。孕妇慎用。

第二节　补脾养胃的灸法

一、保健灸法的概念

保健灸，一般是指艾灸，艾为温辛、阳热之药。其味苦、微温、无毒，主灸百病。艾是多年生菊科草本植物，灸用以陈旧者为佳。李时珍在《本草纲目》中说："艾叶苦辛，生温熟热、纯阳之性，能回垂危之阳，通十二经，走三阴，理气血，逐寒湿，暖子宫……以之灸火，能透诸经而除百病。"这说明艾灸可温和气血、扶正祛邪、调整人体生理功能平衡，达到防病治病、养生保健的目的。艾灸调理范围广，无不良反应，有"一炷着肤疼痛即止，一次施灸沉疴立除"的神奇疗效。点燃艾绒，借火力刺激人体经络穴位，热持久而深入，温热感直透肌肉深层，一经停止施灸，便无遗留感觉，这是其他物质所不及的。因而，艾是灸法理想的原料。艾灸是祛除病邪的一种养生保健方法。

二、保健灸的作用

中医养生学认为，保健灸的主要作用是温通经脉、行气活血、培补先天、后天，和调阴阳，从而达到强身、防病、抗衰老的目的。其功效，一是温通经脉，行气活血。《素问·刺节真邪论》说："脉中之血，凝而留止，弗之火调，弗能取之。"气血运行具有遇温则散，遇寒则凝的特点。灸法其性温热，可以温通经络，促进气血运行。二是培补元气，预防疾病。《扁鹊心书》指出："夫人之真元，乃一身之主宰，真气壮则人强，真气虚则人病，真气脱则人死，保命之法，艾灸第一。"艾为辛温阳热之药，以火助之，两阳相得，可补阳壮阳，真元充足，则人体健壮，"正气存内，邪不可干"，故艾灸有培补元气，预防疾病之作用。三是健脾益胃，培补后天。灸法对脾胃有着明

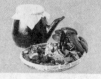

显的强壮作用。《针灸资生经》指出:"凡饮食不思,心腹膨胀。面色萎黄,世谓之脾胃病者,宜灸中脘。"在中脘穴施灸,可以温运脾阳,补中益气,常灸足三里,不但能使消化系统功能旺盛,增加人体对营养物质的吸收,以濡养全身,亦可收到防病治病、抗衰防老的效果。四是升举阳气,密固肤表。《素问·经脉篇》云:"陷下则灸之。"气虚下陷,则皮毛不任风寒,清阳不得上举,因而卫阳不固,腠理疏松。常施灸法,可以升举阳气,密固肌表,抵御外邪,调和营卫,起到健身、防病治病的作用。

三、保健灸的方法

中医养生学论艾灸,认为从形式上分,可分为艾炷灸、艾条灸、温针灸 3 种;从方法上分,又可分为直接灸、间接灸和悬灸 3 种。保健灸则多以艾条灸为常见,而直接灸、间接灸和悬灸均可采用。根据体质情况及所需的养生要求选好穴位,将点燃的艾条或艾炷对准穴位,使局部感到有温和的热力,以感觉温热舒适,并能耐受为度。艾灸时间可在 3～5 分钟,最长到 10～15 分钟为宜。一般来说,健身灸时间可略短;病后康复时,施灸时间可略长。春、夏二季,施灸时间宜短,秋、冬宜长;四肢、胸部施灸时间宜短,腹、背部位宜长。老年人、妇女、儿童施灸时间宜短,青壮年则时间可略长。

施灸的时间,传统方法多以艾炷的大小和施灸壮数的多少来计算。艾炷是用艾绒捏成的圆锥形的用量单位,分大、中、小 3 种。如蚕豆大者为大炷,黄豆大者为中炷,麦粒大者为小炷。每燃烧一个艾炷为一壮。实际应用时,可据体质强弱而选择。体质强者,宜用大炷;体质弱者,宜用小炷。

四、保健灸常用穴位

一般来说,针刺保健的常用穴位,大都可以用于保健灸法。同时,也包括一些不宜针刺的穴位。

第六章 脾胃病的绿色疗法

1. 足三里 常灸足三里,可健脾益胃,促进消化吸收,强壮身体,中老年人常灸足三里还可预防中风。具有防老及强身作用。《灵枢》说:"邪在脾胃……皆调与足三里。"《四总穴》歌说:"肚腹三里留。"《千金翼》认为,足三里"主腹中寒,胀满,腹中雷鸣,气上冲胸,喘不能久立……胸腹中瘀血,小腹胀……伤寒热不已,热病汗不出……口苦壮热,喉痹不能言,胃气不足……脚气"。中医学认为,脾胃为后天之本,气血生化之源,五脏六腑赖之充养,是生命的根本。所以,调补脾胃的重要穴位足三里可以补益气血,扶正培元,达到保健防病、强身健体的目的。艾灸对人体功能的调整具有整体性,通过艾灸"足三里",促进气血运行,起到温中散寒、化瘀消肿的作用,并能健脾补胃,增强正气,提高机体的免疫功能,从而发挥其防病强身、延年益寿的作用。古人把三里灸又称为长寿之灸,是成年人保健灸的要穴。由于施灸方法不同,又分为足三里温和灸和足三里瘢痕灸。

【取　穴】 ①正坐在椅子上,屈膝,脚掌放平,自然平铺地面,用本人之手虎口围住膝盖,食指放于膝下胫骨前缘,四指并拢,当中指尖着处即是该穴。②伸足取之,左腿用右手、右腿用左手,以拇指沿胫骨外侧缘上移,至有突出的斜面骨头阻挡为止,拇指尖处即为该穴。

【灸　法】 用艾条、艾炷灸均可,时间为 5～10 分钟。

(1)温和灸:将艾卷点燃后,靠近足三里穴熏烤,艾卷距穴位约3厘米,如局部有温热舒适感觉,就固定不动,每次灸 10～15 分钟,以灸至局部稍有红晕为度,隔日施灸 1 次,每月灸 10 次。

(2)瘢痕灸:借灸火的热力、药物的作用及灸疮的刺激,通过经络腧穴的调节作用改善体质,增强机体的抗病能力,从而达到治疗和保健的目的。疗效肯定,不仅能治病,又能防病,故一直沿用至今。在《针灸资生经》中记载:"凡着艾得灸疮,所患即瘥,若不发,其病不愈。"说明古代灸法,就要求达到化脓,即所谓"灸疮",而且

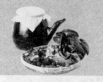

把灸疮的发或不发看成是取得疗效的养分。因灸治时要安放艾炷，且治疗时间较长，首先要选取平正而舒适的体位。固定体位后，再正确点穴。按要求备置艾炷，艾绒中可加芳香性药物，如丁香、肉桂等药的粉末，以利于热力的渗透。安放艾炷前先在穴位上涂些大蒜液，可增加对皮肤的黏附作用和刺激作用。安置好艾炷后，即用线香点燃。当艾炷烧近皮肤，患者感到灼痛时，可在穴位周围用手拍打以减轻痛感。灸完1壮后，以纱布蘸冷开水抹净所灸穴位，再依法续灸，一般可灸7～9壮。灸完后可在灸穴上敷贴淡膏药，每日换贴1次。数日后，灸穴逐渐出现无菌性化脓反应。如脓液多，膏药应勤换，经30～40日，灸疮结痂脱落，局部留有瘢痕。古代养生家主张常在此穴施瘢痕灸，使灸疮延久不愈，可以强身益寿。故有"若要身体安，三里常不干"的说法，即指的是这种灸法。

【功　效】　具有调理脾胃，健运脾阳，温中散寒，补中益气，调和气血，宣通气机，导气下行，补虚强身，益先后天之气之功效。

【应　用】　施灸足三里，对消化系统的胃肠功能低下、食欲缺乏、消化吸收不良、急慢性胃炎、口腔及胃溃疡、胃下垂、腹泻、便秘等疾病；对心脑血管系统的高血压、低血压、动脉粥样硬化、冠心病、心绞痛、脑血管意外等疾病；对呼吸系统的感冒、肺结核等疾病；对泌尿生殖系统的尿频遗尿、小便不通、遗精、早泄等疾病，均有防治作用。

【按　语】　现代研究证明，灸足三里穴确能改善人的免疫功能，并对肠胃、心血管系统等有一定影响。能调节高血压病初期患者的中枢神经系统，具有降血压的作用；能使纤维蛋白降解产物下降，可以改善血液出黏滞度，并有扩张血管，降低血液凝聚的作用，可以预防脑血管意外的发生；施灸足三里能增强消化吸收能力，改善铜、锌代谢，减少动脉硬化和冠心病的发生。此外，施灸足三里还能增强体力，解除疲劳，调节神经，有较强的延缓衰老的作用，是养生保健的重要方法。

2. 神阙 神阙穴,就是肚脐眼,又名脐中,是人体任脉上的要穴。位于命门穴平行对应的肚脐中位于当脐正中处。神,尊也、上也、长也,指父母或先天。阙,牌坊也。该穴名意指先天或前人留下的标记。

【取　穴】　穴位于人体的腹中部,脐中央。

【灸　法】　将盐填脐心上,置艾炷灸之。灸7～15壮,用间接灸法。

【功　效】　具有温补元气,健运脾胃,固脱复苏之功效。神阙为任脉之要穴。《扁鹊心书》说:"依法熏蒸,则荣卫调和,安魂定魄,寒暑不侵,身体开健,其中有神妙也……凡用此灸,百病顿除,益气延年。"

【应　用】　主治泄泻、便血、病后大便不通。据《窦材灸法》记载:"肠癖下血,久不止,此饮食冷物,损大肠气也,灸神阙穴三百壮;虚劳人及病后大艾灸神阙穴。"对泄泻、绕脐腹痛、脱肛、中风脱证、角弓反张、产后尿潴留、慢性腹泻、皮肤瘙痒、荨麻疹有较好的防治作用。现代常用于治疗胃炎、肠炎、痢疾、尿潴留。

【按　语】　人体科学研究表明,神阙穴是先天真息的唯一潜藏部位,人们通过锻炼,可启动人体胎息,恢复先天真息能。经常对神阙穴进行锻炼,可使人体真气充盈、精神饱满、体力充沛、腰肌强壮、面色红润、耳聪目明、轻身延年。

3. 中脘 任脉的地部经水由此向下而行。中,指本穴相对于上脘穴、下脘穴二穴而为中也。脘,空腔也。《难经·荣卫三焦》有"中焦者,在胃中脘,不上不下"之说。该穴名意指任脉的地部经水由此向下而行。本穴物质为任脉上部经脉的下行经水,至本穴后,经水继续向下而行,如流入任脉下部的巨大空腔,故名中脘,为强壮要穴。具有健脾益胃,培补后天的作用。

【取　穴】　取穴时,可采用仰卧的姿势,该穴位于人体的上腹

269

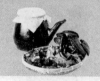

部,前正中线上,胸骨下端和肚脐连接线中点即为此穴。

【灸　法】　用艾条温和灸中脘穴5～10分钟,每日1次,一般可灸7～15壮。

【功　效】　具有调胃补气,化湿和中,降逆止呕之功效。艾灸中脘穴后能使胃的蠕动增强,幽门立即开放,胃下缘轻度提高,空肠黏膜皱襞增深、肠动力增强。艾灸中脘有利于提高脾胃功能,促进消化吸收和增强人的抵抗力,对于胃脘胀痛、呕吐、呃逆、吞酸、食欲缺乏等有较好疗效。

【应　用】　主治腹胀、腹泻、腹痛、肠鸣、吞酸、呕吐、便秘、黄疸、食欲缺乏。现代常用于治疗胃炎、胃痉挛、胃溃疡、胃下垂、食物中毒、癫痫、精神病、神经衰弱等。

【按　语】　中脘穴是一个交汇穴,是不同的经脉交汇在一起的穴位。中脘穴治疗消化系统的病症,特别是胃的病症十分有意义和作用。中脘穴还有美容的作用,还可以改善面色,使脸色红润。

270

4. **气海**　气,气态物;海,大。意指任脉水气在此吸热后气化胀散而化为充盛的天部之气,本穴如同气之海洋,故名。为任脉穴位,又名丹田。生气之海,气血之会,呼吸之根,藏精之府。灸之能益脏真,回生气,固元阳,故能加强膀胱之气化,使膀胱之水化气上升布达周身,洒陈五脏六腑,为下焦之要穴。

【取　穴】　以仰卧的姿势,人体的下腹部,直线连结肚脐与耻骨上方,将其分为10等份,从肚脐3/10的位置,即为气海穴。或下腹部,前正中线上,当脐中下1.5寸处即是该穴。

【灸　法】　可以灸20～30壮。《铜人腧穴针灸图经》记载:"气海者,是男子生气之海也。"此穴有培补元气,益肾固精,补益回阳,延年益寿之功。常用的灸法有气海温和灸、气海隔姜灸和气海附子灸等。①气海温和灸。将艾条点燃后,在距气海穴约3厘米处施灸,如局部有温热舒适感觉,即固定不动,可随热感而随时调整距离。每次灸 10～15 分钟,以灸至局部稍有红晕为度,隔日或 3 日 1 次,每个月 10 次。②气海隔姜灸。取 0.3～0.5 厘米厚的鲜姜一片,用针穿刺数个针孔,覆盖在气海穴上,然后置小艾炷或中艾炷于姜片上点燃施灸。每次 3～5 壮,以灸至局部温热舒适,灸处稍有红晕为度。隔日或 3 日 1 次,每个月灸 10 次。③气海附子灸。取 0.3 厘米左右厚的附子片,以水浸透后在中间用针刺数个针孔,放在气海穴上,于附片上置黄豆大或枣核大艾炷施灸,以局部有温热舒适感或稍有红晕为度。每次 3～5 壮,隔日或 3 日 1 次,每个月 10 次。现代也常用温灸器灸,可用灸盒置艾条或艾绒后放在气海穴上,每次施灸 15～30 分钟,每日 1 次,10 日为 1 个灸程。也可每周施灸 1～2 次,长期应用。

【功　效】　具有壮元阳固虚脱,培补元气,回阳益阴,调和营卫、延年益寿,抗衰防疾之功效。有春灸气海,秋灸关元三百壮,口生津液之说。

【应　用】　主治下腹部疼痛、大便不通、泄痢不止、遗尿、遗精、阳痿、滑精、闭经、崩漏、带下、子宫脱垂、中风脱证、脘腹胀痛、气喘、疝气、失眠、神经衰弱、肠炎及糖尿病、阑尾炎等,以及脾胃虚弱、精血亏损、五劳七伤、诸般虚损等。

【按　语】　气海穴作为人体阳气蒸发阴液的关键之处,具有化湿理气的功效,对于湿邪为患、气机不畅所导致的各种疾病以气海穴为主,常常具有较好的疗效。孕妇慎用。

5. 关元　是小肠之募穴,又是足太阳脾经、足少阴肾经、足厥阴肝经与任脉的交汇穴。任脉为诸阴之海,为阴经脉气所汇聚,别名“丹田”。为三焦之气所生之处,藏精之所,脾为后天之本,气血生化之源,肾脏也要靠脾运化的水谷精微、气血的滋养才能正常工作。故为培元固本,补气益精,回阳固脱之要穴。

【取　穴】　位于腹部正中线,脐下 3 寸。

【灸　法】　生姜片置于被灸穴位上,艾炷放于姜片上。每次施灸 15～30 分钟，每日 1 次，10 日为 1 个疗程。

【功　效】　关元其部位为真阳所居、化生精气之处。具有清阳上升，浊阴下降，元阳温暖，血液充盈，培肾固本，补气回阳，通调冲任，理气活血之功效。

【应　用】　主治积冷，男子疝气，梦遗淋浊，女子瘕聚，经产带下，诸虚百损。有改变动脉血氧运输量，增加利用氧的作用；能增加机体代偿能力，防止缺氧加重和延缓休克的发展。故能防治遗尿、尿频、癃闭、少腹胀痛、脱肛、疝气、遗精、白浊、早泄、月经不调、经闭、痛经、崩漏、恶露不尽、不孕、中风脱证、虚劳羸瘦等。

【按　语】　中医学认为，关元穴具有培元固本，补益下焦之功能，凡元气亏损均可使用。临床上多用于泌尿系统、生殖系统疾病。现代研究表明，按揉和震颤关元穴，主要是通过调节内分泌，从而达到治疗生殖系统疾病的目的。

6. 三阴交　在脚内踝尖上 3 寸，就是从内踝向上量四指，胫骨（小腿内侧骨）后缘凹陷处，用手按时比其他部位敏感，有点胀痛的感觉，即是此穴。中医学认为，肾藏精，为先天之本；脾统血，为后天之本；肝藏血，"精血同源"。而三阴交通达三经，通常称为"强身健体穴"。

【取　穴】　人体下肢穴位。位于小腿内侧，内踝高点上 3 寸胫骨内后缘。

【功　效】　具有健脾和胃化湿，疏肝益肾，调经血，主生殖之功效。

【应　用】　主治腹胀肠鸣、大便泄泻、月经不调、崩漏带下、痛经闭经、小便不利、神经衰弱、肾虚阳痿、失眠健忘、精力不足、容易疲劳等病症。对心脑血管疾病有一定的作用，为主要保健穴。现代常用于治疗急慢性肠炎、细菌性痢疾、功能性子宫出血、遗尿、性功能减退、高血压、神经性皮炎、湿疹、神经衰弱、下肢神经痛或瘫痪等。

【按 语】 中医学认为,灸三阴交可以防治夜尿增多、小便不利、膀胱炎、急慢性肾炎、睾丸炎、遗精、遗尿、月经不调、经闭崩漏、产后血晕。艾灸三阴交对神经系统的失眠、神经衰弱、心悸,以及心脑血管疾病(如冠心病、高血压),消化系统疾病(如脾胃虚弱、肠鸣腹胀、泄泻、消化不良、腹痛、便血、便秘等)都有防治的作用。

五、脾胃病保健灸

(一)脾胃不和

【主 穴】 中脘(温和灸)。

【取 穴】 位于人体腹部正中线,脐上 4 寸处,相当于五指的宽度。

【灸 法】 用艾条悬灸中脘穴 10～15 分钟,每日 1 次。

【功 效】 具有调胃补气,化湿和中,降逆止呕之功效。

【应 用】 适用于脾胃不和,以及嗳气、泛酸的慢性胃炎。

273

【配 穴】 足三里(隔姜灸)。

【取 穴】 人体外膝下 3 寸,胫骨外侧缘一横指处。

【灸 法】 取仰卧位。用艾条隔姜灸,每次 10～15 分钟,每日 1 次。

【功 效】 具有补益脾胃,扶正培元,调和气血,祛邪防病之功效。

(二)脾胃虚弱

【主 穴】 胃俞(悬灸)。

【取 穴】 胃之背俞穴。在背部,当第十二胸椎棘突下,旁开 1.5 寸。

【灸 法】 取俯卧位。点燃艾条,悬灸胃俞,每次 10～15 分钟,每日 1 次。

【功 效】 具有和胃健脾,理中降逆之功效。

【应 用】 适用于胃炎、胃溃疡、胃下垂等疾病。

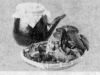

【配　　穴】　中脘（隔姜灸）。

【取　　穴】　人体的上腹部，前正中线上，胸骨下端和肚脐连接线中点。

【灸　　法】　取俯卧位。选择新鲜的老姜，切成0.3厘米厚的薄片，在姜上扎小孔，把姜放在肾俞穴上，将艾炷放在姜片上，点燃，小心施灸5～10分钟。

【功　　效】　具有通调腑气，和胃止痛之功效。

【应　　用】　适用于呕吐、反胃、腹胀、胃炎、胃溃疡等疾病。

【配　　穴】　三阴交（悬灸）。

【取　　穴】　脚内踝尖上3寸，就是从内踝向上量四指，胫骨（小腿内侧骨）后缘凹陷处。

【灸　　法】　取坐位。点燃艾炷，悬灸三阴交穴，每次5～15分钟，每日1次，5～7日为1个疗程。

【功　　效】　具有健脾利湿，疏肝理气，调和气血之功效。

【应　　用】　适用于腹痛、肠鸣、腹胀、泄泻等。

（三）食欲缺乏

【主　　穴】　中脘（隔姜灸）。

【取　　穴】　人体的上腹部，前正中线上，胸骨下端和肚脐连接线中点。

【灸　　法】　取仰卧位。选择新鲜的老姜，切成0.3厘米厚的薄片，在姜上扎小孔，把姜放在中脘穴上，然后将艾炷置于姜片上，点燃，小心施灸15～20分钟，每日1次。

【功　　效】　具有促进胃肠蠕动之功效。

【应　　用】　适用于胃痛、腹痛、腹胀、反胃、恶心、呕吐、泛酸、食欲缺乏及泄泻等消化系统的胃肠功能紊乱。

【配　　穴】　天枢（隔姜灸）。

【取　　穴】　位于人体中腹部，肚脐两侧2寸处，肚脐向左右三指宽处。

【灸　法】　取仰卧位。选择新鲜的老姜,切成 0.3 厘米厚的薄片,在姜上扎小孔,把姜放在天枢穴上,然后将艾炷置于姜片上,点燃,小心施灸 15～20 分钟,每日 1 次。

【功　效】　具有理气调畅,调经止痛之功效。

【应　用】　适用于呕吐、腹胀肠鸣、腹泻、消化不良等。

【配　穴】　足三里(温和灸)。

【取　穴】　人体外膝下 3 寸,胫骨外侧缘一横指处。

【灸　法】　取坐位。用艾条温和灸,每次 10～15 分钟,每日 1 次,5～7 日为 1 个疗程,间隔 2 日可行下一个疗程。

【功　效】　具有温补脾胃,扶正培元,调和气血之功效。

【配　穴】　太冲(温和灸)。

【取　穴】　位于足背侧,第一、二趾跖骨连接部位中。以手指沿拇趾、次趾夹缝向上移压,压至能感觉到动脉映手(第一、二趾跖骨结合部之间凹陷中)。

【灸　法】　取坐位。用艾条温和灸,每次 10～15 分钟,每日 1 次,5～7 日为 1 个疗程,间隔 2 日可行下一个疗程。

【功　效】　灸足三里可温阳补虚,灸太冲有平肝泄热,清利下焦之功效,配用对治疗消化系统病症有很好的疗效。

(四)慢性胃炎

【主　穴】　胃俞(温和灸)。

【取　穴】　胃之背俞穴。在人体背部,当第 12 胸椎棘突下,旁开 1.5 寸。

【灸　法】　取俯卧位。点燃艾条,悬灸胃俞,每次 10～20 分钟,每日 1 次,5 日为 1 个疗程,间隔 2 日可行下一个疗程。

【功　效】　具有和胃健脾,理中降逆之功效。可有效调治胃部不适。

【配　穴】　中脘(艾炷直接灸)。

【取　穴】　人体的上腹部,前正中线上,胸骨下端和肚脐连接

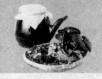

线中点。

【灸　法】　取仰卧位。取艾炷若干(艾炷大如半粒枣核大)，放入中脘穴上小心施灸,10～20分钟,每日1次,5日为1个疗程,间隔2日可行下一个疗程。

【配　穴】　足三里(艾炷直接灸)。

【取　穴】　人体外膝下3寸,胫骨外侧缘一横指处。

【灸　法】　取仰卧位。取艾炷若干(艾炷大如半粒枣核大)，放入足三里穴上施灸,每次10～15分钟,每日1次,5～7日为1个疗程,间隔2日可行下一个疗程。

【功　效】　具有通肠胃,助消化之功效。配合胃俞治疗慢性胃炎。

(五)呃逆

【主　穴】　膈俞(隔姜灸)。

【取　穴】　位于人体背中,当第七胸椎棘突下,后正中线旁开1.5寸。

【灸　法】　取仰卧位。选择新鲜的老姜,切成0.3厘米厚的薄片,在姜上扎小孔,把姜放在膈俞穴上,然后将艾炷置于姜片上,点燃,小心施灸15～20分钟,每日1次。

【功　效】　具有理气宽胸,活血通脉之功效。用于打嗝、咯血、胸闷等。

【配　穴】　中脘(温和灸)。

【取　穴】　位于人体腹部正中线,脐上4寸处,相当于五指的宽度。

【灸　法】　取仰卧位。用艾条悬灸中脘穴15～20分钟。

【功　效】　具有调胃补气,化湿和中,降逆止呕之功效。用于脾胃不和引起的呃逆。

【配　穴】　内关(温和灸)。

【取　穴】　位于前臂正中,腕横纹上2寸,在桡侧屈腕肌腱同掌长肌腱之间的穴位。

【灸　法】　取合适体位。用艾条温和施灸内关穴,每次 15～20 分钟。

【功　效】　具有和胃降逆之功效。用于防止打嗝。

(六)腹痛

【主　穴】　中脘(隔姜灸)。

【取　穴】　位于人体的上腹部,前正中线上,胸骨下端和肚脐连接线中点。

【灸　法】　取仰卧位。选择新鲜的老姜,切成 0.3 厘米厚的薄片,在姜上扎小孔,把姜放在中脘穴上,然后将艾炷置于姜片上,点燃艾灸,每次灸 10～15 分钟,隔日灸 1～2 次。

【功　效】　具有健脾和胃之功效,对于调治上腹部疼痛有效。

【配　穴】　天枢(艾炷直接灸)。

277

【取　穴】　位于人体中腹部,肚脐两侧 2 寸处,肚脐向左右三指宽处。

【灸　法】　取仰卧位。取艾炷若干(艾炷如半粒枣核大),放在天枢穴上施灸,每次灸 3～5 壮。

【功　效】　具有疏通大肠腑气之功效。用于缓解因肠胃不和引起的腹痛。

【配　穴】　关元(隔姜灸)。

【取　穴】　位于腹部正中线,脐下 3 寸。

【灸　法】　取仰卧位。选择新鲜的老姜,切成 0.3 厘米厚的薄片,在姜上扎小孔,把姜放在关元穴上,将艾炷放置姜上,点燃艾炷,每次每穴灸 5～10 分钟,每日 1 次。

【功　效】　关元穴是小肠经的募穴,小肠是人体吸收营养物质的主要器官。具有促进肠道功能,缓解腹痛之功效。

【配　穴】　足三里(艾炷直接灸)。

【取　穴】　位于人体外膝下 3 寸,胫骨外侧约一横指处。

【灸　法】　取仰卧位。取艾炷若干(艾炷大如半粒枣核大)，放入足三里穴上施灸，每次灸 3~5 壮。

【功　效】　具有促进胃肠蠕动，增加食欲，帮助消化之功效。用于气滞、寒凉引起的腹痛。

(七)便秘

【主　穴】　天枢(温和灸)。

【取　穴】　位于人体中腹部，肚脐两侧 2 寸处，肚脐向左右三指宽处。

【灸　法】　取仰卧位。点燃艾条，对准天枢穴，距离皮肤 1.5~3 厘米处，温和施灸，每次 10~20 分钟，每日 1 次，5~7 日为 1 个疗程，间隔 2 日可行下一个疗程。

【功　效】　具有疏通大肠腑气之功效，用于缓解因肠胃不和引起的便秘。

【配　穴】　脾俞(艾炷直接灸)。

【取　穴】　位于人体背部，在第 11 胸椎棘突下，左右旁开两指宽处。

【灸　法】　取俯卧位。取艾炷若干(艾炷如半粒枣核大)，放在脾俞穴上施灸，每次灸 3 壮或 10 分钟。

【功　效】　具有健脾利湿，补益肝肾，调和营血的功效。用于脾虚(气虚)、消化不良，以及大便并不干硬结块，只是排便困难或者常常三五天才有便意者。

【配　穴】　照海(温和灸)。

【取　穴】　在足内侧，内踝尖下 1 寸凹陷处。

【灸　法】　取仰卧位。点燃艾条，对准照海穴，距离皮肤 1.5~3 厘米处，温和施灸，每次 10~20 分钟，每日 1 次，5~7 日为 1 个疗程，间隔 2 日可行下一个疗程。

【功　效】　具有滋阴清热的功效。便秘以干硬结块为主要症状，通常属于阴虚所致，配穴照海治疗便秘效果佳。

（八）腹泻

【主　穴】　下巨虚（温和灸）。

【取　穴】　在小腿前外侧，当犊鼻下9寸，距胫骨前缘一横指（中指）。

【灸　法】　取正坐位。点燃艾条，对准下巨虚穴，距离皮肤1.5～3厘米处，每次温和施灸10～20分钟，每日1次，5～7日为1个疗程。

【功　效】　具有疏肝养胃，消食导滞，和胃健脾的功效。下巨虚是手太阳小肠经下合穴，对于调整小肠运化吸收有独到疗效。

【配　穴】　天枢（温和灸）。

【取　穴】　位于人体中腹部，肚脐两侧2寸处，肚脐向左右三指宽处。

【灸　法】　取仰卧位。点燃艾条，对准天枢穴，距离皮肤1.5～3厘米处，每次温和施灸10～20分钟。

279

【功　效】　具有促进胃肠蠕动之功效。一方面用于腹部气血的局部调整；另一方面是应用灸疗的"上下定位法"。上取天枢，下取下巨虚，两个穴位上下呼应，打通经络气血，使作用更强。

【配　穴】　关元（温和灸）。

【取　穴】　位于人体腹部正中线，脐下3寸。

【灸　法】　取仰卧位。将温灸盒放置在关元穴上，点燃艾条，将艾条放置在铁纱网上，盖上盖子进行艾灸，每次每穴灸10分钟，每日1次。

【配　穴】　命门（温和灸）。

【取　穴】　位于腰部，当后正中线上，第二腰椎棘突下凹陷中。

【灸　法】　取俯卧位。将温灸盒放置在命门穴上，点燃艾条，将艾条放置在铁纱网上，盖上盖子进行艾灸，每次每穴灸10分钟，每日灸1次。

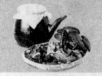
【功　效】　具有和胃健脾的功效。腹泻尤其是慢性腹泻中，还有一种"五更泻"，为肾阳不足、命门火衰导致，对此取关元、命门穴艾灸，以补肾阳、旺命门、益火止泻。

（九）小儿消化不良

【主　穴】　中脘（温和灸）。

【取　穴】　位于人体的上腹部，前正中线上，胸骨下端和肚脐连接线中点。

【灸　法】　取仰卧位。点燃艾条，对准中脘，距离皮肤1.5～3厘米处，温和施灸，每次10～15分钟，每日1次，3～5日为1个疗程。

【功　效】　具有温补脾胃，帮助消化的功效。婴幼儿消化不良是婴幼儿消化器官发育不完善、消化液分泌不充足、酶功能不完善、胃及肠道内黏膜柔嫩又因饮食不当造成的一系列症状。中脘是胃之募穴，胃与脾相表里，艾灸中脘，可温补脾胃，帮助小孩消化。

【配　穴】　足三里（温和灸）。

【取　穴】　位于人体外膝下3寸，胫骨外侧一横指处。

【灸　法】　取坐位。点燃艾条，对准足三里，距离皮肤1.5～3厘米处，温和施灸，每次10～15分钟，每日1次，3～5日为1个疗程。

【功　效】　具有理脾胃，调气血，助消化，补虚弱的功效。小儿消化不良，经常灸足三里就可得到调理。

（十）婴幼儿腹泻

【主　穴】　神阙（温和灸）。

【取　穴】　位于脐部的正中，即肚脐的别名。

【灸　法】　取仰卧位。点燃艾条，对准神阙，距离皮肤1.5～3厘米处，温和施灸，每次10～20分钟，每日1次，5～7日为1个疗程，每月不超过1个疗程。

【功　效】 具有增强消化之功能。婴幼儿筋骨娇弱，易受冷热刺激和饮食伤害，所以腹泻症状很常见。排除微生物感染和器质性病变之后，一般可以放心进行胃肠功能的调理。

【配　穴】 天枢、身柱（温和灸）。

【取　穴】 天枢位于人体中腹部，肚脐两侧2寸处，肚脐向左右三指宽处；身柱在人体背部，当后正中线上，第三胸椎棘突下凹陷中。

【灸　法】 取仰卧位。点燃艾条，对准天枢、身柱穴，距离皮肤1.5～3厘米处，温和施灸，每次10～20分钟，每日1次，5～7日为1个疗程。

【功　效】 具有补气壮阳，调理脾胃，理气和中之功效。用于治疗小儿消化系统疾病。灸天枢、身柱穴可以有效改善小儿体弱多病和消化不良。

281

第三节　补脾养胃与按摩

推拿和按摩差不多是一回事。古时都称为"按跷、跷摩"等，是我国传统的摄生保健方法之一。而中医临床习惯把由医生操作，作为一种医疗手段的按摩法称为"推拿疗法"。按摩是运用手和手指的技巧，按摩人体一定部位或穴位，施行各种手法和动作，具有疏通经络、活动关节、调整脏腑气血功能、增强人体抗病能力等作用，从而达到预防、保健目的的养生方法，称为保健按摩。由于保健按摩法简便易行，平稳可靠，所以受到养生家的重视，并将其作为益寿延年的方法，积累、整理、流传下来，成为深受广大群众喜爱的养生健身方法。

一、保健按摩的作用

中医养生学认为，保健按摩主要是通过对身体局部刺激，促进整体新陈代谢,从而调整人体各部分功能协调统一,保持机体阴阳相对平衡,以增强机体的自然抗病能力,达到舒筋活血,健身防病之效果。一是具有疏通经络,行气活血。《素问·血气形志篇》说:"形数惊怒,经络不通,病生于不仁,治之以按摩。"《素问·调经论》也指出:"神不足者,视其虚络,按而致之。"说明按摩有疏通经络之作用。由于按摩大多是循经取穴,按摩刺激相应穴位。因而,可使气血循经络运行,防止气血滞留,达到疏通经络、畅达气血之目的。现代医学认为,按摩主要是通过刺激末梢神经,以及促进血液、淋巴循环及组织间的代谢过程,以协调各组织、器官间之功能,使机体的新陈代谢水平有所提高。二是具有调和营卫,平衡阴阳。营卫气血周流,则可贯通表里内外,脏腑肌腠,使全身成为一个协调统一的整体。营卫相通,气血调和,机体皆得其养,则内外调和,阴平阳秘。明代养生学家罗洪在《万寿仙书》中记载:"按摩法能疏通毛窍,能运旋荣卫。"按摩就是依据中医理论原则,结合具体情况而分别运用不同手法,以柔软、轻和之力,循经络、按穴位,施术于人体,通过经络的传导来调节全身,借以调和营卫气血,增强机体健康。由于保健按摩可行气活血,通调营卫阴阳。所以,按摩后血液循环加快,皮肤浅层的毛细血管扩张,肌肉放松,关节灵活,除感到被按摩部分具有温暖舒适的感觉外,给全身带来一种轻松、愉快、舒适与灵活感,使人精神振奋,消除疲劳,久久行之,对保证身体健康具有重要作用。

二、保健按摩的方法

中医养生学的保健按摩法,以自我按摩为主,简便易行,行之有效。较有代表性的保健按摩,如眼保健功、干沐浴法等。保健按摩法大概有以下几种。

1. 熨目 《诸病源候论》谓:"鸡鸣以两手相摩令热,以熨目,三行,以指抑目。左右有神光,令目明,不病痛。"具体操作:两手相摩擦,搓热后,将手掌放于两眼之上,这就是熨眼。如此反复熨眼 3 次。然后,用食指、中指、无名指轻轻按压眼球,稍停片刻。做烫目,宜在黎明时分。具有养睛明目之功效,常做此法,可使眼睛明亮有神,而不生病痛。

2. 摩耳　具体操作:两手掌按压耳孔,再骤然放开,连续做十几次。然后,用双手拇指、食指循耳廓自上而下按摩 20 次。再用同样方法按摩耳垂 30 次,以耳部感觉发热为度。具有健肾养身之功效,常做此法,可增强听力,清脑醒神。

3. 按双眉　具体操作:用双手拇指关节背侧按摩双眉,自眉头至眉廓,经攒竹、鱼腰、鱼尾、丝竹空等穴。做时可稍稍用力,自己感觉略有酸痛为度,可连续按摩 5～10 次。具有明目、醒神之功效。

4. 摩腹　具体操作:用手掌面按在腹上,先以顺时针方向再以逆时针方向,各摩腹 20 次,立、卧位均可。饭后或临睡前均可进行。饭后摩腹,有助于消化吸收;临睡前摩腹,可健脾胃,助消化,并有安眠作用。

5. 捶背　捶背分自己捶打及他人捶打两种。具体操作:自己捶打时,两腿开立,全身放松,双手半握拳,自然下垂。捶打时,先转腰,两拳随腰部的转动,前后交替叩击背部及小腹。左右转腰一次,可连续做 30～50 次。叩击部位,先下后上,再自上而下。他人捶打时,坐、卧位均可。坐时,身体稍前倾;卧时,取俯卧位,两臂相抱,枕于头下。捶打者用双拳沿脊背上下轻轻捶打,用力大小以捶击身体,震而不痛为度。从上而下为一次,可连续做 5～10 次。背部为督脉和足太阳膀胱经循行之处,按摩、捶打背部,具有促进气血运行,调和五脏六腑,舒筋通络,益肾强腰之功效。

6. 摩涌泉　具体操作:用左手拇指按摩右足涌泉穴;用右手拇指按摩左足。按摩时,可反复摩搓 30～50 次,以足心感觉发热为度。此法适宜在临睡前或醒后进行。常摩涌泉穴,具有调肝、健

283

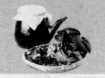

脾,安眠,强身之功效。

三、补脾养胃按摩常用穴位

按摩是对身体的一定部位或穴位施行按压、摩推、提拿、揉搓、摇动、叩打等手法,以达防病保健目的的方法。按摩有多种形式,可做一般的全身按摩,也可重点按摩某些特定穴位。常用穴位及其位置如下:①合谷。位于手背面第一、二掌骨之间,近第二掌骨中点的桡侧。②内关。在伸臂仰掌,腕横纹中点直上2寸两筋之间。③关元。位于腹部正中线,脐下3寸。④中脘。位于上腹部,前正中线上,胸骨下端和肚脐连接线中点。⑤神阙。即肚脐眼。⑥足三里。位于犊鼻(髌骨下方,髌韧带外侧凹陷处)下3寸,胫骨外侧缘一横指处。⑦三阴交。在内踝上3寸,当胫骨后缘处。⑧脾俞。在背部第11胸椎棘突下,旁开1.5寸处。⑨胃俞。在背部第12胸椎棘突下,旁开1.5寸处。⑩肾俞。背部第二腰椎旁开1.5寸。⑪涌泉。在足心,蜷足时呈凹陷处,约当足底(去趾)前1/3与后2/3交界处。⑫丰隆。在足三里下5寸,胫骨前嵴外侧二横指处。⑬承山。在小腿后面正中,委中穴与昆仑穴之间,当伸直小腿和足跟上提时腓肠肌肌腹下出现凹陷处。⑭地机。在内踝尖与阴陵泉连线上,阴陵泉穴下3寸。⑮照海。在足内侧,内踝尖下1寸凹陷处。

四、脾经胃经按摩与保健

按摩是运用按、摩、推、拿、搓、揉、捏、打等各种手法,作用于患者或自己体表的皮肤、肌肉、筋腱、关节、神经、血管及淋巴等部位,特别是对穴位产生一种机械性刺激作用,使经络疏通、气血流畅,达到舒经活络、调气活血、平衡阴阳目的的保健方法。补脾养胃,用好脾经和胃经,健脾又养肾。

第六章 脾胃病的绿色疗法

（一）脾经简述

1. 脾经　是足太阴脾经的简称，是人体十二经脉之一。足太阴脾经起于足大趾内侧端（隐白穴），沿着大趾内侧赤白肉际上行，经内踝前面（商丘穴），上小腿肚内侧，沿胫骨后缘上行，至内踝上8寸处（漏谷穴）交出足厥阴肝经前面，经膝股内侧前缘至冲门穴，进入腹部，属脾络胃，向上通过横膈上行，夹食管旁（络大包，会中府），连系舌根，散于舌下。

2. 胃部分支　从胃部分出，向上通过横膈，于任脉的膻中穴处注入心中，与手少阴心经相接。属脾，络胃，与心、肺等有直接联系。

3. 临床表现　舌本强痛，食则呕，胃脘痛，腹胀善噫，身重乏力，活动不利，股膝内肿胀厥冷，足大趾麻木，活动欠佳，食不下，烦心，大便溏薄，或泄泻，水肿，黄疸。

4. 病机分析　脾经之脉连于舌本，病则舌本强痛；脾病及胃，胃气上逆则呕；气机阻滞，则胃脘痛；健运失职，升降失司则腹胀善噫；湿困脾土则身重乏力，活动不利；脾脉起于踇趾上行膝股内廉，经气不利，则股膝内肿胀厥冷，足大趾麻木，活动欠佳；脾与胃相表里，脾失健运，胃失和降则食不下，烦心；脾虚水湿内停，传化失司，则大便溏薄或泄泻；水湿泛滥则水肿；脾虚水湿影响肝胆，肝失疏泄，胆汁横溢，则黄疸。

5. 主治　胃脘痛、腹胀、呕吐嗳气、便溏、黄疸、身体沉重无力、舌根强痛、膝股部内侧肿胀、厥冷等病症。

（二）胃经简述

1. 胃经　足阳明胃经起于鼻翼两侧（迎香穴），上行至鼻根部，进入内眼角会足太阳膀胱经（睛明穴），向下沿鼻的外侧（承泣、四白），进入上牙龈内，回出环绕口唇，向下交会于颏唇沟内承浆穴（任脉）处，再向后沿着下颌出大迎穴，沿着下颌角（颊车穴），上行耳前，经过上关（足少阳经），沿着前发际至额（头维），到达前额会

285

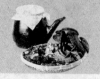

于(神庭穴)。

2. 分支 ①面部分支。从大迎穴前方下行到人迎穴,沿喉咙,会大椎,进入缺盆,向下通过横膈,属于胃(会任脉的上脘、中脘),络于脾脏。②缺盆部直行脉。从缺盆下行,经乳头下行,夹脐两旁(沿中线旁开 2 寸),入小腹两侧气冲(又名气街)穴。③胃下口分支。从胃下口幽门处附近分出,沿腹腔深层,下行至气街穴,与来自缺盆的直行脉会合于气冲(气街穴)。再由此斜向下行到大腿前侧(髀关穴),沿下肢外侧前缘,经过膝盖,沿胫骨外侧前缘下行至足背,进入第二足趾外侧(厉兑穴)。属胃,络脾,并与心和小肠有直接联系。

3. 临床表现 发热身前为甚,咽喉肿痛,鼻出血,牙痛,口眼㖞斜,胸腹及下肢外侧疼痛,足背痛,足中趾麻木,活动不利,胃脘痛,呕吐,消谷善饥,腹胀满,水肿,惊惕,发狂。

4. 病机分析 阳明之经行于身前,阳明气盛故发热身前为甚;阳明经脉起于耳之交钕中,循鼻外,还出夹口环唇,其支者循喉咙,入缺盆,下膈,其直者,从缺盆下乳内廉,下夹脐,入气冲中,由股下足入中趾,胃火循经上炎则咽喉肿痛,鼻出血,齿痛;风邪中于经脉则口眼㖞斜,冲邪侵袭,经脉不利,则经脉循行部位胸腹及下肢外侧疼痛,足背痛,足中趾麻木,活动不利。外邪侵袭胃腑则胃脘痛;气机郁滞,胃气上逆则呕吐;胃热亢盛则消谷善饥;胃与脾为表里,胃病及脾,健运失司,水气泛滥则腹胀满,水肿;胃热熏心,心神不宁,则惊惕,发狂。

5. 主治 胃肠病、神志病和头、面、眼、鼻、口、齿疾患,以及经脉循行部位的病变。

(三)常用按摩举例

1. 推中脘 剑突位于两肋缘中点,从剑突到肚脐为 8 寸,取其中点就是中脘穴,脐上 4 寸。操作:用指端或掌根做顺时针的环形揉,称揉中脘;用掌心或四指摩,称摩中脘;自中脘向上至喉,或自喉往下推至中脘,称推中脘,每次 100～300 次。体壮邪实者方能用清法,揉中脘,多与按压足三里、推脾经等合用。主治腹胀、食积、呕吐、泄泻、食欲缺乏、嗳气。

2. 摩腹 腹部。操作:用手掌掌面或食指、中指、无名指和小指并拢,在小儿的腹部做顺时针(或逆时针)环形摩动,每次摩 5 分钟。摩腹的方向与补泻有一定的关系,一般顺时针方向为泻法多,而逆时针方向则多为补法。主治腹痛、腹胀、消化不良、呕吐、恶心。具有健脾和胃,理气消食之功效。对于小儿腹泻、呕吐、恶心、便秘、腹胀、厌食等消化功能紊乱效果较好,常与捏脊、按压足三里合用,作为小儿保健手法。

3. 揉脐 肚脐,又称"神阙"。"神",指神气;"阙",指门楼,牌楼。神阙是指神气通行的门户。操作:用指端揉脐,摩腹。每次揉 100～300 次,摩 5 分钟。用掌根或中指指端着力,在小儿的肚脐上轻轻揉动;也可以用掌根放在脐上做环形揉动。具有温阳散寒,补益气血,健脾和胃,消食导滞之功效。临床上揉脐、摩腹、推上七节骨、揉龟尾常配合应用,简称"龟尾七节,摩腹揉脐",治疗腹泻效果较好。主治腹胀、腹痛、食积、便秘、肠鸣、吐泻。

4. 揉丹田 丹田(关元)穴在肚脐下 2～3 寸。用手掌大鱼际(手掌外侧肌肉隆起的部分)或掌根放在宝宝的丹田穴上,做环形揉动。用于:① 揉丹田能培肾固本、温补下元、分清别浊,多用于小儿先天不足、寒凝少腹及腹痛、疝气、遗尿、脱肛等病症。常与补肾经、推三关、揉外劳等合用。②揉丹田对尿潴留有一定效果,临床上常与推箕门、清小肠等合用。揉丹田用于功能性尿潴留及腹泻为水样便时,操作时间要相对长一些,可提高疗效。

5. 按摩足三里 足三里穴是"足阳明胃经"的主要穴位之一,位于在外膝眼下 3 寸,距胫骨前嵴一横指,当胫骨前肌上。用大拇指或中指按压足三里穴,每日 1 次,每次每穴按压 5～10 分钟,每分钟按压 15～20 次,每次按压要使足三里穴有针刺一样的酸胀、

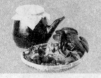
发热的感觉。具有调理脾胃,补中益气,通经活络,疏风化湿,扶正祛邪之功效。《灵枢》记载有"邪在脾胃,则病肌肉痛,阳气有余,阴气不足,则热中善饥;阳气不足,阴气有余,则寒中肠鸣腹痛。阴阳俱有余,若俱不足,则有寒有热。皆调于足三里"之说。现代常用于治疗急慢性胃肠炎、十二指肠溃疡、胃下垂、痢疾、阑尾炎、肠梗阻、肝炎、高血压、高脂血症、冠心病、心绞痛、风湿热、支气管炎、支气管哮喘、肾炎、肾绞痛、膀胱炎、阳痿、遗精、功能性子宫出血、盆腔炎、休克、失眠等。

6. 揉脾俞 背部第11胸椎棘突旁1.5寸。操作:用揉法,每次100～500次。主治呕吐、腹泻、疳积、食欲缺乏。

7. 推胃经 拇指掌面近掌端第二节。操作:旋推为补,向指根方向直推为泻,每次100～500次。具有补脾胃,清热泄火,除烦之功效。主治呕恶嗳气、食纳不佳、口渴善饥。

8. 推天柱 颈后发际正中至大椎穴成一直线。操作:用拇指或食指自上而下直推,每次100～500次,推至皮下轻度瘀血即可。具有清心明目,强筋壮骨之功效。主治呕吐、项强、发热、惊风、咽痛。

9. 推四横纹 手掌食指、中指、无名指、小指第一指间关节横纹处。操作:患儿四指并拢,从食指横纹处向小指横纹处推,称推四横纹,每次100～300次。具有调中行气,消胀满,和气血之功效。主治腹胀、腹痛、厌食、腹泻。

10. 补脾经 用拇指螺纹面在小儿拇指末节做旋推法。操作:患儿拇指屈曲,旋推或循拇指桡侧边缘向掌根方向直推为补,由指端向指根方向直推为泻。每次100～500次。具有补脾经,健脾胃,补气血之功效。主治体质虚弱、食欲缺乏、肌肉消瘦、消化不良等。用于脾胃虚弱和气血不足而引起的食欲缺乏、肌肉消瘦、消化不良等。小儿脾胃多薄弱,不宜攻伐太甚。在一般情况下,脾经穴多用补法。

11. 大肠经 在食指桡侧缘,自食指尖至虎口成一直线。操作:从食指尖直推向虎口为补,反之为泻。每次 100～300 次。具有涩肠固脱,清热利湿,导滞之功效。主治腹泻,脱肛,便秘。

12. 捏法 是用拇指、食指、中指三指轻轻捏拿肌肤,作用于背部正中,又称"捏脊"。从"长强穴"到"大椎穴"成一直线;操作时应由下向上捏拿。"长强"穴在人体尾骨最下端;"大椎"穴在第七颈椎与第一胸椎棘突间正中处,脾腧穴位于背部第 11 胸椎棘突下旁开 1.5 寸处。当小儿活动头部时,可以摸到活动的第七颈椎,下面是第一胸椎棘突,在第七颈椎和第一胸椎之间就是"大椎"。捏脊时用食指屈曲,用食指中节的桡侧缘顶住皮肤,拇指前按,两指用力提拿肌肤,双手交替捻动向前推行。或用拇指桡侧缘顶住皮肤,食、中两指前按,三指同时用力提拿肌肤,双手交替捻动向前推行。在捏脊时每捏 3～5 遍后,在第四遍或第六遍时,每捏 3 次,将肌肤捏住向上提拉一次,称"捏三提一"。捏脊时捏拿肌肤不宜过多,但也不宜过少。过多则不易向前推动,过少则皮肤较痛且容易滑脱。捏拿时不要拧转肌肉。具有调和阴阳,增补元气,健脾和胃,疏通经络,行气活血之功效。常用于治疗小儿积滞、疳症、腹泻、呕吐、消化不良等。

五、常见脾胃病按摩

脾和胃都是消化器官,中医学认为,脾胃同为"气血生化之源",是"后天之本"。脾胃虚弱能导致对食物受纳、消化、吸收、转化利用的能力下降,会造成人体营养不良、贫血、体虚、免疫力下降等,从而引发各种疾病的发生,因此健脾养胃是强身健体、防治疾病的养生基础。

(一)脾胃不和

1. 手部按摩

【取　穴】 ①手三里穴。手前臂背面外侧,肘横纹曲池穴下

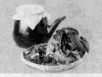
2 寸。②三间穴。位于手背部。食指桡侧,第二掌指关节后,弯曲食指时在其根部横纹靠近大拇指侧面的末端。

【方　法】　①拇指点按刺激手三里穴 10～15 分钟(女性在经期不宜做此种按摩)。②拇指点按三间穴,力度尽量重一些。按压 5 次以上,休息 1 次,再反复按压,保持 3 分钟。③拇指或食指指腹按揉胃脾大肠区反射区,力度略重一些,保持按揉 5 分钟,每日 3 次。

【功　效】　具有调和脾胃之功效,改善脾胃不和、消化不良、肠胃不适等症状。

2. 下肢部按摩

【取　穴】　①足三里。位于胫骨前肌、趾长伸肌之间,犊鼻穴下 3 寸处,胫骨前嵴外约 1 横指的凹陷中。②三阴交。位于内踝高点上 3 寸,胫骨内侧缘后方凹陷处。

【方　法】　用拇指指端按掐足三里、三阴交穴,一掐一松,以有酸胀、发热感为度,每穴各做 36 次。

【功　效】　具有促进消化系统,提高身体免疫力之功效。

3. 耳部按摩

【取　穴】　耳部三角窝。

【方　法】　用食指从三角窝开始,向耳甲艇、耳甲腔处进行按摩,重点按摩耳甲艇处,用力轻柔均匀。

【功　效】　具有疏通经络,改善脾胃之功效。

(二)食欲缺乏

1. 按压上脘穴

【取　穴】　仰卧位,上腹部前正中线,从肚脐中央向上 5 寸(中脘上一横指)处。

【方　法】　用两手拇指指腹按压或揉压上脘 3～5 分钟。

【功　效】　具有促进消化系统之功能,增进营养吸收,提高食欲之功效。

2. 按压公孙穴

【取　穴】　正坐位,在足内侧缘第一跖骨底部,脚弓的凹陷处即为公孙穴。

【方　法】　用手指的指腹垂直用力按压。

【功　效】　具有调理脾胃之功效,用于消化不良、食欲缺乏、痢疾、肠痉挛、胃肠炎、胃溃疡、月经不调、心肌炎等病症。

3. 掐按足三里穴

【取　穴】　正坐位,屈膝90°,手心对髌骨,手指向下,无名指指端处即是足三里。

【方　法】　拇指抵住两侧的足三里穴,用力掐按3分钟,以有酸胀感为度。

【功　效】　具有增强肠胃蠕动,增进食欲之功效。

(三)消化不良

1. 按压中脘穴

【取　穴】　仰卧位,在上腹部的前正中线上,从肚脐连中央向上量取4寸处即为中脘穴。

【方　法】　双掌重叠或单掌按压在中脘穴上,按顺时针或逆时针方向缓慢行圆周推动。

【功　效】　具有帮助胃排空,加速胃动力,促进消化吸收之功效。

2. 掐按四缝穴

【取　穴】　正坐位,在两手2~3指的掌面,指间第三关节横纹的中点即是四缝穴。

【方　法】　用拇指指端用力掐按四缝穴1分钟,以略感疼痛为度。

【功　效】　具有泻热导滞,调和脏腑之功效,使唾液里的消化酶、胰淀粉酶及胰脂肪酶增加,有助于食物的消化和吸收。

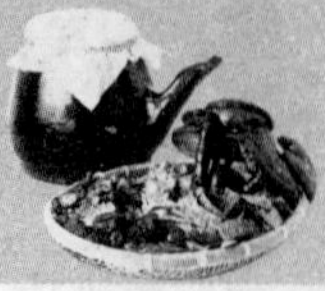

3. 按压上巨虚穴

【取　穴】 正坐位，屈膝 90°，手心对髌骨，手指朝向下，无名指指端处向下量 3 寸即是上巨虚穴。

【方　法】 用拇指或食指指腹垂直用力按压上巨虚穴 3 秒钟后放松，重复操作 10 次，以有酸痛感为度。

【功　效】 具有增加胃肠蠕动，促进胃肠消化液的分泌，改善食欲之功效。

（四）恶心呕吐（反胃）

1. 按掐足三里穴

【取　穴】 正坐位，屈膝 90°，手心对髌骨，手指朝向下，无名指指端处即是足三里穴。

【方　法】 用拇指指端按掐足三里穴，一掐一松，以有酸胀、发热感为度，连做 36 次，两侧交替进行。

【功　效】 具有调理脾胃，抑制胃积食，增强抗病能力之功效，对肝脏或胆囊等病症引起的恶心、呕吐有一定的作用。

2. 点压内关穴

【取　穴】 正坐位，在前臂掌侧，曲泽与大陵的连线上，腕横纹上 2 寸，掌长肌腱与桡侧腕屈肌腱之间，或前臂前区，距腕横纹向上三指宽处。

【方　法】 用一只手的拇指，稍用力向下点压对侧手臂的内关穴后，保持压力不变，继而旋转揉动，每次按揉 20～30 次。

【功　效】 具有宁心安神，宽胸理气，宣肺平喘，缓急止痛，降逆止呕之功效。

3. 按压胃俞穴

【取　穴】 俯卧位，肚脐水平线与脊柱相交椎体处，往上推 2 个椎体，其上缘旁开二横指处，或从背部中央稍下方，脊柱（第 12 胸椎）的两侧，旁开 1.5 寸处。

【方　法】 双手拇指同时用力按压或揉压左右两侧穴位。

【功　效】　具有和胃调中,祛湿消积,和胃健脾之功效,能缓解恶心、呕吐等症状。

(五)胃痛

1. 点压内关穴

【取　穴】　正坐位,在前臂前区,腕掌侧横纹上2寸,突出的两筋之间的点。

【方　法】　用一只手的拇指,稍用力向下点压对侧手臂的内关穴后,保持压力不变,继而旋转揉动,以产生酸胀感为度。

【功　效】　具有增强胃肠功能,促进消化吸收之功效,用于防治消化不良或其他原因引起的胃痛。

2. 点按中脘穴

【取　穴】　仰卧位,在上腹部的前正中线上,从肚脐中央向上量取4寸处。

【方　法】　用拇指指腹着力点按中脘穴,用力均匀,有一定力度,若感到指下有胃蠕动感或听到肠鸣更佳。

【功　效】　具有疏肝养胃,消食导滞,和胃健脾之功效,对各种胃肠疾病原因引起的疼痛均有一定的缓解作用。

3. 按压足三里穴

【取　穴】　正坐位,屈膝90°,手心对髌骨,手指朝向下,无名指指端处即是足三里穴。

【方　法】　两手手指指腹端垂直用力按压,或将手掌打开,握住腿部,用拇指按压足三里。

【功　效】　具有调理脾胃,增强机体免疫力之功效,用于治疗消化系统疾病,包括消化不良、胃胀、胃痛等。

(六)十二指肠溃疡

1. 按压足三里穴

【取　穴】　正坐位,屈膝90°,手心对髌骨,手指朝向下,无名指指端处即是足三里穴。

293

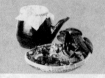

【方　法】　两手手指指腹端垂直用力按压,或将手掌打开,握住腿部,用拇指按压足三里。

【功　效】　具有调理脾胃,补中益气,改善胃酸分泌之功效。足三里是胃经之要穴,也是保健之常用主穴。

2. 点按胃肠点

【取　穴】　正坐位,手掌生命线的中点即为胃肠点。

【方　法】　用拇指指腹点按胃肠点约2分钟,以有疼痛感为度。

【功　效】　具有抑制胃酸分泌,促进胃肠蠕动之功效。

3. 点按中脘穴

【取　穴】　仰卧位,在上腹部的前正中线上,从肚脐中央向上量取4寸处。

【方　法】　用拇指指腹着力点按中脘穴,用力均匀,有一定力度,若感到指下有胃蠕动感或听到肠鸣更佳。

【功　效】　具有疏肝养胃,消食导滞,和胃健脾之功效,用于胃痛、腹痛、腹胀、反胃、恶心、呕吐、泛酸、食欲缺乏、泄泻、胃肠功能紊乱等病症。

(七)慢性胃炎

1. 按压足三里穴

【取　穴】　正坐位,屈膝90°,手心对髌骨,手指朝向下,无名指指端处即是足三里穴。

【方　法】　两手手指指腹端垂直用力按压,或将手掌打开,握住腿部,用拇指按压足三里。

【功　效】　具有调理脾胃之功效。足三里是人体的保健要穴,对于脾胃肠功能具有双向调节作用。

2. 点按中脘穴

【取　穴】　仰卧位,在上腹部的前正中线上,从肚脐中央向上量取4寸处。

【方　法】　用拇指指腹着力点按中脘穴,用力均匀,有一定力度,若感到指下有胃蠕动感或听到肠鸣更佳。

【功　效】　具有通肠胃,助消化之功效,配合胃俞治疗慢性胃病有很好的疗效。

3. 按压公孙穴

【取　穴】　正坐位,在足内侧缘第一跖骨底部,脚弓的凹陷处即是公孙穴。

【方　法】　用拇指或食指指端反复按压公孙穴,稍有疼痛感即可。

【功　效】　具有健脾胃,调冲任之功效,用于急慢性胃肠炎及消化系统疾病。

(八)慢性肠炎

1. 按揉关元穴

【取　穴】　仰卧位,在下腹部,前正中线上,脐中下 3 寸处即是关元穴。

【方　法】　以关元穴为圆心,左手掌或右手掌做逆时针及顺时针方向摩动 3～5 分钟,然后,随呼吸用食指或中指指腹按压 3 分钟。

【功　效】　具有培元固本,补益下焦之功效,用于治疗消化系统、泌尿系统、生殖系统疾病。

2. 按压脾俞穴

【取　穴】　俯卧位,从背部中央稍下方,脊柱(第 12 胸椎)的两侧,旁开 1.5 寸处即是脾俞穴,或取肚脐水平线与脊柱相交椎体处,往上推 3 个椎体,其上缘旁开二横指处。

【方　法】　双手拇指同时用力按压或揉压左右两侧穴位。

【功　效】　具有健脾化湿,健脾和胃之功效,对治疗慢性肠炎有较好的作用。

295

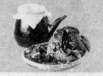

（九）便秘

1. 点按中脘穴

【取　穴】　仰卧位，在上腹部的前正中线上，从肚脐中央向上量取 4 寸处。

【方　法】　用拇指指腹着力点按中脘穴，用力均匀，有一定力度，若感到指下有胃蠕动感或听到肠鸣更佳。

【功　效】　具有健脾和胃之功效，用于便秘、腹胀、腹泻等消化系统疾病。

2. 按压天枢穴

【取　穴】　仰卧位，在腹中部，平脐中，距脐中 2 寸即是天枢穴。

【方　法】　用食指或中指的指腹按压天枢穴，同时向前挺出腹部并缓慢吸气，上身缓慢向前倾呼气，反复做 5 次。

【功　效】　具有增强肠胃蠕动的能力，提高腹部肌肉的弹性，促进排便之功效。

3. 按压支沟穴

【取　穴】　正坐位，在前臂背侧，当阳池与肘尖的连线上，腕背横纹上 3 寸，尺骨与桡骨之间处即支沟穴。或可取除拇指外的四指并拢，小指置于手背腕横纹的中点，食指指尖所至的两骨之间的凹陷处即是。

【方　法】　用拇指指腹分别按压双侧支沟穴 5～10 分钟，由轻到重，以有酸麻胀痛感为度。

【功　效】　具有增强大肠传导之功能，缩短大便在肠内停留的时间。

（十）小儿腹泻

1. 推动胃经

【取　穴】　正坐位，小腿前外侧，外踝尖上 8 寸，胫骨前缘外二横指（中指）处。

【方　法】　向手掌方向直线推动 200 次。

【功　效】　具有清热泻火、化生气血、调节气机之功效,用于腹痛即泻、色黄褐味臭、肛门灼热、口渴、尿少色黄。

2. 推动脾经

【取　穴】　正坐位,拇指桡侧缘(外侧),赤白肉际处,由指尖到指根。

【方　法】　在大拇指指面顺时针方向旋转推动 200 次。

【功　效】　具有帮助胃肠吸收消化之功效,用于大便清稀多沫、色淡不臭、面色淡白、肠鸣腹痛等症状的腹泻。

(十一)小儿厌食

1. 点按中脘穴

【取　穴】　仰卧位,在上腹部的前正中线上,从肚脐中央向上量取 4 寸处。

【方　法】　用拇指指腹着力点按中脘穴,用力均匀,有一定力度,若感到指下有胃蠕动感或听到肠鸣更佳。

【功　效】　具有疏肝养胃、消食导滞、和胃健脾之功效,用于便秘、腹胀、腹泻等。

2. 按揉足三里

【取　穴】　正坐位,屈膝 90°,手心对髌骨,手指朝向下,无名指指端处即是足三里穴。

【方　法】　用拇指指端按掐足三里穴,一掐一松,以有酸胀、发热感为度。

【功　效】　具有健脾和胃、通经活络、调理胃肠之功效,用于腹胀、胀泻、肠鸣。

(十二)疳积

1. 掐按四缝穴

【取　穴】　正坐位,仰掌伸指,于食指、中指、无名指、小指掌面近侧指骨关节横纹中点取穴,或取手指,第 2~5 指掌面的近侧指向关节横纹的中央,一手 4 穴。

【方　法】　用拇指指腹着力向下按揉四缝穴 10～15 分钟。

【功　效】　具有健脾消积,祛痰导滞之功效,可缓解小儿疳积。

2. 捏脊

【取　穴】　正坐位,不必拘泥于穴位,因为脊柱及其两侧正是督脉和足太阳膀胱经的行走路线,捏脊可以刺激两条经络。

【方　法】　从尾椎骨一直捏到脖子:捏起皮肉,放开;再捏起皮肉,再放开,不断重复。

【功　效】　具有健益脾胃,调理脏腑,疏通经络,升降气机,滋阴补血,平抑心火之功效。

第四节　脾胃病敷脐疗法

敷脐法也称为脐疗,是中药外治疗法的重要内容之一。它是以中医经络学说和脏腑学说为理论基础,根据不同病症的需要,选择相应的治疗药物,如制成丸、散、膏、丹、糊等剂型,药物通过对脐部(神阙穴)局部穴位,以起到治病防病目的的一种外治方法。在辨证论治的基础上,脐疗对单纯性的疾病或疾病的某一阶段,不需要用其他药物或方法。但对某些比较复杂的疾病或急症,需要在内服药或采取其他疗法的同时,配合敷脐疗法产生内外协同作用,可促进疾病的痊愈。

一、脐疗的机制

经络是人体结构组织的重要组成部分,是沟通表里、上下的一个独特系统,外与皮肤肌腠、四肢百骸相连,内与五脏六腑相接。而脐在经络系统中是一个重要穴位,名神阙穴,属于任脉。任脉为阴脉之海,与督脉、冲脉为"一源三歧",三脉经气相通,故有"脐通百脉"之说。脐疗是通过经络的传导作用,选用相应的药物敷脐,既有穴位刺激作用,又经过经络传导,使药物充分发挥药效,疏通经络,调理气血,补虚泻实,调理阴阳,促使机体失调的状态趋于平衡,达到逐渐消除疾病目的的一种治疗方法。

脐疗是通过局部皮肤透入吸收而起作用的外治方法。吴师机说:"外治之理,即内治之理,外治之药,即内治之药,所异者法耳,医理、药性无二,而法则神奇变幻。"说明外治和内治相同,所不同的是给药途径的不同,内治是口服药物达到治疗作用,外用药物是通过皮肤吸收,经过浅表的经脉,连续十二经脉,可贯穿全身而达病所,起到治疗作用。

明代徐大椿说:"汤药不足尽病,用膏药贴之,闭塞其气,药性从毛孔而入腠理,通经贯络,或托而出之,或攻而散之,较汤药尤为有力。"可见脐疗通过药物的相应药理作用而发挥其调整人体阴阳平衡、脏腑气血盛衰的作用。现代研究证实,药物敷脐时,药物分子通过脐部皮肤的渗透和吸收作用而弥散入人体,通达全身。再说脐部特定穴位,其凹陷可存放药物,外加膏药或胶布固定,形成自然的闭合条件,使正常汗腺分泌的湿气不致消失于大气而湿润药物,促进药物吸收。又以辛香药物除本身具有的治疗作用外,可以削弱脐部表皮角质层的屏障作用,加强药物的渗透性,用醋、药汁调敷能增强脂溶性成分的溶解吸收,同时还起到引经作用,使药物直达病所,增强疗效。

二、脐疗操作方法

一般仰卧,暴露脐部。在神阙穴上放置一小勺已制的脐疗散或膏,每日 1 次,10~15 次为 1 个疗程。

三、脐疗注意事项

脐疗应注意体位。选择合适体位,暴露施术部位,以药物不流失为宜。严格消毒,一般宜用 75% 酒精进行局部消毒,然后再外

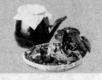
敷药,避免皮肤感染。认真覆盖,束紧固定。药物敷贴后,选消毒纱布覆盖,胶布或绷带固定,以免药物流失、脱落而影响疗效,但要避免损伤皮肤。发生水疱时,可用消毒针挑破,外擦甲紫药水。小儿皮肤薄嫩,不宜使用刺激性过强的药物,贴药时间不宜太长,一般在1～2小时为宜。此外,小儿外敷还应加强护理,不能用手搔抓、拭擦。有皮肤过敏、皮肤破损者不宜使用中药外敷疗法,治疗中出现不良反应,应立即撤去药物,对症处理。脐疗对于久病体弱患者及严重心脏病、肝病患者,使用不良反应的药物药量不宜过大,时间不宜过长,以免发生不适。孕妇禁用。

四、脐疗治法与功效

吴师机说:"膏药可以统治百病。"又说:"中焦之病,以药物切粗末炒香,布包敷脐上为第一捷法。"还说:"对上下焦之病,也可用敷脐而上下相应。"可见脐疗的适应证很广,治法很多,尤其对消化系统、呼吸系统、泌尿系统、生殖系统、神经系统、心血管系统均有作用。能增强机体免疫力,可保健养生。

1. 温阳益气,回阳固脱 以温热药物贴脐,通过药物的温热刺激,或艾灸、热熨的传导作用,能兴奋呼吸中枢神经,而温通阳气,回阳固脱,达到阳复厥苏的目的。中医常用食盐填脐艾灸,对虚脱、晕厥、休克、中风昏迷患者急救有效。

2. 健脾和胃,升清降浊 适用于胃痛、痞满、反胃、呕吐、泄泻、呃逆等。

3. 通调三焦,利水消肿 能激发三焦的气化功能,使气机通畅,经络疏通,可治疗小便不利、腹水、水肿、黄疸等病症。

4. 调理冲任,温补下元 冲为血海,任主胞胎,冲任督带与妇女的经、带、胎、产息息相关,故药物温脐可调理冲任安胎。临床用于阳痿、遗精、早泄及妇女月经不调、痛经、崩漏、带下、不孕等病症。

5. 通经活络，行气止痛 脐通百脉，温热药贴脐后，能够通经活络、理气和血，达到"通则不痛"。适用于痹证、手足麻木及诸痛等病症。

6. 敛汗固表，涩精止带 能收敛人体的精、气、神、津，调整脏腑，阴阳平衡，使气血调畅，营卫通利。临床常用于治疗自汗、盗汗、梦遗、滑精、久泻、带下、惊悸、失眠等。

7. 强壮却病，养生延年 脐为先天之命蒂、后天之气舍，是强壮保健的要穴，脐疗可增强人体抗病能力，提高机体的免疫功能，具有补脾肾和益精气之功效。用于虚劳诸疾、神经衰弱，并有保健、抗癌、延年益寿的作用。

五、脾胃病症的脐疗

（一）慢性胃炎

1. 胃气壅滞

【药　物】 香附 3 克，厚朴 1 克，枳壳 1 克。

【治　法】 将上药混合研成细末，用醋将药末调成糊状，敷于脐中，外用胶带固定，每日更换药 1 次。

【应　用】 适用于胃脘胀痛、食后加重、嗳气、有酸腐气味，或有明显伤食病史，或有感受外邪病史，或有怕冷、怕热、肢体困重等感觉，舌红，苔薄白或厚，脉滑者。

2. 肝胃气滞

【药　物】 青皮 12 克，川楝子 12 克，吴茱萸 12 克，延胡索 12 克。

【治　法】 将上药混合研成细末，贮瓶备用。用时取药末适量敷于脐中、期门（位于胸部，当乳头直下，第六肋间隙，前正中线旁开 4 寸），外用胶布固定，每日换药 1 次，直至病愈。

【应　用】 适用于胃脘胀痛，连及两胁，疼痛攻撑走窜，或因情志变化而加重，伴有善太息，不思饮食，精神抑郁，夜寐不安，舌

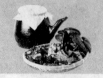

红,苔薄白,脉弦者。

3. 脾胃虚寒

【药　物】　巴豆3粒,胡椒粉3克,公丁香3克,大枣(去核)10枚,姜汁适量。

【治　法】　将前3味药研成细末,加入大枣共捣如泥,再把生姜汁调和捣烂如厚膏状备用。取药膏撮如蚕豆大,敷于脐中,盖以纱布,胶布固定;再取适量药膏敷于脾俞(脾俞穴位于人体的背部,在第11胸椎棘突下,左右旁开两指宽处,胃俞穴位于人体的背部,当第12胸椎棘突下,左右旁开两指宽处),每日换药1~2次,10日为1个疗程。

【应　用】　适用于胃脘隐痛,遇寒冷或饥饿加剧,得温暖或进食后则缓解,喜温暖,喜按揉,伴有面色差,神疲,四肢乏力,不温,食少便稀薄,或吐清水,舌淡,苔白,脉虚弱者。

(二)胃下垂

1. 中气下陷

【药　物】　黄芪15克,党参15克,丹参15克,当归10克,白术10克,白芍10克,枳壳10克,姜末10克,升麻6克,柴胡6克(食欲缺乏者加鸡内金10克,大便溏泄者加焦六曲)。

【治　法】　将上药(除姜末外)焙干,共研成细末备用。用时取药末适量敷于脐中,外用胶布固定,每3日换药1次,每日隔药灸1次,艾长1.5厘米,连灸3次,1个月为1个疗程。

【应　用】　适用于面色萎黄,形体消瘦,神疲乏力,少气懒言,食欲缺乏,脘腹胀满不适,食后加重,平卧减轻,常伴有嗳气或泛吐痰涎,大便稀薄,舌淡,苔薄白,脉虚弱者。

2. 脾胃不和

【药　物】　蓖麻子仁20克,五倍子10克。

【治　法】　将上药共捣烂,纱布包裹,敷脐上,每日早、中、晚各熨1次,隔4日换药1次。

【应　用】　适用于胃脘胀闷不适，食入难以消化，嗳气，甚者恶心呕吐，大便时干时稀，舌淡红，苔白或厚，脉缓者。

（三）呃逆

1. 胃寒气逆

【药　物】　丁香、附子、干姜、木香、羌活、茴香各等量，食盐250克。

【治　法】　将上药碾成细末，贮瓶密封备用。用时取药末30克，填于神阙穴，胃俞穴（位于人体的背部，当第12胸椎棘突下，左右旁开两指宽处），膈俞穴（位于人体的背部，当第七胸椎棘突下，左右旁开两指宽处），胶布固定；外铺薄布1块，将食盐热熨袋放在脐窝处反复熨之，每日1～2次，直至病愈停药。

【应　用】　适用于呃逆沉缓有力，其呃得热则减，遇寒加重，恶食冷饮，喜饮热汤，胃脘部不舒，口淡不渴，或有过食生冷、寒凉史，或于受寒后发病，舌淡，苔白，脉迟缓者。

2. 胃火上逆

【药　物】　芒硝、胡椒各适量。

【治　法】　将上药碾成细末，贮瓶密封备用。用时取药末适量，填于神阙穴中，盖以纱布，胶布固定，每日换药1次，直至病愈停药。

【应　用】　适用于呃声洪亮有力，冲逆而出，口臭烦渴，多喜饮冷，脘腹满闷，大便秘结，小便短赤，苔黄燥，脉滑数者。

（四）呕吐

1. 饮食停滞

【药　物】　胡椒5克，丁香5克，酒曲3个，生姜汁、绍酒各适量。

【治　法】　将上药共捣烂成膏状，用时取药膏适量加绍酒适度炒热，填在神阙穴上，外用纱布覆盖、胶布固定，每日换药1次。

【应　用】　适用于呕吐酸腐，脘腹胀满，嗳气厌食，得食则呕

303

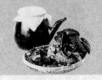

吐愈甚,吐后反畅,伴有大便气味臭秽,舌淡红,苔厚腻,脉滑实者。

2. 肝气犯胃

【药　物】　大黄、丁香、甘草各等量。

【治　法】　将上药碾成细末,贮瓶密封备用。用时取药末10～15克,填于神阙穴,期门穴(位于胸部,当乳头直下,第六肋间隙,前正中线旁开4寸即是),盖以纱布,胶布固定,每日换药1次,直至病愈停药。

【应　用】　适用于呕吐吞酸,嗳气频繁发作,胸胁胀满,烦闷不舒,每因情志不遂时加重,舌边红,苔薄腻,脉弦者。

(五) 腹胀

1. 痰湿内阻

【药　物】　厚朴、吴茱萸、半夏、干姜各适量。

【治　法】　将上药碾成细末,贮瓶密封备用。用时取药末适量,用温开水调成糊状,填于脐中,外盖纱布,胶布固定,每3日换药1次。

【应　用】　适用于胸脘部胀满不适,恶心呕吐,伴有头晕目眩,头重如裹,身重肢倦,或见咳嗽痰多,口淡不渴,舌体胖大,边有齿痕,苔白厚腻,脉沉滑者。

2. 湿热壅滞

【药　物】　厚朴、黄连、栀子、枳壳、大黄各适量。

【治　法】　将上药碾成细末,贮瓶密封备用。用时取药末适量,用温开水调成糊状,填于脐中,外盖纱布,胶布固定,每3日换药1次。

【应　用】　适用于胸闷腹胀,头晕身重,无饥饿感,食后身体发热,口中淡而无味,小便黄少,大便稀而不爽,舌苔黄腻,脉弦数者。

3. 肝气犯胃

【药　物】　厚朴1克,枳壳1克,柴胡0.5克,黄酒适量。

【治　法】　将上药碾成细末,黄酒调成糊状敷贴于脐孔中,期门穴(位于胸部,当乳头直下,第六肋间隙,前正中线旁开 4 寸即是),阳陵泉穴(位于人体的膝盖斜下方,小腿外侧之腓骨小头稍前凹陷中),外盖纱布,胶布固定,每周换药 1 次,直至病愈为止。

(六)腹痛

1. 湿热壅滞

【药　物】　苦瓜藤 20 克。

【治　法】　将苦瓜藤洗净,捣烂后敷于脐部,纱布覆盖,胶布固定,每日换药 1 次。

【应　用】　适用于腹部胀痛,拒按,大便秘结,或泄后不爽,伴有胸闷不舒,烦渴引饮,身热自汗,小便短赤,舌红,苔黄燥或黄腻,脉滑数者。

2. 虚寒腹痛

【药　物】　白胡椒 10 粒,吴茱萸 1.5 克,香附 1.5 克,炮干姜 1 克,公丁香 10 克。

【治　法】　将上药碾成细末,贮瓶密封备用。用脱脂棉球裹如小球状;用时取药棉球填入脐孔中,以手按压,使棉球紧贴脐孔后壁,外用纱布覆盖贴紧,贴后用手指在胶布上对准脐孔按下,使之贴牢,加敷足三里、脾俞穴,每日换药 1 次,直至病愈方可停药。

【应　用】　适用于腹痛绵绵,时作时止,喜热恶冷,痛时喜按,饥饿时及劳累后加重,得食休息后减轻,精神疲倦,四肢乏力,畏寒却冷,食欲差,面色无华,大便质稀薄,舌淡,苔薄白,脉沉细者。

3. 肝气郁滞

【药　物】　高良姜、香附、台乌、广木香各等份。

【治　法】　将上药碾成功细末,贮瓶密封备用。用时取药末 15～20 克撒布于 8 平方厘米胶布中间,把药末贴敷于脐孔中,加敷期门,外以纱布束之,每日换药 1 次,直至痛止停贴。

【应　用】　适用于脘腹疼痛,胀满不舒,两胁下胀痛,常痛引

305

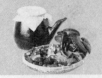

腹部两侧,时好时差,嗳气或矢气后则舒,遇忧思恼怒则疼痛加剧,舌边红,苔薄白或微黄,脉弦者。

(七)泄泻

1. 寒湿泄泻

【药　物】　胡椒 30 克,饭团适量。

【治　法】　将胡椒研为细末,贮瓶密封备用,用时取药末 3～4 克,和饭团混合均匀,做成圆饼,敷在神阙穴(脐中)上,外用纱布覆盖,胶布固定,每日换药 1 次。

【应　用】　适用于泻下清稀,甚至水样便,肠鸣辘辘,四肢冷,口不渴,舌苔薄白,脉濡缓者。

2. 食滞泄泻

【药　物】　车前子 9 克,滑石粉 6 克,甘草 3 克。

【治　法】　将上药混合后碾成粉末,贮瓶密封备用。用时取药末适量,填在脐部(神阙穴),外用纱布覆盖,胶布固定,每日换药 1 次。

【应　用】　适用于腹痛即泻,泻下急迫,势如水注,或泻而不爽,粪色黄褐而臭,舌质红,苔黄腻,脉濡数或滑数者。

3. 食滞泄泻

【药　物】　吴茱萸 3～5 克,食醋 5～6 毫升。

【治　法】　将吴茱萸研细末,加入食醋调成糊状,加温至40℃左右,摊于两层纱布上;将纱布四周折起,敷于神阙穴,中脘穴(位于上腹部,前正中线上,当脐中上 4 寸处)、建里穴(上腹部,前正中线上,当脐中上 3 寸);胶布固定,12 小时更换 1 次。

【应　用】　适用于腹痛肠鸣,泻后痛减,泻下粪便臭如败卵,夹有不消化之物,舌苔厚腻,脉滑大。

(八)便秘

1. 实证便秘

(1)热秘

【药　物】　生甘遂 3 克,冰片 1 克,食盐 4 克。

【治　法】　将上药研细末,和匀,撒入脐中,取纯艾绒0.1克做成圆锥状,置于药末上灸之,每次5～7壮;若病情较轻者,亦可以将药末撒于脐中内,外盖纱布,胶布固定,每日换药1次。

【应　用】　适用于大便干结,腹中胀满,伴有口干口臭,小便短赤者。

(2)气秘

【药　物】　枳实30克,青皮15克,食盐30克。

【治　法】　将上药混合碾成细末,在锅内炒热,用布包裹。用时将药包放,在患者脐部熨之,冷后再炒再熨,持续40分钟,每日2～3次。

【应　用】　适用于大便干结,腹中胀满,伴有口干口臭,小便短赤,或伴有胸胁满闷,嗳气呃逆等,舌红,苔黄燥,脉滑数者。

2. 虚证便秘

(1)气虚

【药　物】　淡豆豉6克,松子仁9克,皂角刺12克,五倍子6克,葱白适量。

【治　法】　将前4味药共碾成细末,与葱白共捣烂如膏状。用时取药膏适量,敷于患者脐孔上,加足三里、脾俞,盖以纱布,胶布固定,每日换药1次。

【应　用】　适用于大便干结,欲便不出,腹中胀满,伴有便后乏力,汗出气短者。

(2)血虚

【药　物】　当归30克,大黄15克,芒硝10克,甘草10克。

【治　法】　将上药共碾成细末,加水适量熬成浓稠膏状备用。用时取药膏适量,摊布在蜡纸或者纱布上,敷于患者脐孔上,盖以纱布,胶布固定,一般贴药12～24小时,大便即通。

【应　用】　适用于大便干结,欲便不出,腹中胀满,伴有便后乏力,汗出气短;或伴有心悸气短,失眠健忘,舌淡,苔白,脉细者。

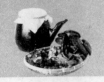

（3）阳虚

【药　物】　巴豆、附子、大黄各适量。

【治　法】　将上药共碾成细末，用时取药末敷于患者脐孔中，盖以纱布，胶布固定，每日换药1次。

【应　用】　适用于大便干结，欲便不出，腹中胀满，或伴有面色苍白，四肢不温，喜热怕冷，小便清长，或腹中冷痛，拘急，怕按揉，或腰膝酸冷，舌淡，苔白，脉沉迟者。

第五节　补脾养胃足疗法

中医学认为，"足乃六经之根"，是人的"第二心脏"。足浴保健疗法是足疗诸法中的一种，疏通腠理，散风降温，透达筋骨，理气和血，从而达到增强心脑血管功能能、促进消化吸收、改善睡眠、消除疲劳和亚健康状态、增强人体抵抗力等一系列保健功效和补肾强身，延缓衰老的作用。

一、足浴保健疗法

足浴保健疗法又分为普通热水足浴疗法和足药浴疗法。普通热水足浴疗法是指通过水的温热和机械作用，刺激足部各穴位，促进气血运行，畅通经络，改善新陈代谢，进而起到防病及自我保健的效果。

足药浴疗法是指选择适当的药物、水煎后加入温水，然后进行足药浴，利用药物透过皮肤、孔窍、腧穴等部位的直接吸收，进入经脉血络，输布全身而发挥其药理效应。研究表明，中药药浴外治机制为，药浴外治除药物直入血液循环发挥其本身的药理作用外，还有调节各系统组织器官功能和机体免疫功能的作用，对病灶局部也发挥治疗和保健作用。

在人体的经脉中，足少阴肾经起于足小趾下，斜行于足心涌泉穴,出行于舟骨粗隆之下,沿内踝后,分出进入足跟,向上沿小腿内侧后缘,至腘内侧,上股内侧后缘入脊内长强穴,穿过脊柱,属肾,络膀胱。肾主藏精,有摄纳、储存、封藏精气的生理功能,主生长、发育、生殖和水液代谢。泡洗脚擦足心,通过经络的传递作用,对肾脏能起到良好的刺激,激发其内在活力,增强其对机体各脏腑组织的温煦、滋养作用。通过经络的联系,洗擦足部,对心、脾、肾等内脏起到有效的调理及体内升清降浊作用。

二、足浴的具体方法

足浴的具体方法是,可在每日晚上临睡前,平坐于凳上,平定情绪,排除杂念,用温水以双脚浸入时感觉温暖舒适无烫灼感为宜,连带洗泡,边洗边用手摩擦双脚,10～15分钟擦干;然后先将左脚抬起,搁在右腿膝部,用左手握脚趾,尽力向外扳,用右手擦足底心,以足底心前1/3处凹陷中的涌泉穴为中心,擦至发热为止;最后,换成右脚搁在左腿膝部,用右手扳足趾,左手擦足底心至热为止。

足浴的时间为25～30分钟,足浴器的水温一般以35～38℃为最好,以避免因足浴引起的不适。

三、足浴的禁忌

足浴因为在整个过程中身体会消耗很多热能,中老年人糖原贮量低下,容易因血糖过低发生低血糖性休克。如果饭后立即泡脚,会因气温的升高,热能的刺激,使皮肤血管膨胀,消化器官中的血液相对减少,从而妨碍食物的消化和吸收。如果水温在40℃以上,超过了人的体温,使热能不容易散发,容易发生虚脱。由于泡脚水过热会有后患,因此水温切忌过高。

足浴避免搓擦皮肤过重,否则会造成表皮细胞损伤,甚至会发生出血,这会使皮肤这一人体自然防线的抗御能力下降,在皮肤微

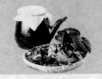
细胞破损处细菌或病毒会乘虚而入。足浴也不宜过久，否则会使皮肤的毛细血管扩张，容易引起大脑暂时性缺血，严重时可晕倒。患有高血压、动脉硬化的老年人，在热水中久泡，有诱发中风的危险。也不能泡脚过勤，会使皮肤因缺乏油脂而变得粗糙、干燥、皮屑过多，甚至发生皮肤裂纹或损伤。四季泡脚的频率应有别，泡脚的次数，一般每日1次，因治疗需要也可以每日2次，但老年人应以每日1次为宜。一般的人，在冬季可每日泡1次，夏季每日泡2次。

患严重心力衰竭、心肌梗死、皮肤破损或皮肤感染者不宜足浴。饭前、饭后30分钟不宜足浴。足浴时，由于足部血管受热扩张，使头部血液供应量减少，可能会出现头晕的症状。这时应暂停足浴，必要时可对症处理。

四、补脾养胃足疗法

健康始于"足"下。足浴疗法，通过药物对足底部穴位及经络的刺激，以起到调整阴阳、调和气血、扶正祛邪、疏通经络等作用，从而达到防病治病为目的的一种绿色健康疗法。

(一)慢性胃炎

1. 藿香佩兰方

【原　料】　藿香50克，佩兰30克，鸡蛋壳10个。

【用　法】　将上药加水适量，煎煮30分钟，去渣取汁，与开水1500毫升同入足浴桶中，先熏后泡浴。每次30分钟，每日1次，7日为1个疗程。

【功　效】　具有疏肝理气，和胃止痛之功效。

【应　用】　适用于慢性胃炎。

2. 陈皮生姜方

【原　料】　陈皮50克，生姜30克。

【用　法】　将上药加清水2000毫升，煎至水剩1500毫升时,澄出药液,倒入足浴桶中,先熏蒸,待温度适宜时泡浴双脚。每晚临睡前泡洗 1 次,每次 40 分钟,7 日为 1 个疗程。

【功　效】　具有温中散寒止痛之功效。

【应　用】　适用于风寒侵袭所致的胃脘疼痛。

(二)呃逆

1. 麦冬玉竹方

【原　料】　麦冬 20 克,玉竹 30 克,竹茹 50 克。

【用　法】　将以上 3 味药同入锅内,加水适量,煎煮 30 分钟,去渣取汁,与 3 000 毫升开水同入泡足浴桶中,先熏蒸,后泡足,呃逆发作时重泡。每次 30 分钟,每晚 1 次,3 日为 1 个疗程。

【功　效】　具有养阴生津,除烦止呃之功效。

【应　用】　适用于胃阴不足型呃逆,症见口渴心烦、汗出体倦、呕吐呃逆者。

2. 桂枝黄芪生姜方

【原　料】　桂枝 15 克,炙黄芪 20 克,生姜 20 克。

【用　法】　将以上 3 味药同入锅内,加水适量,煎煮 30 分钟,去渣取汁,与 3 000 毫升开水同入泡足浴桶中,先熏蒸,后泡浴足,呃逆发作时重泡。每次 30 分钟,每晚 1 次,3 日为 1 个疗程。

【功　效】　具有补益脾胃,温阳散寒之功效。

【应　用】　适用于脾胃虚寒型呃逆,症见呃声低沉无力、空腹易发、肢冷无力和苔白舌质淡者。

3. 石膏知母竹茹方

【原　料】　生石膏 60 克,知母 10 克,竹茹 30 克。

【用　法】　将生石膏打碎后,与知母、竹茹同入锅中,加水适量,煎煮 30 分钟,去渣取汁,与 3 000 毫升开水同入泡足浴桶中,待水温降至 30℃～40℃时浸泡双足。每次 30 分钟,每晚 1 次,3 日为 1 个疗程。

【功　效】　具有清胃泻火,降气止呃之功效。

311

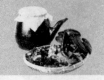

【应　用】　适用于热性呃逆,症见呃声响亮有力、口臭口渴、喜冷饮和舌苔黄者。

4. 川椒橘皮桂枝方

【原　料】　川椒 10 克,橘皮 10 克,桂枝 20 克。

【用　法】　将以上 3 味药同入锅内,加水适量,煎煮 30 分钟,去渣取汁,与 3 000 毫升开水同入泡足浴桶中,先熏蒸,后泡足,呃逆发作时重泡。每次 30 分钟,每晚 1 次,3 日为 1 个疗程。

【功　效】　具有温中散寒,和胃止呃之功效。

【应　用】　适用于寒性呃逆,症见呃逆频作、遇寒加重、进食热饮后减轻和苔白舌质淡者。

5. 党参白术干姜方

【原　料】　党参 20 克,白术 20 克,干姜 15 克。

【用　法】　将以上 3 味药同入锅内,加水适量,煎煮 30 分钟,去渣取汁,与 3 000 毫升开水同入泡足浴桶中,先熏蒸,后泡足,呃逆发作时重泡。每次 30 分钟,每晚 1 次,3 日为 1 个疗程。

【功　效】　具有补中益气,散寒止呃之功效。

【应　用】　适用于脾胃虚寒型呃逆,症见脾肺气虚、面色萎黄、肢冷无力者。

6. 沙参天冬竹茹方

【原　料】　沙参 15 克,天冬 20 克,竹茹 50 克。

【用　法】　将以上 3 味药同入锅内,加水适量,煎煮 30 分钟,去渣取汁,与 3 000 毫升开水同入泡足浴桶中,先熏蒸,后泡足,呃逆发作时重泡。每次 30 分钟,每晚 1 次,3 日为 1 个疗程。

【功　效】　具有滋养胃阴,降逆止呃之功效。

【应　用】　适用于胃阴不足型呃逆,症见呃声短促、口干舌燥和舌红而干者。

7. 竹茹柿蒂方

【原　料】　竹茹 50 克,柿蒂 15 克,绿茶 5 克。

【用　法】　将以上 3 味药同入锅内,加水适量,煎煮 30 分钟,去渣取汁,与 3 000 毫升开水同入泡足浴桶中,先熏蒸,后泡足,呃逆发作时重泡。每次 30 分钟,每晚 1 次,3 日为 1 个疗程。

【功　效】　具有清心除烦,降逆止呃之功效。

【应　用】　适用于热性呃逆,症见烦热呃逆、胸满呃逆、胃热呕吐和舌苔偏黄者。

8. 双姜方

【原　料】　鲜生姜 20 克,高良姜 15 克,橘皮 30 克。

【用　法】　将鲜生姜、高良姜洗净后连皮切片,橘皮洗净后切丝,同入锅内,加水适量,煎煮 30 分钟,去渣取汁,与 3 000 毫升开水同入泡足浴桶中,先熏蒸,后泡足,呃逆发作时重泡。每次 30 分钟,每晚 1 次,3 日为 1 个疗程。

【功　效】　具有理气调中,散寒止呃之功效。

【应　用】　适用于寒性呃逆,症见呃声低沉、气弱无力、面色萎黄、脘腹胀满。

(三)呕吐

1. 干姜黄连附子方

【原　料】　干姜 20 克,川黄连 20 克,胡椒 20 克,生姜 20 克,吴茱萸 20 克,附子 30 克。

【用　法】　将上药开水煎 20～25 分钟,取药液 3 000 毫升,加水至药液温度为 40℃左右,沐浴胸腹部,冷者加温再洗,并浸泡双足。每次 30～60 分钟,每日 1～2 次。

【功　效】　具有温胃止呕,散寒解毒之功效。

【应　用】　适用于呕吐、脘腹冷痛、宿食不消、反胃者。

2. 莱菔子山楂方

【原　料】　莱菔子 30 克,橘皮 30 克,生山楂 20 克。

【用　法】　将以上 3 味中药入锅内,加水适量,煎煮 30 分钟,去渣取汁,与 3 000 毫升开水同入泡足浴桶中,先熏蒸,后泡双足。

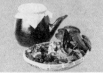

每次 30 分钟,每晚 1 次,3 日为 1 个疗程。

【功　效】　具有消食导滞、和胃止吐之功效。

【应　用】　适用于食滞停积型呕吐,症见呕吐酸腐食物、脘腹胀满、嗳气厌食、大便不畅,以及苔黄腻和脉滑者。

3. 沙参竹茹方

【原　料】　北沙参 20 克,竹茹 30 克,橘皮 50 克。

【用　法】　将上 3 味药入锅内,加水适量,煎煮 30 分钟,去渣取汁,与 3 000 毫升开水同入泡足浴桶中,先熏蒸,后泡双足。每次 30 分钟,每晚 1 次,3 日为 1 个疗程。

【功　效】　具有滋养胃阴,和胃止吐之功效。

【应　用】　适用于胃阴不足型呕吐,症见呕吐或干呕、口燥咽干、饥不欲食、大便干结,以及舌红少苔和脉细而快者。

4. 苏叶半夏方

【原　料】　紫苏叶 20 克,防风 15 克,姜半夏 30 克。

【用　法】　将以上 3 味中药入锅内,加水适量,煎煮 30 分钟,去渣取汁,与 3 000 毫升开水同入泡足浴桶中,先熏蒸,后泡双足。每次 30 分钟,每晚 1 次,3 日为 1 个疗程。

【功　效】　具有发散风寒,和胃止吐之功效。

【应　用】　适用于外感风寒型呕吐,症见恶寒发热、胸闷腹胀、恶心呕吐和苔薄脉浮者。

(四)小儿厌食

1. 莱菔子槟榔方

【原　料】　莱菔子 25 克,槟榔 25 克,高良姜 20 克。

【用　法】　将上药加清水 1 500 毫升,煎取 1 000 毫升时,倒入足浴桶中,待温度适宜时泡洗双脚,并洗小腿。每晚临睡前泡洗1 次,每次 20 分钟,7 日为 1 个疗程。

【功　效】　具有消食,导滞,开胃之功效。

【应　用】　适用于小儿厌食症。

2. 藿香半夏方

【原　料】　藿香 6 克,半夏 6 克,厚朴 6 克,山楂 6 克,鸡内金 6 克,砂仁 6 克,茯苓 10 克,甘草 3 克。

【用　法】　将上药加清水适量,煎煮 30 分钟,去渣取汁,与 1 000 毫升开水一起倒入足浴桶中,待温度适宜时泡洗双脚,并洗小腿。每次 20 分钟,每晚 1 次。

【功　效】　具有消食开胃,化浊运脾之功效。

【应　用】　适用于小儿食滞厌食。

（五）小儿腹泻

1. 艾叶胡椒方

【原　料】　鲜艾叶 50 克,白胡椒 25 克,透骨草 25 克。

【用　法】　将上药择洗干净,加水 500～1 000 毫升浸泡,以不烫为度,将患儿双足置入浸洗(每剂可煎 3 次)。每次 10～15 分钟,每日 3 次,连用 1～4 日。

【功　效】　具有健脾温中之功效。

【应　用】　适用于小儿消化不良性腹泻。

2. 猪殃殃方

【原　料】　猪殃殃 250 克。

【用　法】　将猪殃殃洗净,加水 2 000 毫升,煎取 1 500 毫升药液入脚盆中,待温度适宜时,让患儿赤足站立药液中,以药液不超过足踝为度。每次浸泡 10 分钟,每日 2 次,连用 3 日;慢性腹泻患儿可连续应用 5～7 日。

【功　效】　具有温脾止泻之功效。

【应　用】　适用于婴幼儿因消化不良、肠道感染、肠功能紊乱及原因不明的秋季腹泻。

（六）腹泻

1. 清热利湿方

【原　料】　葛根 50 克,白扁豆 150 克,车前草各 150 克。

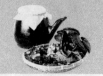

【用　法】　将上药水煎 20～30 分钟,去渣取汁,加入温开水适量,使水温在 30℃以上,水面超过脚踝,浸泡双足。每次 30～60 分钟,每日 2～3 次,每日 1 剂,连用 3 日为 1 个疗程。

【功　效】　具有清热利湿之功效。

【应　用】　适用于温热型泄泻者。伤食型者,加莱菔子 20 克;脾虚型者,加凤仙花 30 克或桂枝 50 克。

2. 桂连丁香方

【原　料】　肉桂 15 克,黄连 15 克,丁香 3 克。

【用　法】　将上方加水煎煮 2 次,然后混合在一起用,待温,足浴。每次 30～60 分钟,每日 1 剂。

【功　效】　具有温阳利湿之功效。

【应　用】　适用于大便溏稀、畏寒身冷者。

3. 蓼草木瓜方

【原　料】　辣蓼草 250 克,木瓜 150 克,黄荆叶 30 克。

【用　法】　将上药加清水适量浸泡 10 分钟后,水煎取汁,放入足浴桶中,待温时足浴。每次 30 分钟,每日 2～3 次,连用 5 日为 1 个疗程。

【功　效】　具有除湿解毒,清热止泻之功效。

【应　用】　适用于湿热型泄泻者。

4. 生姜葱白方

【原　料】　生姜 30 克,葱白 30 克。

【用　法】　将上药水煎取汁,同 1 000 毫升开水一起倒入足浴桶中,先熏蒸,待温度适宜时泡洗双脚。每次 40 分钟,每日 2 次,7 日为 1 个疗程。

【功　效】　具有发表散寒,通阳止泻之功效。

【应　用】　适用于受寒后引起的水泄者。

5. 生姜艾叶方

【原　料】　生姜 150 克,艾叶 100 克,益智仁 20 克。

【用　法】　将上药加水适量,煎煮30分钟,去渣取汁,与1000毫升开水同入足浴桶中,先熏蒸,待温泡洗双脚。每次40分钟,每晚1次,10日为1个疗程。

【功　效】　具有温补脾肾,散寒止泻之功。

【应　用】　适用于脾肾阳虚型慢性腹泻者。

7. 吴萸止泻方

【原　料】　吴茱萸30克,罂粟壳20克,肉豆蔻20克,桂枝20克,木香20克,陈皮20克。

【用　法】　将上药加水适量,煎煮30分钟,去渣取汁,与1000毫升开水同入足浴桶中,先熏蒸,待温泡洗双脚。每日1剂,每次10～15分钟,每日2～3次。

【功　效】　具有温中止泻之功效。

【应　用】　适用于各种腹泻,以寒性、慢性腹泻疗效为佳。

8. 马齿苋生姜方

【原　料】　马齿苋30克,生姜20克。

【用　法】　将上药捣成泥汁,放入开水盆中,用盖将盆盖严,过10～15分钟,待水温适宜后,将洗净的脚放入药液内浸泡30分钟,每日3次,7日为1个疗程。

【功　效】　具有清化止泻之功效。

【应　用】　适用于湿热型腹泻。

(七)便秘

1. 硝黄甘牛方

【原　料】　芒硝、大黄、牵牛子各适量。

【用　法】　将上述诸药择洗干净,同放入药罐中,加清水适量,浸泡5～10分钟,水煎取汁,放入脚盆中,待温时浴足。每日1剂,每次10～30分钟,每日2次,连用3～5日为1个疗程。

【功　效】　具有泻热通便之功效。

【应　用】　适用于大便秘结、口干口苦、小便短黄等。

317

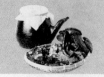

2. 锁阳苁蓉方

【原　料】　锁阳 10 克,肉苁蓉 10 克。

【用　法】　将上药择洗干净,同放入药罐中,加清水适量,浸泡 5～10 分钟,水煎取汁,放入脚盆中,待温时浴足。每日 1 剂,每次 10～30 分钟,每日 2 次,连用 3～5 日为 1 个疗程。

【功　效】　具有温阳通便之功效。

【应　用】　适用于寒性便秘手足不温、腰膝冷痛等。

3. 杏仁火麻仁方

【原　料】　杏仁 30 克,火麻仁 40 克,桑叶 50 克。

【用　法】　将上药放入锅中,加水适量,煎煮 30 分钟,去渣取汁,与 3 000 毫升开水一同倒入泡足桶中,先熏蒸,后泡足,并配合足底按摩。每次 30～40 分钟,每日 1 次,15 日为 1 个疗程。

【功　效】　具有清热祛燥,润肠通便之功效。

【应　用】　适用于各种习惯性便秘。

4. 党参山药方

【原　料】　党参 20 克,山药 30 克,郁李仁 40 克。

【用　法】　将上药放入锅中,加水适量,煎煮 30 分钟,与 3 000 毫升开水一同去渣取汁,倒入泡足桶中,先熏蒸,后泡足,并配合足底按摩。每次 30～40 分钟,每日 1 次,15 日为 1 个疗程。

【功　效】　具有益气补中,润肠通便之功效。

【应　用】　适用于气虚型习惯性便秘,症见大便不干硬,但临厕努挣难出,排便不尽,伴头晕乏力者。

5. 黄芪桃仁方

【原　料】　黄芪 20 克,桃仁 30 克,火麻仁 30 克。

【用　法】　将上药放入锅中,加水适量,煎煮 30 分钟,去渣取汁,倒入泡足桶中,先熏蒸,后泡足,并配合足底按摩。每次 30～40 分钟,每日 1 次,15 日为 1 个疗程。

【功　效】　具有益脾补虚,润肠通便之功效。

【应　用】　适用于气虚型习惯性便秘,症见大便干结、体虚早衰、肠燥难排者。

6. 番泻叶木香方

【原　料】　番泻叶50克,艾叶50克,木香20克,枳实20克。

【用　法】　将以上4味药同入锅中,加水适量,煎煮20分钟,去渣取汁,与3 000毫升开水同入泡足浴桶中,先熏蒸,后泡足,并配合足底按摩。每次30～40分钟,每日1次,15日为1个疗程。

【功　效】　具有清热通便之功效。

【应　用】　适用于体质较强者的习惯性便秘,对偏于热证者尤为适宜。

7. 当归麻仁方

【原　料】　当归60克,白芍9克,火麻仁30克,郁李仁15克,肉苁蓉15克,黑芝麻24克,甘草6克。

【用　法】　将上药加清水2 000毫升,煎至1 500毫升时,取药液倒入桶中,先熏蒸,待药液温度降到40℃左右时,泡洗双脚。每次30分钟,每日2次,5日为1个疗程。

【功　效】　具有滋补肝肾,润燥骨肠之功效。

【应　用】　适用于年老或久病津液短少所致的便秘。

8. 全瓜蒌香蕉皮方

【原　料】　全瓜蒌30克,香蕉皮250克,蒲公英100克。

【用　法】　将上药放入锅中,加水适量,煎煮30分钟,去渣取汁,与3 000毫升开水一同倒入泡足浴桶中,先熏蒸,后泡足,并配合足底按摩。每次30～40分钟,每日1次,15日为1个疗程。

【功　效】　具有清热利尿,润肠通便之功效。

【应　用】　适用于各种习惯性便秘。

9. 木香槟榔方

【原　料】　槟榔40克,大黄15克,木香20克,乌药20克。

【用　法】　将上药放入锅中,加水适量,煎煮30分钟,去渣取

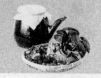

汁,与3 000毫升开水一同倒入泡足浴桶中,先熏蒸,后泡足,并配合足底按摩。每次30～40分钟,每日1次,15日为1个疗程。

【功　效】　具有疏肝理气,消积泻火之功效。

【应　用】　适用于气滞型习惯性便秘,症见欲便难出,便时肛门坠胀不适,伴有嗳气胸闷、腹部胀痛者。

10. 白术苍术方

【原　料】　白术50克,苍术50克,肉苁蓉50克,枳壳10克。

【用　法】　将上药共煎2次,每次以小火煎1小时以上,取药液合并,倒入泡足浴桶中,待温度适宜时浸泡双脚。每次30分钟,每日2次,7日为1个疗程。

【功　效】　具有补气养血,润燥化痰之功效。

【应　用】　适用于气虚型便秘。

11. 艾叶生姜方

【原　料】　艾叶100克,生姜100克,食盐50克。

【用　法】　将生姜、艾叶加清水1500毫升,煎至剩药液1000毫升,去渣取汁倒入足浴桶中,然后将食盐加入药液中,待温泡脚,每次20分钟,每日2次,7日为1个疗程。

【功　效】　具有散寒止痛,健胃消肿之功效。

【应　用】　适用于习惯性便秘。

第七章 补脾养胃运动疗法

运动可促进消化,增进食欲,使气血化源充足,精、气、神旺盛,脏腑功能不衰。运动对于脾胃的保健作用,主要体现在能够促进脾胃的消化功能上,而适量的运动能加速食物在胃中形成精微物质,促进脾脏水谷精微物质在全身各组织器官的分布。但是,不运动及运动量过于剧烈则会损害到脾胃,因此适当的运动是促进脾胃正常活动,使其更好地发挥功能。

第一节 脚趾活动疗法

根据经络循行的理论,人体的各脚趾是十二经脉相交接的部位,脾经对应足大趾,胃经对应第二趾。像平时走路一样,或用脚趾抓鞋底,或是按压足趾,可起到健脾胃的作用。脾胃虚弱的人经常活动一下脚趾,特别是足大趾和第二趾,能调节身体气血,使体内气血通畅,增强脾脏分布精微营养物质的能力,促进食物在胃中的消化。

方法:先用热水泡脚半小时,然后再用手按捏脚趾,时间最好控制在 15 分钟左右。或者洗脚时,在盆里放一些椭圆形、大小适中的鹅卵石,这样边泡脚边用脚趾抓石头。或多按摩脚趾,对于脾胃虚弱、常腹泻便者来说,可逆着脚趾的方向按摩;对于消化不良及有口臭、便秘的人,可顺着脚趾的方向按摩,以清泻胃火。也有顺手将小腿内侧的脾经及外侧的胃经一并按摩,起到健脾养胃的作用。

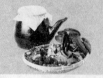

中医药补脾养胃

第二节　马步疗法

马步，中国武术名词，是坐马与步法之统称。站马步桩主要有两个目的，一是练腿力，二是练内功。站桩就是聚气。通过练习马步主要是为了调节"精、气、神"，完成对气血的调节、精神的修养训练，锻炼对意念和意识的控制。站马步可以加强下半身的肌肉力量，促进胃肠蠕动，还能调气调息。

马步的机制是，当两腿下蹲成 90°时，负载上身的重量需要很大的力量，这时就需要咽喉自然自锁（只能用鼻自然呼吸），提肛缩阴，气沉丹田。也就是要从满足腿部承受力开始，而后锁闭两头（即咽喉、肛门与阴部），使上下两处的承受力得到锻炼。

马步是采取站姿，双脚分开，距离为两倍的肩宽度，手放在膝盖之上下蹲，上身保持直立，两腿与地面成直角，眼睛平视前方。一般做 10～15 分钟，运动适可而止。在蹲马步的时候，要做到凝神静气，呼吸自然，蹲要达到深、平、稳，以练习喉、胸、肾等器官，并使腹部肌肉缩进，腿部肌肉紧张，以图达到全身性的综合训练。这种桩功，由于是长时间的静功，所以对于人体全身各器官是很好的锻炼。

322

第三节　太极拳疗法

太极拳作为一种饱含东方包容理念的运动形式，以腰部为枢纽的一项缓慢运动，其习练者针对意、气、形、神的锻炼，不仅可以很好地改善脾胃功能，还能放松人的心灵。是非常符合人体生理和心理要求的，对人类个体身心健康及人类群体的和谐共处，有着极为重要的促进作用，以下为太极拳的部分招式。

第一步，并步直立：身体自然直立，表情自然。头颈部要摆正，下颌内收，双眼目视前方，可以选择关注某一个地方或者某一件物品，凝视片刻，这样可以让练习者排除杂念，心神统一，便于接下来的练习。双肩和手臂放松，让双臂自然垂于身体两侧，两手轻轻贴在大腿外侧。双脚并拢，脚尖向前。同时，练习者还要注意调和自己的呼吸，呼吸要自然匀和。

第二步，左脚开步：将视线自然回收，让两眼视线落在身体前方两三米处。同时将身体重心转移到自己的右腿，左腿自然放松。轻提左脚，左脚尖不要超过右脚踝的高度。左脚向左分开半步左右的距离，前脚掌内侧先落地。保证两脚距离与两肩宽度相，双脚脚尖平行向前。在做这个动作时，左脚要轻起轻落，移动的速度要慢一些。

第三步，平举双臂：两臂缓缓向前抬起，抬到高度与双肩一致为止。两臂之间的距离要保持和两眉之间的距离相等。两掌掌心向下，指尖微微向下弯。两臂抬起时，两肘不能挺直，要放松一些，让两肘有向下落的趋势。

第四步，屈腿下蹲：两臂与两肩相平之后，双手向下按，直到双手腹部前方，掌心展开向前，指尖舒展超前。同时，两腿慢慢放松，逐渐向下弯，让自己的重心下降，逐渐形成马步姿势。马步的高度要依据练习者自身的特点，达到舒适得力的标准就可以。这时大腿要与地面保持 $45°\sim60°$ 的夹角。在做动作的过程中，上半身要一直保持原来的姿势，不要晃动。

总之，在练习的过程中，练习者一定要该动多少就动多少，少动一点儿是不到头，多动一点儿就是过，就是妄动。整套动作中，除开立步、独立步等身体有明显升降以外，身体高度应该大体保持一致，不能忽高忽低。在做每一个动作的时候，练习者要耐心体悟太极的道理，将自己的理解运用到实际的动作之中，这样才能将太极拳的补养脾胃的真正奥妙体现出来。

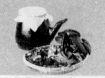
第四节　八段锦疗法

八段锦是我国传统养生术中的经典之作,主要是通过八段锦的动作能够很好地刺激肾脏部位的穴位,如通过前屈后伸,刺激了人体脊柱、腰椎、督脉、足太阳膀胱经命门穴、肾俞穴和腰阳关穴,并对肾脏起到了牵引按摩作用。肾脏受到牵引按摩,增强了生化肾精、肾气的功能,使位于第二、三腰椎棘突之间、关系肾气出入和维系生命之命门穴的通达能力增强,与之相关的位于命门穴外侧1.5寸处的足太阳膀胱经上的肾俞穴,其转输肾气的职能作用也会增强。而位于督脉上第四腰椎棘突下陷中,是人体督脉肾气、阳气必经的关隘的腰阳关穴,此穴因受刺激而疏通及因肾脏功能的增强而使其通关的能力增强,达到保肾固精以补脾养胃的效果。

第一段:双手托天理三焦。

【起　势】　自然直立,两臂自然下垂,手掌向内,两眼平视前方,舌尖轻抵硬腭,自然呼吸,周身关节放松,足趾抓地,意守丹田,以求精神集中片刻,两臂微曲,两手从体侧移至身前,十指交手互握,掌心向上。

【动　作】　①两臂徐徐上举,至头前时翻掌向上,肘关节伸直,头往后仰,两眼看手背,两腿伸直,同时脚跟上提,挺胸吸气。②两臂放下,至头前时,掌心由前翻转向下,脚跟下落,臂肘放松,同时呼气。

【收　势】　如此反复 16～20 遍,使呼气吸气均匀,最后十指松开,两臂由身前移垂于两侧。

第二段:左右开弓似射箭。

【起　势】　自然站立,左脚向左侧跨一步,两腿屈膝成马步,上体直,同时两臂平屈于两肩前,左手食指略伸直,左拇指外展微伸直,右手食指和中指弯曲,余下手指紧握。

【动　作】　①左手向左侧平伸,同时右手向右侧猛拉,肘弯曲与肩平,眼看左手食指,同时扩胸吸气,模仿拉弓射箭的姿势。②两手回收,屈于胸前,成复原姿势,但左右手指伸展相反,同时呼气。③右手向右侧平伸,同时左手向左侧猛拉,肘屈与肩平,眼看右手食指,同时扩胸吸气。

【收　势】　如此左右轮流进行16～20遍,最后还原成起势。

第三段:调理脾胃须单举。

【起　势】　立直,两臂自然垂伸于体侧,脚尖向前,双眼平视前方。

【动　作】　①右手翻掌上拳,五指伸直并拢,掌心向上,指尖向左,同时左手下按,掌心向下,指尖向前,拇指展开,头向后仰,眼看右指尖,同时吸气。②复原,同时呼气。③左手翻掌上举,五指伸直并拢,掌心向上,指尖向右,同时右手下按,掌心向下,指尖向前,拇指展开,头向后仰,眼看左指尖,同时吸气。④复原,再呼气。

【收　势】　运动时宜注意配合呼吸均匀,如此反复16～20遍,最后还原成起势。

第四段:五劳七伤往后瞧。

【起　势】　直立,两臂自然伸直下垂,手掌紧贴腿侧,挺胸收腹。

【动　作】　①双臂后伸于臀部,手掌向后,躯干不动,头慢慢向左旋转,眼向左后方看,同时深吸气,稍停片刻,头复归原位,眼平视前方,并呼气。②头再慢慢向右旋转,眼向右后方看,并吸气,稍停片刻,再旋转复归原位,眼平视前方,并呼气。

【收　势】　如此反复16～20遍,最后还原成起势。

第五段:攒拳怒目增气力。

【起　势】　自然站立,两腿分开屈膝成马步,两侧屈肘握拳,拳心向上,两脚尖向前或外旋转,怒视前方。

【动　作】　①右拳向前猛冲击,拳与肩平,拳心向下,两眼睁

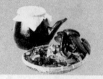

大,向前虎视。②右拳收回至腰旁,同时左拳向前猛冲,拳与肩平,拳心向下,两眼睁大,向前虎视。③左拳收回至腰旁,随即右拳向右侧冲击,拳与肩平,拳心向下,两眼睁大,向右虎视。④右拳收回至腰旁,随即左拳向左倒冲击,拳与肩平,拳心向下,两眼睁大,向左虎视。

【收 势】 做以上动作时注意配合呼吸,拳出击时呼气,回收时吸气。如此反复做16~20遍,最后两手下垂,身体直立。

第六段:两手攀足固肾精。

【起 势】 两腿直立,两手自然垂于体侧,成立正姿势。

【动 作】 ①两臂高举,掌心相对,上体背伸,头向后仰。②上体尽量向前弯曲,两膝保持正直,同时两臂下垂,两手指尖尽量向下,头略抬高。

【收 势】 如此反复16~20遍,最后还原成起势。此段可用自然呼吸。

第七段:摇头摆尾去心火。

【起 势】 两腿分开,屈膝下蹲成马步,两手按在膝上,虎口向内。

【动 作】 ①上体及头向前深俯,随即在左前方尽量做弧形环转,头尽量向左后旋转,同时臀部相应右摆,左膝伸直,右膝弯曲。②复原成起势姿势。③上体及头向前深俯,随即在右前方尽量做弧形环转,头尽量向右后旋转,同时臀部则相应左摆,右膝伸直,左膝弯曲。④复原成起势姿势。

【收 势】 如此反复16~20遍,可配合呼吸,头向左后(或右后)旋转时吸气,复原时呼气,最后直立而收势。

第八段:背后七颠把病消。

【起 势】 立正,两手置于臀后,掌心向后,挺胸,两膝伸直。

【动 作】 ①脚跟尽量向上提,头向上顶,同时吸气。②脚跟放下着地有弹跳感,同时呼气。

【收　势】 如此反复做16～20遍,最后恢复成起势。

第五节　五禽戏疗法

　　五禽戏是通过模仿虎、鹿、熊、猿、鸟(鹤)五种动物的动作,以保健强身的一种中国传统健身方法。五禽戏又称"五禽操、五禽养生功、百步汗戏"等。中国古代医家华佗在前人的基础上创造的,故又称华佗五禽戏。

　　五禽戏的五种功法各有侧重,但又是一个整体,是我国传统导引养生的一个重要功法,也是一种外动内静动中求静、动静具备、有刚有柔、刚柔相济、内外兼练的仿生功法。如果经常练习而不间断,则具有养精神、调气血、益脏腑、通经络、活筋骨、利关节的作用。神静而气足,气足而生精,精足而化气动形,达到三元(精、气、神)合一,则可以收到祛病、健身的效果。华佗有"亦以除疾、兼利蹄足"之说。练习五禽戏主要运用腰的力量,所以可活动腰肢关节、壮腰健肾、疏肝健脾、补益心肺,从而达到延年益寿的目的。在练习五禽戏的时候要做到:全身放松、意守丹田,呼吸均匀,形神合一。

一、练功要领

　　1. 全身放松　练功时,首先要全身放松,情绪要轻松乐观。乐观轻松的情绪可使气血通畅、精神振奋;全身放松可使动作不致过分僵硬、紧张。

　　2. 呼吸均匀　呼吸要平静自然,用腹式呼吸,均匀和缓。吸气时,口要合闭,舌尖轻抵上腭。吸气用鼻,呼气用嘴。

　　3. 专注意守　要排除杂念,精神专注,根据各戏意守要求,将意志集中于意守部位,以保证意、气相随。

　　4. 动作自然　五禽戏动作各有不同,如熊之沉缓、猿之轻灵、

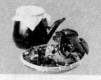

虎之刚健、鹿之温驯、鹤之活泼等。练功时，应据其动作特点而进行，动作宜自然舒展，不要拘谨。

二、基本动作

第一式，虎戏：手足着地，身躯前纵后退各 3 次，接着上肢向前、下肢向后引腰。然后面部仰天，恢复起始动作，再如虎行般前进、后退各 7 次。本动作取虎之神气，是摇首摆尾、鼓荡周身的动作。动作过程中意守命门，可益肾强腰，壮骨生髓，通督脉、祛风邪。

第二式，鹿戏：手足着地，头向两侧后视，左三右二。然后伸左脚 3 次，伸右脚 2 次。本动作取鹿之长寿而性灵，善运尾闾，故本动作当意守尾闾（长强穴），以引气周营于身，通经络、行血脉、舒展筋骨。

第三式，熊戏：仰卧，两手抱膝下，抬头，左右侧分别着地各 7 次。然后蹲地，双手交替按地。应注意，熊体笨力大，外静而内动，练熊戏时，着重于内动而外静，可使头脑虚静，意气相合，真气贯通，且有健脾益胃之功效。另外，运动过程中要求意守中宫（脐内），以调和气血。

第四式，猿戏：如猿攀物，使双脚悬空，上下伸缩身体 7 次，接着以双脚勾住物体，使身体倒悬，左右脚交替各 7 次。然后以手钩住物体，引体倒悬，头部向下各 7 次。猿机警灵活，好动无定，练此戏就是要外练肢体的灵活性，内练抑制思想活动，达到思想清静、体轻身健的目的。要求意守脐中，以求形动而神静。此动作有一定危险性，做好准备工作之后方可进行，老年人及孩子不宜用。

第五式，鸟戏：一足立地，另一足翘起，扬眉鼓力，两臂张开如欲飞状，两足交替各 7 次。然后坐下伸一脚，用手挽另一脚，左右交替各 7 次，再伸缩两臂各 7 次。鸟戏又称鹤戏，即模仿鹤的形象，动作轻翔舒展。练此戏要意守气海，以调达气血，疏通经络，活动筋骨关节。

第六节　易筋经疗法

"易筋经"是一种以强身壮力为主的锻炼方法,"易"有变易的意思,"筋"指筋脉。它的主要特点是动静结合,内静以收心调息,外动以强筋壮骨益肾。易筋经分为内功和外功两种功法,其中内功运动量较大,动作难度亦较高,一般全套锻炼只适用于体力较好的青壮年或慢性病患者。而外功因其主要运动指掌及上肢,普遍适用于各年龄层的健康人群及慢性病患者,通过上肢运动而运气壮力、活血舒筋,影响全身。练功需消除杂念,聚精会神,通身不必用力,使"气"贯于两手,边做边默念数字。练熟一式后再做下一式,熟练后连贯练习。练功需做到动功与静功的结合,则"动中静",是保持精神宁静,全神贯注,呼吸自然;"静中动"是外表安静,保持气息运动的和谐。只有动静结合意、气、体三者互相配合,才能炼精化气,内养脏腑气血,外壮筋骨皮肉,补脾又养肾。

第一式:两脚分开,距离同肩宽;两眼向前看,两肘稍屈,掌心向下;每默数一字,手指向上一翘,手掌向下一按;一翘一按为1次,共默数49次。

第二式:两手放在大腿前面,握拳,拇指伸直,两拇指端相对;每默数一字,拇指向上一翘,四指一紧,一翘一紧,共默数49次。

第三式:两手拇指先屈于掌内,然后四指握拳,两臂垂于体侧,拳孔向前;每默数一字,将拳一紧,紧后即松,一紧一松为1次,默数49次。

第四式:两臂从下向前缓缓举起,高与肩平,两肘稍屈,拳心相对(1尺左右);每默数一字,将拳一紧,紧后即松,一紧一松,默数49次。

第五式:两臂缓缓向上举,拳心相对,两臂稍屈;两臂不可紧靠

329

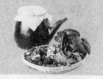

头部,上举时两脚跟提起;每默数一字,将拳一紧,两脚跟一起一落,默数 49 次。

第六式:两臂左右平举,屈肘,两拳对两耳(距离 1 寸),虎口对两肩;每默数一字,将拳一紧,紧后即松,一紧一松为 1 次,默数 49 次。

第七式:两臂左右侧平举,高与肩平,虎口向上,两肩略向后仰,胸部略向前,两臂上举同时脚趾离地,脚掌着地;每默数一字,将拳一紧,紧后即松,一紧一松为 1 次,默数 49 次。

第八式:两臂向前平举,高与肩平,两肘不屈,两拳距离 5~6 寸,虎口向上;每默数一字,将拳一紧,紧后即松,一紧一松为 1 次,默数 49 次。

第九式:两臂左右分开,屈肘至胸部,然后翻两拳向外至鼻前,两拳距离约 2 寸,拳心向外;每默数一字,将拳一紧,紧后即松,一紧一松为 1 次,默数 49 次。

第十式:两上臂左右平举,两前臂向上直竖,虎口对两耳;每默数一字,将拳一紧,紧后即松,一紧一松为 1 次,默数 49 次。

第十一式:两臂落下,两掌翻转至脐下两旁,两拇指离脐 1~2 分;每默数一字,将拳一紧,紧后即松,一紧一松为 1 次,默数 49 次。

第十二式:两手松开,两臂下垂,然后两臂前平举,手心向上,脚跟同时提起,脚跟落下时,两手还原,重复 3 次。

第七节　瑜伽生养生法

1. 摩天式　自然而立,两脚稍分开。吸气,踮起脚尖,两手臂交叠,举过头顶向上伸展身体,呼气,并慢慢将两脚脚跟着地,向下延展背部,直到与地面平行,吸气,提脚跟向上抬起身体,呼气手臂侧平举打开。

2. 风吹树式　挺身直立,两脚并拢,两臂放在两侧。吸气头顶合掌,提脚跟,呼气躯干从腰部弯曲,倾向右侧。保持几秒,吸气收正,呼气向左,吸气收正。

3. 腰旋转式　直身站立,两脚分开约 0.6 米(基本与肩同宽)。十指交叉,吸气,两臂高举过头。转动手腕,让两手掌心向上。呼气,向前弯身,弯到两腿和背部形成 90°为止。两眼注视两手。吸气身躯干尽量转向右方,呼气将上身尽量转向左方。

4. 眼镜蛇扭转式　俯卧地上,两手掌平放在胸膛两侧的地板上。吸气,伸臂抬起身体,直至两臂完全伸直为止。呼气保持,吸气转向右侧,呼气注视左脚跟。保持这一姿势几秒钟,吸气,把头转向左方,呼气两眼注视右脚的脚跟。应注意,无论你的头转向哪个方向,你的上半身也要向那个方向略略转动一点。

5.腹部按摩功　蹲下,两手放在两膝上。弯曲左膝,并放于地上。在保持两手放在两膝上不动的同时,吸气尽量将你的躯干转向右方,呼气把你的下巴放在肩头上,两眼注视身后。慢慢回到原来蹲下的姿势。弯曲右膝,在另一侧做同样的练习。

第八节　保健养生操

老年人或久病的人更要注意脾肾的保养。国医大师张镜人的健身操,能使经脉气血流通畅顺,对养生很有帮助。这套操虽只有简单的 8 节运动,但从上至下,举手投足,熊经鸱顾,能运动全身各部关节,尤其适合老年人锻炼,又简便易练。

第一节,按摩洗脸:即所谓的"干浴面",用手指及手掌摩洗脸部,特别是鼻翼两旁的迎香、眉梁,以及双脸颊。

第二节,叩齿吞津:有规律地上下叩击牙齿,将蓄积的唾液咽下,叩齿能坚固牙齿,吞津能滋养内脏。

第三节,运动眼球:远近上下左右多方位都要到位。

331

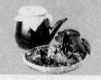

第四节,握拳振臂:双手握拳,左右臂轮换向上向后伸展扩胸,挥拳抡出时要有爆发力。

第五节,双臂弧圈抡圆:起势为双手撮指虚握,在脐前相对,然后将双臂悬肘沿着胸线缓缓上提,直达眉心,然后左右分开,展臂再回到起点,重点在于运臂、提肩、上移都要屏气运动。这一节动作有利于改善肩臂关节粘连,即人们所说的"五十肩"。

第六节,插手扭腰:要点是双手叉腰双脚合并,腰部摆浪抡圆,连同膝关节,幅度要大。

第七节,弯腰俯仰:要点是双脚并拢,前俯时弯腰,双臂下垂,指尖触地;后仰时双臂上举,上身尽量朝后仰,腰部尽量往前挺。

第八节,左右弹踢腿:要点是要有爆发力,双手侧平举成立掌,左脚上步,前移重心的同时右脚勾脚尖,直腿向正前上方摆踢,然后原路返回脚尖点地;右脚上半步,前移重心踢左腿,左右交替进行。

2018年（戊戌 狗年 2月16日始）

一	二	三	四	五	六	日
1 十五	2 十六	3 十七	4 十八	5 小寒	6 二十	7 廿一
8 廿二	9 廿三	10 廿四	11 廿五	12 廿六	13 廿七	14 廿八
15 廿九	16 三十	17 初一	18 初二	19 初三	20 大寒	21 初五
22 初六	23 初七	24 初八	25 初九	26 初十	27 十一	28 十二
29 十三	30 十四	31 十五				

一	二	三	四	五	六	日
			1 廿一	2 廿二	3 廿三	4 立春
5 二十	6 廿五	7 廿六	8 廿七	9 廿八	10 廿九	11 三十
12 廿七	13 廿八	14 廿九	15 初一	16 初二	17 初三	18 初四
19 初六	20 初五	21 初六	22 初七	23 初八	24 初九	25 初十
26 十一	27 十二	28 十三				

一	二	三	四	五	六	日
			1 十四	2 十五	3 十六	4 十七
5 惊蛰	6 十九	7 二十	8 廿一	9 廿二	10 廿三	11 廿四
12 廿五	13 廿六	14 廿七	15 廿八	16 廿九	17 三十	18 初一
19 初三	20 初四	21 春分	22 初六	23 初七	24 初八	25 初九
26 初十	27 十一	28 十二	29 十三	30 十四	31 十五	

一	二	三	四	五	六	日
						1 十六
2 十七	3 十八	4 十九	5 清明	6 廿一	7 廿二	8 廿三
9 廿四	10 廿五	11 廿六	12 廿七	13 廿八	14 廿九	15 三十
16 初一	17 初二	18 初三	19 初四	20 谷雨	21 初六	22 初七
23 初八	24 初九	25 初十	26 十一	27 十二	28 十三	29 十四
30 十五						

一	二	三	四	五	六	日
	1 十六	2 十七	3 十八	4 十九	5 立夏	6 廿一
7 廿二	8 廿三	9 廿四	10 廿五	11 廿六	12 廿七	13 廿八
14 廿九	15 三十	16 初一	17 初二	18 初三	19 初四	20 初五
21 小满	22 初七	23 初八	24 初九	25 初十	26 十一	27 十二
28 十四	29 十五	30 十六	31 十七			

一	二	三	四	五	六	日
				1 十八	2 十九	3 二十
4 廿一	5 廿二	6 芒种	7 廿四	8 廿五	9 廿六	10 廿七
11 廿八	12 廿九	13 三十	14 初一	15 初二	16 初三	17 初四
18 初五	19 初六	20 初七	21 夏至	22 初九	23 初十	24 十一
25 十二	26 十三	27 十四	28 十五	29 十六	30 十七	

一	二	三	四	五	六	日
						1 十八
2 十九	3 二十	4 廿一	5 廿二	6 廿三	7 小暑	8 廿五
9 廿六	10 廿七	11 廿八	12 廿九	13 三十	14 初一	15 初二
16 初四	17 初五	18 初六	19 初七	20 初八	21 初九	22 初十
23 大暑	24 十二	25 十三	26 十四	27 十五	28 十六	29 十七
30 十八	31 十九					

一	二	三	四	五	六	日
		1 二十	2 廿一	3 廿二	4 廿三	5 廿四
6 廿五	7 立秋	8 廿七	9 廿八	10 廿九	11 七月	12 初二
13 初三	14 初四	15 初五	16 初六	17 初七	18 初八	19 初九
20 初十	21 十一	22 十二	23 处暑	24 十四	25 十五	26 十六
27 十七	28 十八	29 十九	30 二十	31 廿一		

一	二	三	四	五	六	日
					1 廿二	2 廿三
3 廿四	4 廿五	5 廿六	6 廿七	7 白露	8 廿九	9 三十
10 八月	11 初二	12 初三	13 初四	14 初五	15 初六	16 初七
17 初八	18 初九	19 初十	20 十一	21 十二	22 十三	23 秋分
24 十五	25 十六	26 十七	27 十八	28 十九	29 二十	30 廿一

一	二	三	四	五	六	日
1 廿二	2 廿三	3 廿四	4 廿五	5 廿六	6 廿七	7 廿八
8 寒露	9 三十	10 九月	11 初二	12 初三	13 初四	14 初五
15 初六	16 初七	17 初八	18 初九	19 初十	20 十一	21 十二
22 十三	23 霜降	24 十五	25 十六	26 十七	27 十八	28 十九
29 二十	30 廿一	31 廿二				

一	二	三	四	五	六	日
			1 廿三	2 廿四	3 廿五	4 廿六
5 廿七	6 廿八	7 立冬	8 三十	9 十月	10 初二	11 初三
12 初四	13 初五	14 初六	15 初七	16 初八	17 初九	18 初十
19 十一	20 十二	21 十三	22 小雪	23 十五	24 十六	25 十七
26 十八	27 十九	28 二十	29 廿一	30 廿二		

一	二	三	四	五	六	日
					1 廿四	2 廿五
3 廿六	4 廿七	5 廿八	6 廿九	7 大雪	8 初二	9 初三
10 初四	11 初五	12 初六	13 初七	14 初八	15 初九	16 初十
17 十一	18 十二	19 十三	20 十四	21 十五	22 冬至	23 十七
24 十八	25 十九	26 二十	27 廿一	28 廿二	29 廿三	30 廿四
31 廿五						

2019年（己亥　猪年2月5日始）

1月

一	二	三	四	五	六	日
	1 廿六	2 廿七	3 廿八	4 廿九	5 小寒	6 十二月
7 初二	8 初三	9 初四	10 初五	11 初六	12 初七	13 初八
14 初九	15 初十	16 十一	17 十二	18 十三	19 十四	20 大寒
21 十六	22 十七	23 十八	24 十九	25 二十	26 廿一	27 廿二
28 廿三	29 廿四	30 廿五	31 廿六			

2月

一	二	三	四	五	六	日
				1 廿七	2 廿八	3 廿九
4 立春	5 正月	6 初二	7 初三	8 初四	9 初五	10 初六
11 初七	12 初八	13 初九	14 初十	15 十一	16 十二	17 十三
18 十四	19 雨水	20 十六	21 十七	22 十八	23 十九	24 二十
25 廿一	26 廿二	27 廿三	28 廿四			

3月

一	二	三	四	五	六	日
				1 廿五	2 廿六	3 廿七
4 廿八	5 廿九	6 惊蛰	7 二月	8 初二	9 初三	10 初四
11 初五	12 初六	13 初七	14 初八	15 初九	16 初十	17 十一
18 十二	19 十三	20 十四	21 春分	22 十六	23 十七	24 十八
25 十九	26 二十	27 廿一	28 廿二	29 廿三	30 廿四	31 廿五

4月

一	二	三	四	五	六	日
1 廿六	2 廿七	3 廿八	4 廿九	5 清明	6 初二	7 初三
8 初四	9 初五	10 初六	11 初七	12 初八	13 初九	14 初十
15 十一	16 十二	17 十三	18 十四	19 十五	20 谷雨	21 十七
22 十八	23 十九	24 二十	25 廿一	26 廿二	27 廿三	28 廿四
29 廿五	30 廿六					

5月

一	二	三	四	五	六	日
		1 廿七	2 廿八	3 廿九	4 三十	5 四月
6 立夏	7 初三	8 初四	9 初五	10 初六	11 初七	12 初八
13 初九	14 初十	15 十一	16 十二	17 十三	18 十四	19 十五
20 十六	21 小满	22 十八	23 十九	24 二十	25 廿一	26 廿二
27 廿三	28 廿四	29 廿五	30 廿六	31 廿七		

6月

一	二	三	四	五	六	日
					1 廿八	2 廿九
3 五月	4 初二	5 初三	6 芒种	7 初五	8 初六	9 初七
10 初八	11 初九	12 初十	13 十一	14 十二	15 十三	16 十四
17 十五	18 十六	19 十七	20 十八	21 夏至	22 二十	23 廿一
24 廿二	25 廿三	26 廿四	27 廿五	28 廿六	29 廿七	30 廿八

7月

一	二	三	四	五	六	日
1 廿九	2 三十	3 六月	4 初二	5 初三	6 初四	7 小暑
8 初六	9 初七	10 初八	11 初九	12 初十	13 十一	14 十二
15 十三	16 十四	17 十五	18 十六	19 十七	20 十八	21 十九
22 二十	23 大暑	24 廿二	25 廿三	26 廿四	27 廿五	28 廿六
29 廿七	30 廿八	31 廿九				

8月

一	二	三	四	五	六	日
			1 七月	2 初二	3 初三	4 初四
5 初五	6 初六	7 初七	8 立秋	9 初九	10 初十	11 十一
12 十二	13 十三	14 十四	15 十五	16 十六	17 十七	18 十八
19 十九	20 二十	21 廿一	22 廿二	23 处暑	24 廿四	25 廿五
26 廿六	27 廿七	28 廿八	29 廿九	30 八月	31 初二	

9月

一	二	三	四	五	六	日
						1 初三
2 初四	3 初五	4 初六	5 初七	6 初八	7 初九	8 白露
9 十一	10 十二	11 十三	12 十四	13 十五	14 十六	15 十七
16 十八	17 十九	18 二十	19 廿一	20 廿二	21 廿三	22 廿四
23 秋分	24 廿六	25 廿七	26 廿八	27 廿九	28 三十	29 九月
30 初二						

10月

一	二	三	四	五	六	日
	1 初三	2 初四	3 初五	4 初六	5 初七	6 初八
7 初九	8 寒露	9 十一	10 十二	11 十三	12 十四	13 十五
14 十六	15 十七	16 十八	17 十九	18 二十	19 廿一	20 廿二
21 廿三	22 廿四	23 廿五	24 霜降	25 廿七	26 廿八	27 廿九
28 十月	29 初二	30 初三	31 初四			

11月

一	二	三	四	五	六	日
				1 初五	2 初六	3 初七
4 初八	5 初九	6 初十	7 十一	8 立冬	9 十三	10 十四
11 十五	12 十六	13 十七	14 十八	15 十九	16 二十	17 廿一
18 廿二	19 廿三	20 廿四	21 廿五	22 小雪	23 廿七	24 廿八
25 廿九	26 十一月	27 初二	28 初三	29 初四	30 初五	

12月

一	二	三	四	五	六	日
						1 初六
2 初七	3 初八	4 初九	5 初十	6 十一	7 大雪	8 十三
9 十四	10 十五	11 十六	12 十七	13 十八	14 十九	15 二十
16 廿一	17 廿二	18 廿三	19 廿四	20 廿五	21 廿六	22 冬至
23 廿八	24 廿九	25 三十	26 十二月	27 初二	28 初三	29 初四
30 初五	31 初六					